主编

汤小伟

吕沐瀚　钟晓琳

周贤

消化系统

常见疾病科普知识

胰腺疾病

胃部疾病

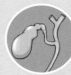

胆道疾病

食道疾病

肝脏疾病

肠道疾病

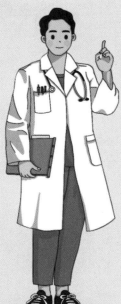

四川科学技术出版社

图书在版编目（CIP）数据

消化系统常见疾病科普知识/汤小伟等主编 . — 成
都：四川科学技术出版社，2023.9
ISBN 978-7-5727-1148-0

Ⅰ.①消… Ⅱ.①汤… Ⅲ.①消化系统疾病—常见病
—诊疗 Ⅳ.① R57

中国国家版本馆 CIP 数据核字（2023）第 187756 号

消 化 系 统 常 见 疾 病 科 普 知 识
XIAOHUA XITONG CHANGJIAN JIBING KEPU ZHISHI

主　编　汤小伟　吕沐瀚　钟晓琳　周　贤

出 品 人　程佳月
责任编辑　胡小华
责任出版　欧晓春
出版发行　四川科学技术出版社
地　　址　四川省成都市锦江区三色路238号新华之星A座
　　　　　传真：028-86361756　邮政编码：610023
成品尺寸　170mm×240mm
印　　张　16.5　　字　数　330 千
照　　排　成都木之雨文化传播有限公司
印　　刷　四川嘉乐印务有限公司
版　　次　2023 年 9 月第 1 版
印　　次　2023 年 11 月第 1 次印刷
定　　价　58.00元
ISBN 978-7-5727-1148-0

本书编委会

主 审
徐 勇 邓明明

主 编
汤小伟 吕沐瀚 钟晓琳 周 贤

副主编
曾馨仪 潘 潇 康 敏 朱清亮 张海龙 付祥胜
刘 芳 彭 燕

编 委
汤小伟 西南医科大学附属医院
吕沐瀚 西南医科大学附属医院
钟晓琳 西南医科大学附属医院
周 贤 西南医科大学附属医院
康 敏 西南医科大学附属医院
朱清亮 西南医科大学附属医院
张海龙 西南医科大学附属医院
刘 芳 西南医科大学附属医院
彭 燕 西南医科大学附属医院
夏科雯 西南医科大学附属医院
陈丽丽 西南医科大学附属医院
王宣丽 西南医科大学附属医院
刘佳丽 西南医科大学附属医院
任 静 西南医科大学附属医院
胡晓丽 西南医科大学附属医院
罗 霞 西南医科大学附属医院
张海涛 西南医科大学附属医院
胡 洋 西南医科大学附属医院
范家皓 西南医科大学附属医院
石 蕾 西南医科大学附属医院

杨伟兴　西南医科大学附属医院
马昕玥　西南医科大学附属医院
姜　娇　西南医科大学附属医院
邹　康　西南医科大学附属医院
王瑞昱　西南医科大学附属医院
罗　蓓　西南医科大学附属医院
蒲鑫鑫　西南医科大学附属医院
徐　欢　西南医科大学附属医院
苏　松　西南医科大学附属医院
付文广　西南医科大学附属医院
夏国栋　西南医科大学附属医院
姚　晖　西南医科大学附属医院
王忠琼　西南医科大学附属医院
颜　琼　西南医科大学附属医院
廖婧媛　西南医科大学附属医院
唐川康　西南医科大学附属医院
梁思成　西南医科大学附属医院
张　巍　西南医科大学附属医院
史孝敏　西南医科大学附属医院
曾馨仪　广元市第一人民医院
杨兴平　广元市第一人民医院
徐理茂　成都市郫都区人民医院
曾建梅　成都市郫都区人民医院
潘　潇　成都市郫都区人民医院
刘圣圳　解放军总医院第一医学中心
王楠钧　解放军总医院第一医学中心
任渝棠　北京清华长庚医院
刘　莉　江苏省人民医院
黄思霖　深圳大学附属华南医院
黄　曙　南京医科大学康达学院附属涟水人民医院
付祥胜　成都医学院第一附属医院
陈　霞　成都医学院第一附属医院
钟　瑞　成都医学院第一附属医院
范文涛　南京医科大学第四附属医院

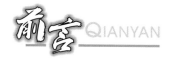

随着社会经济的发展，物质水平的提高，人们的生活压力越来越大，加上一些不良生活方式，导致"病从口入"的现象越来越普遍。消化系统疾病发病率日益增加，已成为我国人群的常见病、多发病。消化系统疾病病种多、范围广，对生活质量影响大，严重影响人们的身心健康，一旦发生病变，甚至会危及生命。早发现、早诊断、早治疗是消化道疾病防控的必由之路。然而，在日常生活中，人们往往对消化系统疾病过于轻视，总觉得没那么严重，"忍一忍就过去了"。因此，对社会大众进行科普教育，提高他们对消化系统疾病的认知和重视显得尤为重要。

本书以图文结合的方式对常见消化系统疾病的典型症状、治疗方法及其饮食生活指导等方面，进行了较为全面、系统、重点突出的介绍，旨在让大众通过典型症状识别常见的消化系统疾病，并了解正规的诊治手段，最终达到提高对消化系统疾病的认知和重视的效果。同时，本书包含大量彩图，图片质量高，形象贴切，通俗易懂，具有专科特色，且均为本书编辑团队亲自创作、筛选、绘制，原创性极高。全书用语尽量通俗易懂，深入浅出，尤其适合没有医学背景的社会大众阅读。受编写时间与作者视野所限，书中不足之处在所难免，还望各位读者一一指出。

最后，希望读者能从此书中获益，避免消化系统疾病的侵扰！

编　者

2023 年 6 月 21 日

目 录
contents

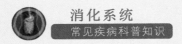

第一章

总　论

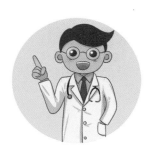

　　消化系统就像一个生物工厂，里边有许多器官、腺体和组织，担负着为我们输送营养的任务。消化系统可以将我们吃下去的食物分解成人体可吸收的基础营养物质——碳水化合物、蛋白质、脂肪和核酸等。并且它还是我们体内拥有最多脏器的系统，由口腔、食管、胃、十二指肠、空肠、回肠、结直肠、肛门、肝、胆囊、胆道及胰腺共同构成，涉及食物输送、消化、吸收、排出等各个环节（图1-1）。

一、唾液——欢迎食物的"鸡尾酒"

　　当我们看到、闻到，甚至光是想到吃饭的那一刻，嘴巴里就会不断分泌出唾液，即所谓的"垂涎欲滴"。唾液的功能如下。

　　1. 消化食物的作用：唾液中的淀粉酶可将碳水化合物分解，转化为麦芽糖，使之成为易于吸收的微粒。

　　2. 杀菌作用：可以杀死混杂在食物中的细菌。一个常见的生活经验是有时人的皮肤被划破，会不自觉地用唾液涂抹，因为唾液中的溶菌酶可以在一定程度上分解病菌和致病物质。

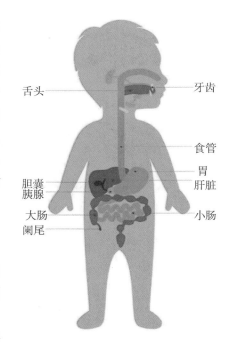

图1-1　消化系统

舌头　牙齿　食管　胆囊　胰腺　胃　肝脏　大肠　阑尾　小肠

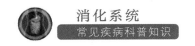
3. 融合作用：使咀嚼过的食物融合并易于吞咽等。

二、牙齿——欢迎食物的"鼓号队"

牙齿在消化中的功能就是简单的机械消化，牙齿卖力地撕扯食物，将它们粉碎成更小的碎片。

三、舌头——欢迎食物的"礼仪生"

舌头的颜色可以反映身体的健康状态，尤其是消化系统是否正常，人体正常的舌苔应呈粉红色且润泽。舌头上有许多乳头状凸起，名叫味蕾，不同的味蕾分布使舌尖边缘对咸味敏感，舌尖前部对甜味和辣味敏感，舌腹两侧对酸味敏感，舌根对苦味敏感，所以将苦味药放在舌尖上，苦味感更轻。

四、食管——欢迎食物的"红地毯"

食管是喉咙下端一条笔直的肌肉管道，连接喉咙与胃，长约 25 厘米，穿过横膈膜，与胃的上端贲门相连（图 1-2）。食物下咽时，食道的肌肉就会像波浪起伏般的收缩，将食物送入胃中。食管的主要功能是输送食物到胃，当这个输送的过程不顺利（咽下困难），影响进食时，说明食管可能被阻塞了，最常见的原因是食管良性狭窄或食管肿瘤。贲门的主要功能是控制食管和胃连接部的开闭，当贲门不再紧密关闭时，胃酸及胃内容物就会反流到食管甚至咽喉，导致与胃食管反流相关的一系列疾病；与之相反，还有一种病叫作贲门失弛缓症，就是贲门失去弛缓功能，持续关闭导致食物通过困难。

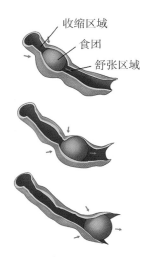

收缩区域
食团
舒张区域

图 1-2 食管蠕动输送食物

五、胃——初步消化食物的"混容器"

胃位于左上腹，是消化道最膨大的部分，主要由贲门、胃底、胃体大弯、胃体小弯和幽门组成。另外在上端贲门和下端幽门处各有一组括约肌把门，限制食物逆流。胃中一旦有食物进入，它就会开始蠕动，翻搅食物。胃就像一台搅拌机，一边将食物碾碎，一边加入胃酸，以确保所有食物都得到消化。通常，我们的胃需要1~4 小时的时间来消化食物。这段时间里，先前进入胃里的食团最终变成食糜。接着，胃会打开一个被称为幽门瓣的括约肌瓣，逐渐让食糜进入小肠（图 1-3）。

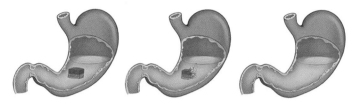

图 1-3 胃液消化功能

胃的主要功能是分泌胃酸和胃蛋白酶消化食物，一个成年人每天分泌 2～3 升胃液。这些胃液主要含有大量的盐酸，可以将食物分解，并杀死食物中的病菌。酸产生的低 pH 值环境还会激活胃蛋白酶，有助于将蛋白质分解成更小的结构。除了酸，胃壁细胞还会分泌一种"内因子"，内因子可以帮助细胞吸收维生素 B_{12}。而胃黏膜能分泌黏液保护胃壁自身不受胃酸和胃蛋白酶的消化。

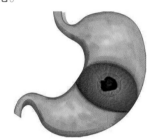

图 1-4 胃溃疡

胃部疾病是临床最常见的消化道疾病，主要包括功能性消化不良和急、慢性胃炎。如果胃炎未得到有效控制，胃壁表面黏膜组织反复受到损伤，可逐渐形成糜烂、溃疡；而当胃黏膜的保护功能被削弱，胃酸分泌过多时，也会导致溃疡发生（图 1-4），并可能进一步造成出血等其他并发症，或引发癌变。幽门是控制胃出口的开关，在食物消化到足够细小之后幽门会打开，让食物进入小肠，完成进一步的消化和吸收。如果幽门无法正常打开，导致食物无法进入小肠，则始终有饱腹感，严重的时候甚至可以导致幽门梗阻。

六、小肠——吸收营养的"流水线"

小肠是人体内最长的消化器官。在小肠里，各种酶、消化液和其他生物分子组成生物"鸡尾酒"分解食物。小肠在结构上分为十二指肠、空肠和回肠三部分。当胃中的食物进入十二指肠后，十二指肠将通过激素释放出信号，指令胃暂停消化功能。若胃幽门括约肌出毛病，盐酸会与胃内容物一起进入十二指肠，盐酸和胃蛋白酶则会消化十二指肠，造成十二指肠溃疡。在十二指肠的中段有两个分泌胆汁和胰液的开口乳头，当消化食物时十二指肠也会向肝脏、胰腺和胆囊释放信号，以提供化学物质协助分解食物。

当肠蠕动进一步推动食糜时，小肠会持续吸收食物中的养分和水分。例如，十二指肠可以吸收大部分铁元素，空肠吸收大部分维生素、叶酸，而回肠则重新吸收胆盐。小肠内壁有很多细小的指状凸起物，称为绒毛（图 1-5）。它就好比一条毛茸茸的毯子，不过不是铺在地板上，而是藏在你的小肠内。这些绒毛可以吸收经过

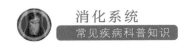
肠道的营养物质。绒毛可以增加小肠的表面积，进而提升小肠的吸收效率，将更多养分输送到血液中。

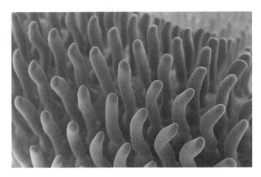

图1-5　小肠绒毛

七、大肠——回收残余营养，生成维生素，形成粪便的"处理站"

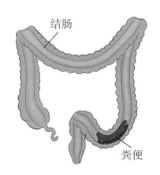

图1-6　大肠生成粪便排出

小肠无法吸收的营养物质，会通过一个称为回盲瓣的肌肉开口，进入大肠。大肠的主要工作是吸收水分，不过肠道里微生物伙伴——肠道细菌，会给大肠提供一些帮助。大肠内的肠道菌群有助于分解难以消化的食物分子，例如纤维等，并在这个过程中合成维生素。

食物完全通过大肠需要大约36小时，结束大肠这一段旅程后，难以消化的食物或废物会进入直肠。一旦直肠消化这一步也完成后，废物（就是粪便）会从肛门离开我们的身体。

肠道疾病的类型复杂多样，主要包括肠道感染（感染性肠炎和肠结核）、炎性肠病（溃疡性结肠炎和克罗恩病）、功能性肠病（肠易激综合征），以及肠梗阻、肠息肉和肠道肿瘤。小肠是吸收营养的主要部位，如果不幸得了病毒性胃肠炎，小肠黏膜无法正常吸收消化液，就会出现水样腹泻。由于结肠是吸收水分，形成并存储粪便的地方，如果粪便在结肠中待太久变干硬，就导致粪便排出困难，出现便秘。如果结肠受到刺激，食物残渣水分吸收不完全就排出体外，则出现腹泻。

八、肝脏——解毒，制造胆汁、酶等的"化工厂"

肝脏是人体最大的消化腺和最大的解毒器官，也是新陈代谢最旺盛的器官，具有分解毒素、促进消化、调节糖脂水平等多种功能，并且肝脏可以持续分泌出胆汁，然后贮存在胆囊内。另外，肝细胞具有很强的修复、再生能力，因此肝脏是唯一能够再生的内脏器官。

肝脏没有痛觉，具有"反应迟钝，沉默寡言"的性格，因此肝病在早期多无明显症状。但如果长期存在感染或炎症，即发生肝炎，将会严重损害肝脏功能，尤其是急性病毒性肝炎具有较强传染性（图1-7）。如肝炎不接受适当、及时的治疗，进一步发生肝功能失代偿，肝脏将发生难以逆转的病变，例如肝硬化、肝癌，此时可发生严重黄疸、腹水、呕血、昏迷等，并影响心、肺、肾等器官的功能，预后极差，严重影响生活质量。

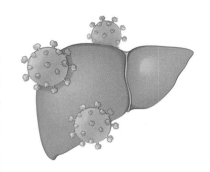

图1-7 病毒性肝炎

九、胆——促进脂肪消化，降低胆固醇的"废物利用车间"

胆道系统具有分泌、贮存、输送胆汁的功能，参与脂类物质的消化、吸收。胆汁中含有一些可以乳化脂肪的盐，使其蓬松，如同用肥皂清洗油污一样，使得油脂被乳化为溶于水的消化液，以便胰腺酶更轻松且更快地消化脂肪。

胆囊是位于右上腹且形状像一个横卧的小鸭梨或一个小葫芦的器官，藏在右下叶肝脏的怀抱里，在那里有一个专属于它的胆囊窝。它是浓缩胆汁并储存胆汁的器官，如果长期不进食，胆汁会过度浓缩，容易析出结晶并形成结石，结石如果卡住了胆囊的出口就会造成胆囊炎（图1-8）。胆管是运输胆汁的管道，如果胆管被胆结石或肿瘤卡住了，就会导致胆汁无法正常排泄，造成黄疸，梗阻一般还会继发胆道感染，常表现为腹痛、发烧、黄疸三联征。

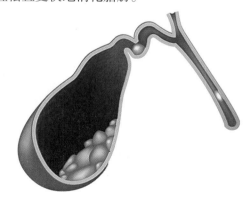

图1-8 胆囊结石与胆总管结石

十、胰脏——分泌消化三大营养物质的酶及分泌调节血糖激素的"化工原料车间"

胰腺是我们体内隐藏得最深的消化器官，它是一个长条形的器官，大部分"隐居"在腹膜后，这样一来，其知名度远不如胃、十二指肠、肝、胆等。但它在食物消化过程中却起着重要作用，尤其是对脂肪的消化。

胰腺通过胰管连接十二指肠，主要分泌胰液。胰液含胰淀粉酶、胰蛋白酶和胰

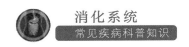
脂肪酶三种不同的消化酶。胰酶与小肠分泌的肠液一起，继续分解消化碳水化合物、蛋白质和脂肪，使其变成更小的分子。三种被分解消化的小分子营养素，这时已经具备被吸收的条件，进而被吸收能力强的空肠壁吸收而进入血液循环。另外，胰腺还能通过分泌胰岛素和胰高血糖素来调节血糖水平。

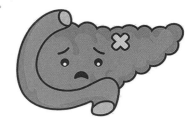

图1-9 胰腺病变

胰腺最主要的疾病类型是胰腺炎和胰腺癌。其中胰腺炎是最常见的胰腺病变，如急、慢性胰腺炎（图1-9）。急性胰腺炎是临床常见急腹症，病因包括胆石症、高脂血症、过量饮酒等，多数急性胰腺炎的诱发与进食油腻食物及暴饮暴食有关。胰腺癌被称为癌症之王，因为胰腺是腹膜后位器官，所以起病时比较隐匿，出现明显症状时，多数已经处于晚期，而且胰腺癌的治疗效果常常不理想。

最后，如果把人体长长的消化道比喻为一条河流：食管、十二指肠、小肠、大肠就像河流的上下游，宽度、水流速度都不一样；胃就像水库，是一个大的蓄水池；贲门、幽门、回盲瓣、肛门就像一道道闸门，控制着水流的方向和速度；食物就像船只，不断地从河流的上游经过一道道关口最终进入下游（图1-10）。

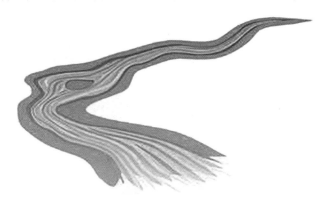

图1-10 消化道类比河流

第二章

食管疾病

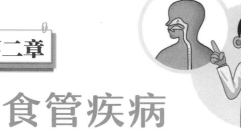

第一节　食管的解剖与生理功能

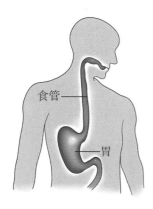

图 2-1　食管的位置

一、食管的"地位"

食管可以被称为消化系统的"第一位",不只是因为食管的位置在大脑与五官的水平之下,排在消化系统最前面,更是因为食管像一条羊肠小道,连接着口腔和胃腔,承担着"守门员"的角色,它负责将食物运送进胃肠道进行消化吸收(图 2-1)。

二、食管的位置毗邻

食管的位置在胸腔内,从前面看,食管在胸骨后方正中央,和气管、大血管伴随而行。从侧面看,食管前有气管,后有胸椎,夹在两者之间(图 2-2)。

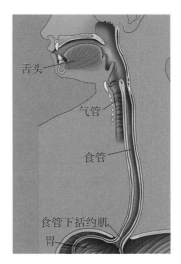

图 2-2　食管的解剖示意图

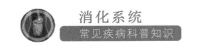

膈肌就像一扇屏风一样将胸腔和腹腔隔开，膈肌以上是胸腔，膈肌以下是腹腔，而胃就在腹腔之中，食管要怎么穿越这一个屏障呢？原来在膈肌上有一个食管裂孔，顾名思义，食管就是穿过这个孔进入腹腔连接到胃的。

三、食管的外貌与内在

食管长约 25 厘米，管径为 2 ~ 3 厘米，是一条细细长长的管道，由内向外可分为黏膜层、黏膜下层、肌层、外膜四层（图 2 - 3）。黏膜层耐摩擦，起着保护作用；黏膜下层较肥厚，由结缔组织构成，其中有较大的血管、神经、淋巴和食管腺，食管腺可以分泌黏

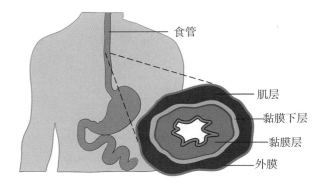

图 2 - 3　食管的组织结构

液，起着润滑作用；肌层为内层环形、外层纵形两层排列，人的食管上 1/3 段为骨骼肌，中 1/3 为骨骼肌和平滑肌，下 1/3 段完全是平滑肌，是食管蠕动运送食物的基础；外膜层中富含血管、神经、淋巴管。其中黏膜层和黏膜下层共同形成了纵行的皱襞，就像高低起伏的山谷与洼地一样，有助于液体下流，食团经管腔时，这些皱襞由于肌层松弛而展平，内腔扩大，有助于食团通过。

四、食管的蠕动

不知道你是否发现，在我们平躺的时候吞咽食物，食管仍然可以将其运送到胃内，那么在离开了重力作用下的食团，是怎么顺利地通过食管到达胃中的呢？主要还是依靠食管的蠕动实现的。蠕动是空腔器官平滑肌普遍存在的一种运动形式，平滑肌按顺序收缩与舒张，从整体来看形成了一种向前推进的波形运动。而食管的肌层中约 2/3 段都含有平滑肌，食管蠕动时，食团之前的食管舒张，之后的食管收缩，推挤着食团，使其向前移动。

五、食管的存在意义

那为什么口腔和胃不能直接相连呢？人类经过漫长的进化，身体内的每一个器官都有着特殊的存在意义。首先是因为肺和心脏的存在占据了胸腔的一大部分位置，需要食管作为一个细长的中转管道将口腔中的食物运送到胃内。其次，在食管的下端有个"高压区"，它位于腹腔内，被称为食管下括约肌，其内压比大气压高 15 ~

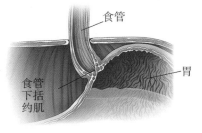

图 2-4 食管下括约肌

40 毫米汞柱，而静息时，胃起始处的内压仅为 5 毫米汞柱左右。因此它起着单向阀门的作用，只允许食团进入胃内，而阻止胃内容物反流进入食管。这就是食管的防反流"阀门"功能（图 2-4）。这个"高压区"受进食情况、食物成分、内分泌水平等多种因素同时调控。同时，食管作为消化道的先锋，虽然没有消化吸收功能，但它能通过自身的蠕动使食物快速通过并进入胃内。

六、食管的生理性狭窄

食管就像我们见过的竹子一样，存在竹节，并不是一根通直的管道。食管由于其位置的特殊，有三处生理性狭窄。第一处是与口腔连接处，为食管入口处狭窄，距离门齿约 15 厘米；第二处是左支气管及主动脉弓跨过食管，属于外在挤压所致食管狭窄，距离门齿约 25 厘米；第三处是食管通过膈肌裂孔进入腹腔的位置，距离门齿约 40 厘米。这三处狭窄的存在导致较大的食物通过困难，使我们出现哽噎的感觉，同时也是近年来发病率逐年升高的食管癌的好发部位（图 2-5）。

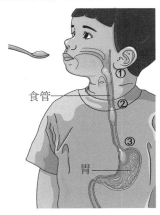

图 2-5 食管的三个狭窄

第二节　食管静脉曲张

食管静脉曲张是指食管静脉延长、迂曲，呈袋状变及静脉壁变薄。在胃镜下可以清晰地看见曲张的静脉（图 2-6）。食管静脉曲张对中国人有着特殊的意义。我国是乙型病毒性肝炎（简称乙肝）多发的国家，25%~30% 的乙肝最终会发展为肝硬化，约有 50% 的肝硬化病人会出现食管胃底静脉曲张，而

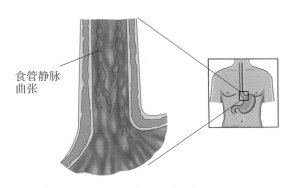

图 2-6 食管静脉曲张

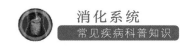

静脉曲张首次破裂出血的概率为25%~40%，1天内再次破裂出血的概率为30%~50%，1年内再出血的概率为60%~80%，死亡率可高达33%。由此可见食管胃底静脉曲张破裂出血是肝硬化的严重并发症之一，是上消化道出血的常见病因，致死率极高。

一、食管静脉为什么会曲张?

当然肝硬化并不是导致食管静脉曲张的元凶。总的来说，食管静脉曲张是由于静脉回流受阻引起血液淤积在静脉血管内，静脉管腔扩大，但静脉管壁弹性差、回缩性弱，难以复原，进而出现曲张（图2-7）。

食管静脉曲张可以分为上行性静脉曲张和下行性静脉曲张，前者来自门静脉高压，而后者来自上腔静脉阻塞。想要把其中原理说清楚，首先需要了解人体食管静脉的流动方向，食管上段静脉汇入上腔静脉；食管下段静脉注入门静脉系统。因此当上腔静脉阻塞时，食管上段静脉回流受阻，导致静脉曲张病变由上向下蔓延，称为下行性食管静脉曲张。而当门静脉高压时，食管下段静脉回流受阻，导致曲张病变由下向上蔓延，称为上行性食管静脉曲张。

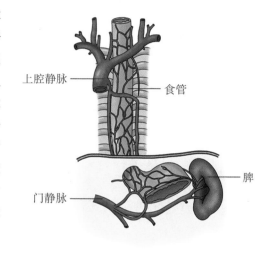

图2-7 食管的静脉回流

那么，新的疑问又来了，为什么上腔静脉会被阻塞?为什么门静脉会有高压?上腔静脉位于胸腔内，它的四周是肺脏、心脏、纵隔及一些大血管。因此，导致上腔静脉阻塞的原因有：胸腔内的肿瘤直接侵犯或压迫血管、血管内血栓形成、继发炎症等，目前以支气管肺癌最为常见。门静脉是收集来自腹腔的血液并将其输送进肝脏的一根血管，因此门静脉高压的原因可分为三种类型：①肝前型：是门静脉本身的问题，包括门静脉闭锁、门静脉狭窄、门静脉炎、门静脉或脾静脉受肿瘤压迫或腔内阻塞、门静脉血栓形成等。②肝内型：是肝脏出了问题，比如各种原因引起的晚期肝硬化（肝炎后肝硬化、酒精性肝硬化、胆汁淤积性肝硬化等），导致门静脉中的血液需要克服很大的阻力才能流入肝脏，从而出现门静脉高压。③肝后型：是血液流出肝脏的血管系统出了问题，血液出不去，门静脉的血液也进不来。

纵然上述的多种原因最终都能导致食管静脉曲张，但在我国，乙肝肝硬化这一肝内型因素引起门静脉高压，进而发生食管静脉曲张是最常见的发病过程。

二、食管静脉曲张的症状

由于静脉结构、形态的改变，导致静脉壁弹性降低、脆性增加，容易破裂出血。然而在破裂之前，通常食管静脉曲张没有明显的症状，但是一旦破裂出血，就有着极大的风险，鲜活的生命可能转瞬即逝（图2-8）。破裂出血的症状根据出血量、出血速度、病人情况有所不同。

①呕血：食管静脉曲张破裂出血的突出症状为呕血，通常为突然发生，出血量大而迅速，在胃内存留时间短，未与胃酸充分混合就被呕出，表现为鲜红色血液喷涌而出。

②黑便：部分血液由食管顺势而下，经过胃、十二指肠、小肠、大肠，最终表现为柏油样、黏稠、发亮的黑色大便，但是当出血量＞1 000毫升时，由于出血量大，血液在通过肠腔后仍然表现为红色或暗红色血便。

③失血性周围循环衰竭：这是因为一个体重在60千克左右的人体内血液有4～5升。在食管静脉曲张急性破裂出血时，失血量极大，会使人出现头晕、心慌、乏力、晕厥、四肢冰冷、心率加快、低血压等情况（图2-9）。

④发热：有的人在大量的消化道出血后24小时内会出现低热，一般持续3～5天。

⑤贫血、血常规改变：由于大量失血，会出现失血性贫血，相应的血常规中血红蛋白（女性正常范围＞110克/升，男性正常范围＞120克/升）等指标降低。

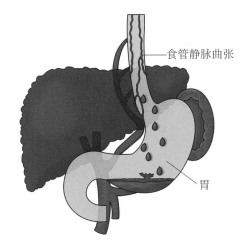

图2-8 食管静脉曲张破裂出血

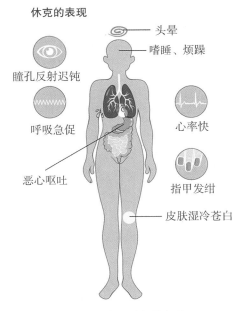

图2-9 失血过多的表现

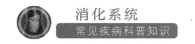

三、怎么确定是食管静脉曲张破裂出血？

由于许多疾病都能导致呕血、黑便，而食管静脉曲张破裂出血是一种极危重的疾病，必须抓紧一切时间进行治疗，否则后果不堪设想，因此对于食管静脉曲张破裂出血的诊断必须做到快速而准确。通常通过以下程序进行诊断。

1. 确定在出血：根据呕血、黑便、循环衰竭等症状及实验室检查诊断，但需排除消化道以外其他地方的出血，如口鼻、咽喉部、肺部等。

2. 评估出血程度：不同的出血量有不同的症状表现，我们通常可以通过症状反推出大概失血量：每日出血量＞5毫升，粪便常规检查中潜血试验这一项为阳性；每日出血量＞50毫升，可出现黑便；胃内积血＞250毫升，可引起呕血；每日出血量＞400毫升，可出现头晕、心慌、四肢无力等症状；短时间出血量＞1 000毫升，可出现失血性休克，此时体内血液量极其不足。

3. 判断出血是否停止：仍有反复呕血、肚子"咕噜咕噜"叫个不停；明明已经输了很多液体甚至输血后，仍然感觉头晕、心慌、无力、低血压、四肢厥冷等；血常规检验结果仍不理想，有许多"向下"的箭头……当出现以上情况时，代表着还没到松一口气的时候，因为血还在汩汩地向外流淌着。需要注意的是，有黑便不能作为判断标准，因为肠道排尽内部积血需要3天左右的时间。

4. 判断出血部位及原因：内镜检查是最简便而有效的方法，它是诊断食管静脉曲张破裂出血的金标准。目前主张在出血的24～48小时内进行内镜检查，即被称为急诊内镜（图2-10）。这是因为另一种常见的引起出血的疾病——急性糜烂性胃炎短短几天内就可以愈合而不留痕迹，而食管静脉曲张破裂出血这类因血管异常引起的疾病有可能正在出血或近期出血时才被发现。在内镜下如果发现有曲张的静脉正在出血或渗血、曲张静脉上覆"白色血栓头"、曲张静脉上覆血凝块或没有其他出血原因的静脉曲张这几条中任一条，都能诊断为食管静脉曲张破裂出血。有时能看到食管曲张的静脉表面有红斑、红色条纹和血疱，我们称之为"红色征"。

内镜下能直视曲张的食管静脉，所以我们通过观察到的形态对内镜下见到的食管静脉曲张程度进行分级。①轻度（G1）：

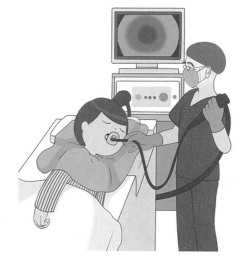

图2-10　胃镜检查

食管静脉曲张呈直线形或略有迂曲，无红色征。②中度（G2）：食管静脉曲张呈直线形或略有迂曲，有红色征或食管静脉曲张呈蛇形迂曲隆起但无红色征。③重度（G3）：食管静脉曲张呈蛇形迂曲隆起且有红色征或食管静脉曲张呈串珠状、结节状或瘤状（不论是否有红色征）。

CT、MRI 也可以用来发现食管静脉曲张，虽然敏感性不如内镜，但可以用于辅助诊断，明确引起食管静脉曲张的罪魁祸首。

四、食管静脉曲张的综合治疗

在食管静脉曲张无急性出血时，应将治疗重点放在原发病上，因为我国约90%的食管静脉曲张由肝硬化引起，故我们主要讨论对肝功能的保护和改善。

1. 去除或减轻病因：着眼于抗肝炎病毒、去除吸血虫或是胆汁淤积等情况。

2. 慎用损伤肝脏的药物：一定要根据医嘱使用药物，因为有些药物成分、效果并不明确，可能对肝功能损伤较大。

3. 注意饮食，维护肠内营养，避免病从口入：因为肝硬化的病人多有能量缺乏、低蛋白血症，因此需要加强碳水化合物供能，进食易消化的食物，以碳水化合物为主，辅以优质蛋白质、多种维生素。但一定要注意饮食结构，高蛋白质、高糖、低脂肪、富含维生素的饮食最适合肝硬化病人，但肝衰竭、肝性脑病的病人需减少蛋白质摄入。

4. 保护肝细胞：目前保肝药物种类繁多，但许多药物的效果并不确切。目前可使用的保护肝细胞的药物有多烯磷脂酰胆碱、还原性谷胱甘肽、甘草酸二胺等。

五、食管静脉曲张急性破裂出血治疗

对于食管静脉曲张破裂急性大出血的治疗是刻不容缓的，若处理不及时，随时可能危及生命。我们通常通过以下方案进行治疗。

1. 急救措施：一旦出现呕血，特别是量大时，尽量保持侧卧位，避免呕出的血液误吸入气管中导致窒息，保持口腔、咽喉、气管这一条道路的通畅。出血期间禁食，主要是为了避免食物再次划破曲张静脉引起出血，这里需要强调的是："禁食"不是指禁止吃饭但可以吃面喝汤，也不是禁止吃东西但可以喝水，"禁食"是指禁止食用一切食物。同时需要严密监测生命体征，如血压、心率、呼吸等。

2. 液体复苏：由于血液的大量丢失，体内液体量不足，所以需要我们从外界补充，这里的液体复苏包括输液及输血（图2－11）。通常当失血量超过 1 000 毫升时，需要在输液的同时输注浓缩红细胞提高输送氧气的能力；当失血量超过 1 500 毫升，则可以予以全血输注，补充血液中各种成分。但输液也不是越多越快就越

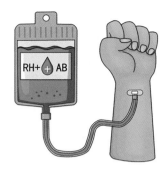

图 2-11 输血

好，过多、过快的液体我们的身体一下子容纳不下来，容易引起肺水肿，尤其是老年人或有心脏基础疾病的人群。因此补液量达到基本需要量就可以了。

3. 药物治疗：静脉曲张破裂出血的药物治疗通常是用于降低门静脉压力的，由于门静脉收集来自腹腔内脏的血液，因此可使用药物收缩内脏血管，减少它们流进门静脉的血液量，门静脉里的血液量少了，自然压力也就降低了，压力降低了出血量就会减少（图 2-12）。常用的药物有：生长抑素、奥曲肽、特利加压素、垂体加压素等。但是由于其作用强烈，可导致腹痛、血压升高、心绞痛等副作用，所以我们通常鼓励合用血管扩张剂（硝酸甘油）以减少不良反应。在使用这些药物止血的同时，也可加用第三代头孢类等抗生素，既有利于止血，也可以防止各种感染的发生。

4. 内镜治疗：内镜治疗的方法可以分成内镜结扎治疗和食管静脉曲张硬化剂注射两种，这两种不同的内镜治疗手段都有着可靠的疗效。食管静脉曲张破裂急性出血时应首选药物和内镜结扎治疗，这两者联合应用则疗效更佳，并发症更少（图 2-13）。

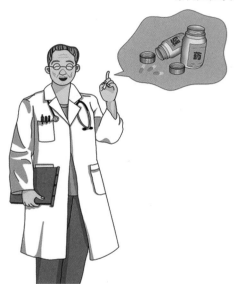

图 2-12 药物治疗

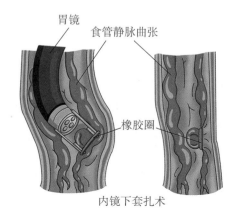

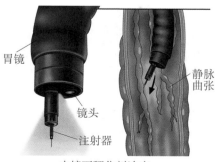

内镜下套扎术　　　　　　　内镜下硬化剂治疗

图 2-13　静脉曲张的内镜治疗

下面详细介绍一下两种内镜治疗方法：①内镜结扎治疗：是在内镜下用橡皮圈圈套曲张的食管静脉，致使圈套的部分缺血坏死、生成新的瘢痕组织，从而使静脉破口封闭住。②内镜下硬化剂注射：是通过向血管内注射硬化剂，在血管内产生无菌性炎症，使静脉壁增厚进而血管闭塞，达到止血的目的。

然而上面说的两种内镜治疗方法只能起到暂时止血的目的，并不能降低门静脉的压力，在内镜治疗后仍然会有再次出血的风险。

5. 介入治疗：通俗来讲，介入治疗是采用微创的方式，在 X 线、B 超或 CT 的引导下用导丝或导管进入血管，再利用相关的器械或药物在血管内进行相应的治疗。针对食管静脉曲张破裂出血的介入治疗最常用的是经颈静脉肝内门腔静脉分流术，即我们常说的 TIPS（图 2 - 14）。它是从颈静脉进入人体的静脉系统，在肝内建立肝静脉及门静脉之间的人工分流通道，

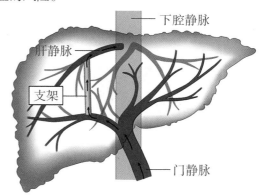

图 2 - 14　经颈静脉肝内门腔静脉分流术（TIPS）

将门静脉内的血液分流至肝静脉中，并在通道内安置金属支架维持其永久性通畅。TIPS 能达到降低门静脉压力的作用，从而减轻食管静脉曲张破裂出血的危险性。

但介入治疗也不是一劳永逸的，由于门静脉内的血液都是来自腹腔器官，含有许多有毒物质，原本是进入肝脏解毒后再被运往全身各处。但 TIPS 术后，门静脉内的血液不再进入肝脏解毒，而是直接送达全身各处，里面的有毒物质就会导致一个很严重的并发症——肝性脑病，其发病率高达 20%。其他的介入治疗方式包括经球囊导管阻塞下逆行闭塞静脉曲张术，经皮经肝曲张静脉栓塞术等。

6. 气囊压迫止血：当药物治疗不能改善出血情况，并且没有条件做内镜或介入治疗时，可以选择使用三腔二囊管止血（图 2 - 15）。顾名思义，它是由三腔管、胃气囊和食管气囊构成的。将三腔二囊管从口腔沿着食管送入胃内，向食管气囊中打气可使其膨胀压迫食管，向胃气囊中打气则可压迫胃，进而达到止血的目的。但是它只能起到短暂的止血作用，长期使用病人痛苦大、副作用

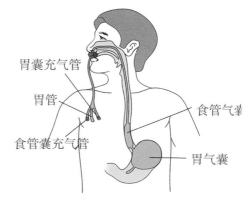

图 2 - 15　三腔二囊管止血

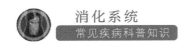

较多，易导致黏膜糜烂，停用后再出血的风险大，所以通常只是暂时使用，为后续止血治疗提供缓冲时间。

7. 外科手术治疗：约有20%的病人在规范使用上述治疗手段后出血仍不能控制，或出血停止后24小时内再度出血，此时就可以考虑手术治疗（图2－16）。但急诊手术治疗风险大，并发症多，死亡率高。手术治疗包括分流术和断流术，前者属于疏通，后者属于阻断。

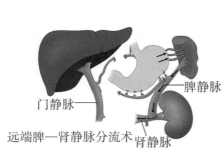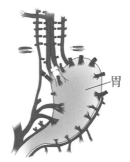

远端脾—肾静脉分流术　　　　　　贲门周围血管离断术

图2－16　食管静脉曲张破裂出血的手术方式

（1）分流术：分为全门体分流、部分性分流和选择性分流。同经颈静脉肝内门腔静脉分流术相似，外科手术中的分流术也是使门静脉内的血液直接流进其他大静脉中，从而降低门静脉的压力。同样地，它也存在会增加肝性脑病发生率的风险。

（2）断流术：是指直接离断血管，达到止血的效果。目前贲门周围血管离断术开展的较多。

六、食管静脉曲张的预防措施

1. 一级预防：指存在食管静脉曲张，但没有出过血，预防首次破裂出血。这有助于降低死亡率，药物治疗是主要的预防措施。目前，主要通过使用非选择性β受体阻滞剂收缩内脏血管，降低血管压力，代表药物有普萘洛尔、卡维地洛。也可对中度食管静脉曲张预防性的采用内镜结扎治疗。

2. 二级预防：指已经有过食管静脉曲张破裂出血，预防再次出血。因为即使在首次出血时经过治疗成功止血，再出血发生率仍高达60%，死亡率高达33%，因此二级预防具有重要意义，并且应该尽早开展。硬化剂治疗、皮圈结扎术、介入治疗、普萘洛尔等非选择性β受体阻滞剂均能有效降低再出血发生率。

七、治疗后的注意事项

1. 急诊内镜或介入治疗后应卧床休息，禁食水24小时，密切观察有无再出血及胸痛、发热等不适，注意监测生命体征等多项指标。随着病情的好转，逐渐恢复饮食，以富含维生素、蛋白质的凉性流质食物为主，禁止食用辛辣食物。

2. 内镜套扎或硬化剂注射治疗出院后，因为还有再发出血的可能性，需 1 个月复查胃镜，此后每隔 6～12 个月再次复查胃镜。

3. 分流术后的病人注意避免着凉感冒，摄入高蛋白饮食，避免再出现消化道出血，按医嘱用药，如果出现性格改变、嗜睡、行为异常、昏迷等情况及时就医。

4. 因食管静脉曲张破裂出血病情危急、突然大出血，加上对胃镜下套扎治疗的认识不足，许多人对治疗缺少信心，导致常有紧张、焦虑、恐惧等不良情绪，应注意保持良好积极心态，规律生活。

5. 若出现呕血与黑便等现象，应当立即入院检查、治疗。

八、食管静脉曲张的饮食

1. 避免进食诱发出血，避免饮酒，饮茶、咖啡，摄入辛辣刺激食物，如辣椒、辣油、五香粉、咖喱粉及花椒面，麻辣烫、烧烤、火锅等。

2. 因食管静脉曲张的存在，需注意进软食，避免过烫的食物及坚硬、有棱有角的食物，避免食物划破或烫破凸起的曲张静脉，因此应注意反复咀嚼，细嚼慢咽。

3. 合理摄入蛋白质，针对原发病肝硬化，饮食上应注意加强蛋白质摄入，因为肝脏是蛋白质合成的场所，肝硬化时能明显地出现身体蛋白质缺乏的状况，但由于肝脏解毒功能的降低，又需注意优质蛋白质的合理摄入。

4. 规律进食，避免暴饮暴食，辅以保护胃黏膜及抑制胃酸的药物。

九、食管静脉破裂出血后的生活方式

1. 注意卧床休息，注意随温度变化增减衣物，避免着凉。

2. 规律生活，不熬夜、不抽烟、不喝酒，保持愉快心情，保证精力充沛及体力充足，保证适量劳动及户外活动（图 2－17）。

3. 不做突然增加腹压的行为，如突

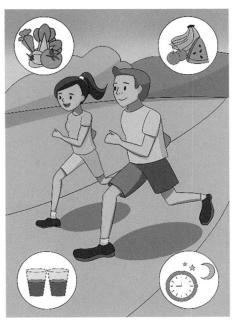

图 2－17 健康的生活方式

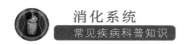

然过度弯腰、穿紧身衣裤，避免用力咳嗽、大小便，保持大便通畅。

4. 多了解急救知识，如果发生突发出血情况，能先做到自救。

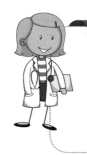

敲黑板，划重点！

　　食管静脉曲张在破裂出血之前没有症状，通常不易引起我们的重视，因此高危风险人群如乙肝肝硬化病人，应在日常生活中注意吃软食，不吃烫食，保持健康生活习惯，不熬夜、不抽烟、不喝酒。如果出现吐血、解黑色大便的情况，及时就医，及时处理。

一位食管静脉曲张破裂出血患者的故事

　　张大哥今年50岁，他被发现有乙肝已经快20年了，不幸的是，3年前又在医院被诊断为乙肝肝硬化。这天，老伴煮了鱼汤，他可是最好这一口，汤还没起锅，他就迫不及待地喝了一大口，也没顾得上里面有没有鱼刺，将医生嘱咐他的——吃饭要细嚼慢咽、不吃烫食、不吃硬食——忘得一干二净。结果当天他就出现了呕吐，一看可不得了，吐的全是血啊，每次的量都能将他吃饭的碗装个满满当当。随后，他解大便，大便已经变成了油亮亮的黑色，还混合着暗红色的血液，而此时的张大哥已经是皮肤苍白，浑身无力，家人立即拨打120，将他送到了医院。

　　到了医院后，医生经过询问及一系列的检查后，告知张大哥的家人们，初步判断张大哥是食管胃底静脉曲张破裂出血，这是肝硬化的一个常见并发症，死亡率很高，属于和死神抢人的情况。因为他失血太多，需要输血，同时最紧要的就是先把血止住，需要做急诊胃镜，进去看出血的情况，然后根据情况在内镜下做止血处理。

　　经过焦急的等待，张大哥被推回了病房，虽然面色仍然苍白，四肢仍然处于无力的状态，还解了两次黑色的大便，但好在没有再呕血，经过充足的药物止血、输血、补液、补充营养等治疗后，张大哥的情况也越来越好。但医生告知他的家属，虽然这次将他的性命抢救了回来，但是因为现在的措施只是治标不治本，所以以后还是会出现同样的出血情况，也没有人能预测下一次出血的时间，所以出院后一定要从改变生活方式、饮食习惯开始预防出血，不能再任性地想吃就吃了。

　　出院后张大哥一直牢记医生的提醒，近一年来按时随访，按时吃药，早睡早起，不抽烟不喝酒，清淡饮食，没有再出现出血的情况。

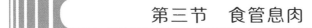

第三节 食管息肉

一、食管里的"肉疙瘩"

食管息肉是来自食管黏膜层或黏膜下层的息肉样外观的良性隆起性病变。通俗地讲，它就相当于食管里长的肉疙瘩，可以发生在食管的任何部位，通常为一个息肉单独生长，但有的病人也会出现多个食管息肉共存的情况。食管息肉在男性中的发生率高于女性，多见于中老年人，在食管良性肿瘤中发病率为第二位，仅次于食管平滑肌瘤。

二、"肉疙瘩"的真面目

食管中长的这一"肉疙瘩"实际上包括真性黏膜息肉、纤维息肉、纤维脂肪瘤、纤维血管瘤、脂肪瘤等类型。食管息肉属于良性病变，随着食管的蠕动缓慢生长，形态上可分为广基、无蒂、亚蒂和有蒂息肉，有如下特点：广基息肉基底宽广，顶部小而尖；无蒂息肉的基底部与顶部直径相差不大；亚蒂息肉基底部有一短径；有蒂息肉基底部则有一长径。息肉外形多为圆柱状或长条状。有的食管息肉可长 10～20 厘米，带蒂的息肉可在食管腔内上下滑动。

三、哪些人更易长食管息肉呢？

那么，为什么会出现食管息肉呢？息肉实际上是食管黏膜的增生，向管腔内突起，尽管食管息肉的病因仍未明确，但可以确定的是，它与遗传、炎症或异物刺激、不良生活方式、食管机械性损伤、病人自身体质都有着密不可分的关系。相应来说，以下几类人群更容易得食管息肉：一是长期有食管慢性炎症的人；二是不良饮食习惯的人，如长期抽烟、饮酒、硬食、烫食、高脂饮食、高胆固醇饮食等人群；三是酸性体质人群，由于酸化的体液环境是正常细胞突变的肥沃土壤，日常生活中应注意调整机体的酸碱平衡。

四、食管息肉的症状

食管息肉的症状取决于息肉大小，最常见的症状是吞咽困难，但也有部分病人出现胸骨后疼痛、反酸、进食后呕吐、消瘦等情况（图 2－18）。巨大的食管息肉可压迫气管导致呼吸困难、甚至窒息。当剧烈咳嗽或呕吐时，部分长蒂的息肉甚至可以被呕至咽部或口腔中，甚至从口腔中脱垂出来。约1/3的病人会出现这个症状，有的病人可以通过吞咽或用手将息肉推回食管腔内，甚至有的人会将息肉咬断，但若息肉呕至咽喉部后不能顺利回纳，极易由于阻塞气道导致窒息、脑缺氧。食管息肉也会有恶变的可能，在食物或炎症刺激下，息肉表面会形成溃疡，溃疡若合并出血也会导致呕血或黑便。

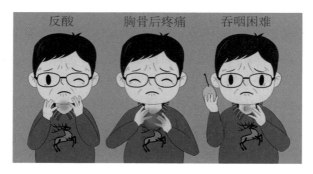

图2-18　食管息肉的症状

五、食管息肉的诊断

由于食管息肉的症状不明显，且常规抽血检验一般无明显异常，多是通过内镜检查、食管钡餐造影、CT、MRI 发现的。内镜检查在食管息肉的诊断中是最重要的，内镜下可见食管壁有隆起，可以在隆起物的表面钳夹组织进行病理组织学检查，若病理结果是食管黏膜组织，可进一步明确食管息肉这一个诊断。食管钡餐造影可以看到食管病变部位管腔扩大，肿物表面光滑，可以随呼吸或吞咽上下滑动。

六、食管息肉的进展

或许每一个发现食管息肉的人，都想问的是：会变成食管癌吗？事实上，这个答案是肯定的，曾经有报道称，发现的巨大息肉病理活检提示为恶性肿瘤。息肉在生长过程中，受到慢性炎症或其他因素的持续刺激，会出血、溃疡，进而恶变。

七、食管息肉？切吗？

对于大家来说，发现食管息肉后，心里面蹦出来的另一个念头多半都是"切吗？"一般来说，发现食管息肉后需要尽快切除，因为随着息肉的生长，会出现吞咽困难、食管梗阻、溃疡、出血、癌变等情况。对于小于2厘米的食管息肉，可以在内镜下使用圈套器套扎、电凝等手段去除，约30%的食管息肉可以通过这种方式切除。但也有人认为食管息肉的蒂部含有较大的滋养动脉，不宜用内镜摘除此类息肉，如果在摘除后蒂部血管发生大出血，需电凝止血控制出血（图 2-19）。当息肉为长度大于 8 厘米或呈卵圆形等情况时，则不宜通过内镜处理，需要手术经颈部食管切开直视下切除。食管息肉的治

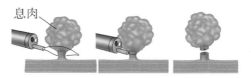

图 2-19　内镜下食管息肉摘除

疗效果令人满意，预后良好，目前没有手术死亡的病例报道，术后息肉复发的病例也较少见。

在食管息肉的摘取术后，需注意以下事项：禁食 24 小时，流质饮食 3 天，忌粗糙、坚硬食物，关注有没有呕血或黑便等情况，必要时配合口服黏膜保护剂和抑制胃酸的药物。

八、生活中需要注意些什么？

想要在生活中防患于未然，一定要做到以下几点：

1. 俗话说病从口入，因此想要预防食管息肉发生，首先要规律饮食、细嚼慢咽、避免硬烫食物、减少刺激性食物、多吃水果蔬菜、注意营养搭配。

2. 调节情绪，有研究发现，食管息肉的发生或许与情绪有着密切的关系，生活中避免愤怒、抑郁等不良情绪，保持情绪稳定、心情愉快。

3. 适量增加运动，不抽烟、不喝酒、不熬夜，增强体质，健康生活（图 2-20）。

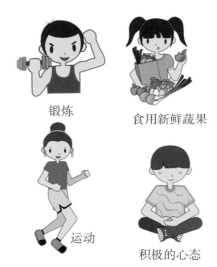

锻炼　　食用新鲜蔬果

运动　　积极的心态

图 2-20　保持健康的生活

敲黑板，划重点!

食管息肉或许就存在于你我之间，因为它悄无声息地就到来了，但它也有出血、溃烂、恶变的可能，一旦发现，就需要尽快处理，不可一拖再拖，一旦它根植在我们的食管里，想要铲除就不那么容易了。

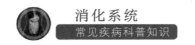

一位食管息肉患者的故事

赵先生这一年过得并不是很舒心，因为他是一个很爱品尝美食的人，但这大半年他有点吃不下东西了。不是不想吃，而是他有时候吞咽时总感觉喉咙梗梗的，最奇怪的是，他偶尔还会有恶心想吐的感觉，嘴巴里还有异物，虽然他一咽就消失了。前几个月这些症状都比较轻微，最近半个月他甚至连粥都有点吞不下了，于是他去了医院门诊，医生让他做了食管钡餐造影，他看见报告上写着"食管自颈椎第7椎水平至膈上约5厘米处可见长20厘米巨大囊状充盈缺损影，占据整个管腔，考虑食管占位，囊肿可能性大"，虽然里面一些医学用语他看不明白，但是他也知道，自己食管里长了一大坨东西！随后他还做了CT、胃镜、抽血等一些系列检查，医生告诉他，食管里有一个占位性病变，就是长了不该长的东西，体积还比较大，目前看来良性息肉的可能性大，但有没有恶变，需要做手术切除掉之后病理检查来确定。

于是赵先生听从医生的安排，做了切除手术，幸运的是，病理诊断是食管纤维血管性息肉，也就是良性的。术后医生给赵先生安置了胃肠减压，并嘱咐他暂时禁食几天。赵先生没有出现出血、疼痛等不适，顺利恢复了经口进食。出院后他规律地在门诊随访。术后一年半，赵先生复查食管钡餐造影，显示原病变部位食管黏膜已恢复光滑，管腔通畅。

第四节　胃食管反流病

一、什么是胃食管反流病？

胃食管反流病是胃内容物反流入食管内引起的一系列不适症状的疾病（图2-21）。胃食管反流病可分为两类，如果食管黏膜没有明显受损，我们把它叫作非糜烂性反流病；如果食管黏膜出现糜烂、溃疡，则被称为反流性食管炎。随着

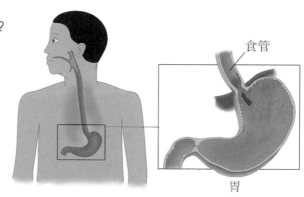

图2-21　胃食管反流病

人们生活水平的提高，许多人的饮食结构不恰当，肥胖人群逐年增多，胃食管反流病早已成为了常见病。它在男女性之间的发病率没有明显的差距，并且年龄越大，越容易发生胃食管反流病。调查显示，我国的人群中每周至少发作 1 次胃食管反流病症状的人占 1.9%~7.0%，并且这一数据处于逐年上升的情况，因此饱受其折磨的人群不容忽视。

二、为什么会反流？

要明白胃食管反流病的来龙去脉，首先我们要复习一下前面的知识。第一节中，我们曾提到过食管有一个防反流的"阀门"，称之为食管下括约肌，它是一个单向阀门，可以阻止胃内容物反流进食管，因此当它出现障碍后，胃内容物就会毫无阻拦地进入食管内，我们把它叫作抗反流屏

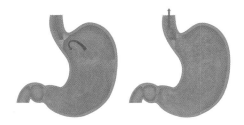

图2-22 胃内容物反流到食管

障（食管下括约肌）结构与功能异常（图2-22）。由于胃是人体的一个消化器官，它会分泌许多具有很强消化能力的物质，比如胃酸，这些物质连我们吃进去的各种各样的食物都能消化，就更不要说娇弱的食管黏膜了。

当然，阀门的失效是导致反流的主要原因，但它并不是唯一原因，食管本身的廓清能力及黏膜屏障功能降低也在里面起着一定的作用。正常生理情况下，会有少许的胃酸进入食管内，但食管可以借助吞咽下来的碱性唾液将胃酸中和，食管的蠕动也可以将反流的酸性物质清除，食管黏膜也有着一定的自我防御功能。当这些功能都降低时，食管黏膜变得异常脆弱，容易遭受胃酸的腐蚀（图2-23）。

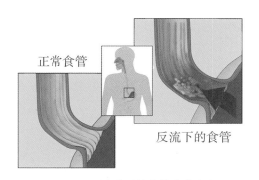

正常食管

反流下的食管

图2-23 反流前后的食管黏膜对比

那么就有人要问了，什么时候阀门会失效？什么时候食管的功能会降低？关于阀门失效，贲门失弛缓症术后、食管裂孔疝、妊娠、肥胖、便秘、呕吐、负重劳动、长期胃内压升高、高脂肪、巧克力、某些药物等都会使食管下括约肌结构受损或功能障碍；同样的，食管蠕动异常、干燥综合征、长期吸烟、饮酒、刺激性食物或某些药物都会导致食管功能的降低（图2-24）。

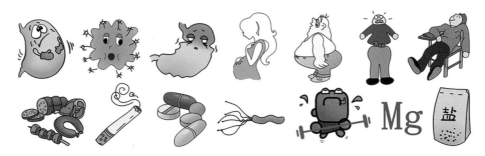

图2-24　胃食管反流的危险因素

三、我怎么会反复烧心、反酸？

你是否有长时间的、反反复复的感觉自己在饭后、弯腰、平躺、咳嗽等各种情况下出现烧心、冒酸水？如果是的话，你很可能已经"中招"了。烧心和反流这两个症状是胃食管反流病最常见和典型的症状，反流实际上是胃内容物涌入咽喉或口腔的感觉，含酸味时称为反酸；而烧心是反流物作用于食管产生的胸骨后或剑突下烧灼感。

除了反流和烧心，有的人还会出现胸痛的情况，这是因为反流物刺激食管引起的。疼痛部位位于胸骨后，有的病人胸痛程度剧烈，甚至可以出现其他部位比如后背、肩部、颈部、耳后、心前区的疼痛。除此之外还有吞咽困难、胸骨后异物感等症状。上面说的这些症状都是发生在食管，因此我们把它们称为食管症状（图2-25）。

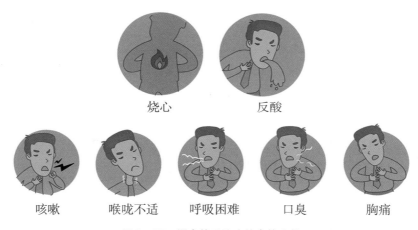

烧心　　　　　　　反酸

咳嗽　　　喉咙不适　　　呼吸困难　　　口臭　　　胸痛

图2-25　胃食管反流病的食管症状

四、胃食管反流病的特殊症状

相应的，聪明的你一定反应过来了，是不是还有发生在食管外的症状呢？当然，反流物也会损伤食管以外的组织或器官。沿着食管这个通道再往上走就是咽喉及口腔了，当反流物反复刺激，就会出现咽喉炎、慢性咳嗽、哮喘。这些症状通常是伴随着反流和烧心出现，但也有少部分人没有反流和烧心的症状。当然，由于食管和气管的起始处是相通的，反流物也有可能进入气管，导致吸入性肺炎的发生，甚至出现肺纤维化。这些症状因为不在食管发生，它们与胃食管反流病的关系通常容易被忽略，导致诊断不明，症状反复发生，经久不愈。

同时，胃食管反流病还会引发后续的一些并发症。①上消化道出血：是最多见的并发症，当食管黏膜出现糜烂、溃疡，并侵犯到血管时，会导致出血，出现呕血和黑便。②食管狭窄：由于食管炎症反复发作，会使食管结构紊乱，出现增生，进而导致食管腔狭窄，因此有的病人会有吞咽困难的症状。③巴雷特（Barrett）食管：这个特殊的疾病我们会在后面详细讲解，但需要知道的是，当 Barrett 食管出现时，意味着恶变的概率增加了。

五、检查与诊断方法

胃食管反流病的表现复杂且缺乏特异性，我们难以仅凭症状做出明确诊断。然而目前也不能单一依靠任何一项辅助检查来确诊，因此我们可应用多种手段进行综合诊断。可通过以下步骤进行诊断。

1. 拟诊：当出现典型的烧心和反流症状时，就可以考虑胃食管反流病。同时运用相关反流问卷作为辅助诊断胃食管反流病的证据。

2. 初步诊断：拟诊胃食管反流病的病人可以使用质子泵抑制剂试验性治疗，若症状得到明显缓解，可做出初步诊断。

3. 胃镜检查：初诊后需完善胃镜检查的原因是由于我国人群的上消化道肿瘤发生率高，并且胃镜检查开展广泛，检查成本低，此时完善胃镜检查有利于排除上消化道恶性肿瘤，并且可以明确胃食管反流病分类、食管狭窄、Barrett 食管等疾病。

4. 食管 pH 值监测：食管 pH 值监测是对食管内的 pH 值进行 24 小时或者更长时间的监测，由于胃内存在大量酸性物质，胃内的 pH 值较食管内低，因此监测 pH 值可以客观地反映是否有反流，作为客观证据辅助诊断。

5. 食管测压：正常情况下，食管下括约肌是一段高压区，可以阻止反流，监测食管内压力变化，可反映食管动力状态，是在内镜下治疗和外科手术前进行常规评估的手段。

六、胃食管反流病的治疗

对于胃食管反流病的治疗，我们的目的是控制症状、治愈食管炎症、减少复

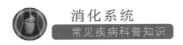

发、预防和治疗并发症。

1. 药物治疗：胃食管反流病的治疗方法中，药物是必不可少的，我们通常针对发病的原理进行药物选择（图2-26）。①首先当然是抑制胃酸分泌的药物，使用4~8周，最常用的是质子泵抑制剂，适用于重度食管炎，包括奥美拉唑、兰索拉唑等，目前钾离子竞争性酸阻滞剂（P-CAB）伏诺拉生作为新的质子泵抑制剂正在逐渐投入使用，同时西咪替丁、

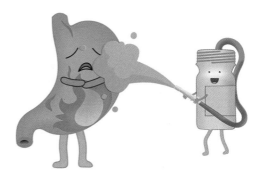

图2-26　胃食管反流的药物治疗

雷尼替丁等 H_2 受体拮抗剂也有应用，通常适用于轻至中度的食管炎；②促胃肠动力药：这类药物可以增加胃肠道的运动，促进食物尽快向下排泄，食物留在胃内的时间减少，相应的反流的东西就减少了，包括莫沙比利、多潘立酮、依托比利等，可以作为抑酸药联合应用的辅助用药；③抗酸药：包括氢氧化铝、铝碳酸镁、海藻酸盐等，抗酸药可以快速中和胃酸，进而快速缓解反流症状，短期使用抗酸剂可改善患者反流、烧心症状，但不能长期使用；④维持治疗：胃食管反流病具有慢性、复发性的特点，故应进行长期维持治疗，以避免反复发作及由此引起的并发症。上述药物均可作为维持治疗长期使用，其中质子泵抑制药疗效肯定。维持治疗应注重个体化，根据患者的反应，选择适合个体的药物和剂量。非糜烂性反流病和轻度食管炎的患者通过按需治疗，就能很好地控制症状。

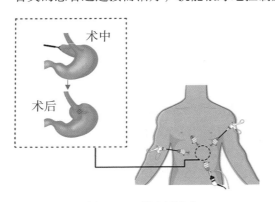

图2-27　胃底折叠术

2. 抗反流手术治疗：目前认为腹腔镜下胃底折叠术是最好的抗反流手术，将胃底沿着食管进行包绕，可以阻止胃十二指肠内容物反流入食管，适合不愿意接受长期药物治疗的人。

3. 内镜治疗：包括内镜下射频消融术、经口无切口胃底折叠术（图2-27）、抗反流黏膜切除术、内镜下缝合治疗、内镜下注射治疗等。内镜下注射治疗，是在内镜直视下将一种有机物注射入食管下括约肌内，是目前最简便的介入治疗方法。这些新技术具有创伤小、手术时间短、方便、安全性好等特点，初步的疗效较好，并且一般不影响再次内镜治疗。

七、如何防患于未然?

1. 肥胖的人会出现腹压增大,进而形成反流,所以需要避免高脂饮食,避免过度肥胖,减轻体重。

2. 减少食用巧克力、咖啡等食物,避免长期大量食用刺激性食物,如辣椒、浓油赤酱食物、花椒、浓茶等。

3. 避免长期处于腹压增加的情况,如穿紧身衣、束紧腰带,避免餐后弯腰,卧床休息,以及长期负重劳动等。

4. 少食多餐,注意饮食结构,清淡饮食,戒烟戒酒,睡前不进食,保持心理健康(图2-28)。

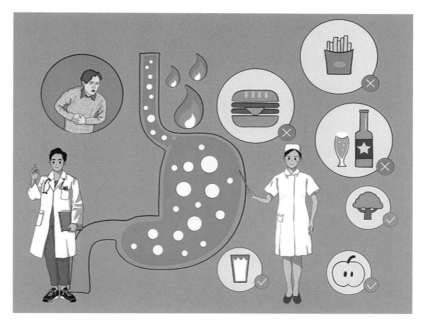

图2-28 饮食上的"能"与"不能"

八、如何减少复发及对人体的伤害?

1. 健康饮食方式:不吃巧克力、洋葱、大蒜、咖啡等会加重反流的食物,避免汤圆、糯米、粽子等会延缓胃排空的食物,多食用柔软、清淡、易消化、低脂的食物。一般蔬菜、水果、精瘦肉、鱼肉等不会增加反流,但需要避免过多食用,每次进餐不能过饱,睡前4小时不进食。

2. 健康生活方式:戒烟忌酒,少食多餐,餐后不卧床、不久坐、不剧烈运动;睡觉时将床头抬高15~20厘米,避免用力咳嗽、排便,避免过度弯腰、长期负重,

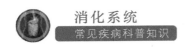
维持体重在健康的水平，不超重，健康的生活方式可以明显增加症状的缓解率。

3. 健康的心理活动：心理活动对消化系统的影响很大，不良的、消极的心理活动容易导致胃肠功能失调，加重胃食管反流病的症状，甚至导致复发，因此需要保持良好的、积极的、向上的心理与情绪，才能更好地控制病情。

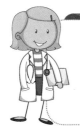

敲黑板，划重点！

> 胃食管反流病的典型症状就是反酸与烧心，有这两个症状就一定要注意及时去看医生，使用药物控制症状的同时也要注意调整自己的生活方式，医生与患者一起努力才能治好疾病。

一位胃食管反流病患者的故事

李先生是个热爱美食的人，但是他最近几年吃得不太开心了，这几个月尤其严重，因为他总是感觉自己吃进去的东西像是下不去一样，反反复复地有食物堵在喉咙中的感觉，胃部还有烧灼的感觉，偶尔还会有胸口疼痛。于是他来到了消化科门诊，医生告诉他，胃食管反流病的可能性比较大，让他去做了胃镜，胃镜下可以见到本该光滑的食管黏膜出现了破损，由此医生判断他是反流性食管炎，属于胃食管反流病中的一种。经仔细询问，他平时不喜欢运动，常常进食后就平躺着休息，并且他无辣不欢，喜欢吃重油的食物，对油炸食物情有独钟，这些生活习惯使得身高只有175厘米的他体重飘升到了80千克，是个标准的"胖子"。于是医生除了让他长期服用药物治疗外，特意嘱咐他一定要改善生活方式，好好减肥，将不良的生活、饮食习惯纠正过来，李先生也知道，这个疾病不是光靠药物治疗起效的，还需要自己的努力，现在控制饮食是为了将来更好的生活。

第五节　Barrett 食管

Barrett 食管用我们中国人的话来说又可以叫作"巴雷特食管"，它的英文名字源自一个英国医生——Norman Barrett，他在 1950 年第一次提出有的食管上皮组织不再是正常的鳞状上皮，而是柱状上皮。后来我们就把下端柱状上皮取代鳞状上皮的食管称为 Barrett 食管。之所以我们会去关注这个特殊的疾病，是因为它与食管腺癌的发生密切相关，属于食管腺癌的癌前病变。Barrett 食管在男性中比在女性中更多见，男女发病率比约为 2:1，而最终出现食道腺癌的男女比例为 3:1。

一、什么是上皮组织？鳞状上皮？柱状上皮？

想必前面那段文字中，"上皮组织、鳞状上皮、柱状上皮"这几个名词一定让你感到陌生吧，想要把其中的区别说清楚，需要从人体的结构开始说起。我们的身体就如同一座大房子一样，房子的不同部位比如客厅、卧室、厕所等，都是由不同的材料建造成的，起着不同的功能。诸如客厅、卧室等在人体中对应着心脏、肝脏等器官。器官则是由组织组成，组织可以分为上皮组织、结缔组织、肌肉组织、神经组织四种基本组织，它们的组合构成了器官。其中上皮组织是 Barrett 食管中最令人关注的存在，和其他组织一样，上皮组织也是由形态相似、结构和功能相同的一群细胞和细胞间质联合在一起构成，细胞和细胞间质的关系就如同砌墙时的砖块和水泥一样。

大部分上皮组织覆盖于人体表面和有腔器官的腔面，具有保护、吸收、分泌和排泄等功能，称为被覆上皮。它又可以分为单层鳞状上皮、单层立方上皮、单层柱状上皮、假复层纤毛柱状上皮、复层鳞状上皮、变移上皮几类。食管从内向外分别为黏膜、黏膜下层、肌层和外膜。其中食管黏膜的上皮组织为复层鳞状上皮，能够耐受粗糙食物的摩擦，而与食管连接的胃则是单层柱状上皮，那么食管鳞状上皮与胃柱状上皮之间就存在一个分界线。正常情况下，这个分界线应该与胃食管连接处相一致。我国诊断 Barrett 食管的标准是这一鳞状—柱状上皮分界线相对胃食管连接处上移≥1 厘米，且病理

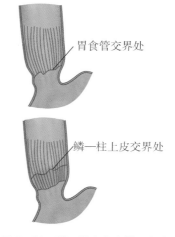

胃食管交界处

鳞—柱上皮交界处

图 2-29 鳞—柱上皮交界处上移

证实食管下段复层鳞状上皮被化生的柱状上皮所取代。其中出现肠上皮化生的 Barrett 食管恶变风险更高（图 2-29）。

二、化生——"鸠占鹊巢"的结果

新的疑惑又出现了，化生是什么呢？标题中的"鸠占鹊巢"形象地描述了这一现象。化生是指一种组织被另一种组织所代替的过程，多由于环境改变或理化刺激导致。化生常发生于相似的组织之间，如一种上皮组织与另一种上皮组织间。通常来说，化生是一种可复性病变，原因去除后大多可以恢复。而在 Barrett 食管中，由

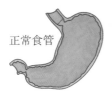
正常食管

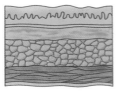
正常鳞状上皮

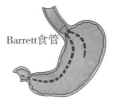
Barrett食管

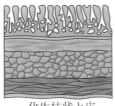
化生柱状上皮

图2-30 食管上皮的化生

柱状上皮组织取代鳞状上皮组织，就是上皮组织间的一种化生（图2-30）。

那么恶变风险更高的肠上皮化生指的又是什么呢？顾名思义，我们可以知道的是肠上皮取代正常上皮组织，这里的肠上皮指的是小肠或者大肠的黏膜上皮。Barrett食管中的肠上皮化生指的就是肠上皮取代正常食管的鳞状上皮。由于食管鳞状上皮皱襞较细，而胃柱状上皮皱襞则较粗，因此在肉眼下看，粗细相交形成了一圈锯齿状线。这条锯齿状线因柱状上皮不断向食管方向延伸，而渐呈山峰状、火焰状、杵状等，最终形成Barrett食管。我们也可以通过柱状上皮覆盖的长度将其分为长段型（>3厘米）和短段型（<3厘米）。

三、Barrett食管—不典型增生—食管腺癌

Barrett食管向食管腺癌发展是一个漫长的过程，不可能像感冒发热一样突然冒出来，包括Barrett食管、上皮不典型增生、原位癌、浸润癌、转移癌等阶段。而从最初的Barrett食管发展到癌变一般需要几年甚至十几年时间。Barrett食管后可能出现不典型增生，首先仅仅表现为上皮细胞轻、中度不典型增生，然后是重度不典型增生，它们都是癌前病变，并不属于癌。然后，细胞内部结构发生质变，转化为原位癌，原位癌突破食管黏膜的基底膜就成为浸润性癌，这个时候癌就有侵袭和转移性了（图2-31）。

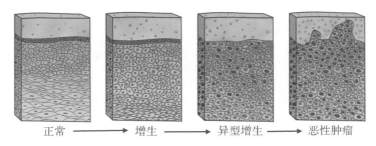

正常 —→ 增生 —→ 异型增生 —→ 恶性肿瘤

图2-31 正常食管向食管癌的转变

四、高危人群

Barrett食管的危险因素可以用一句话来概括：50岁以上肥胖、吸烟的男性，有反

酸、烧心的症状，如果家里有人得过 Barrett 食管，那就很危险了。

Barrett 食管腺癌的危险因素包括：①年龄 > 50 岁；②Barrett 食管的长度进行性增加；③向心性肥胖；④重度吸烟史；⑤未使用质子泵抑制剂；⑥未使用非甾体消炎药以及他汀类药物（图 2-32）。

五、Barrett 食管有哪些症状?

Barrett 食管通常没有症状，但部分患者因为存在胃食管反流病而出现症状。同样的，当存在炎症、溃疡、狭窄、恶变等情况时，也会有相应的症状，常见的有胸骨后疼痛、吞咽困难、呕吐、呕血、反酸、嗳气等。据

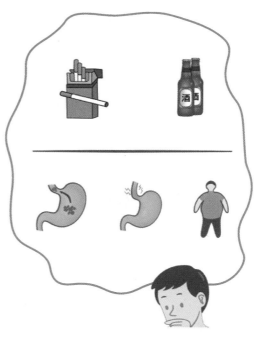

图 2-32 Barrett 食管腺癌的高危因素

报道，约有 40% 的患者会发生食管狭窄，通常狭窄出现在鳞状上皮与柱状上皮的交界处，而发生于柱状上皮之间的狭窄常常是由溃疡瘢痕或并发腺癌引起的。早期时狭窄仅是由于黏膜炎症，可以通过药物治疗缓解，但一旦黏膜下层受到累及，则狭窄可能变为不可逆。病变后期食管呈高度狭窄，内镜不易通过。

当然，Barrett 食管会并发食管穿孔、出血等，约有 1/3 的病人出现贫血，多是因为长期少量的出血。如果大量出血，多是由于溃疡侵蚀至血管导致的。食管穿孔容易导致纵隔或胸腔内脓肿及食管瘘，从而引起相应症状，如发热、咳嗽、咯血等。当恶变为食管腺癌时，症状与食管鳞状上皮癌相似。

六、检查与诊断

由于 Barrett 食管的诊断标准为：在内镜下见食管鳞状上皮与胃柱状上皮的交界线相对于胃食管连接处上移≥1 厘米，且病理证实食管下段复层鳞状上皮被化生柱状上皮所取代。因此我们通过内镜及组织学活检来确诊 Barrett 食管。

1. 内镜：内镜下我们可以直观地观察食管黏膜并取得活检标本。有团队曾研究过，通过内镜诊断 Barrett 食管的敏感度很高，为 82%~90%。Barrett 食管遇到内镜就如同妖精遇到照妖镜一般无所遁形。鳞状上皮呈光滑灰粉色，而柱状上皮呈天鹅绒样红色斑块，常较正常胃黏膜更红，与鳞状上皮的分界明显。但由于短段型的

Barrett 食管面积较小，因此内镜下容易忽略，相对长段型来说，诊断的准确率稍低一点。通过内镜下观察，可以将 Barrett 食管分为三种。①全周型：病变累及食管全周，其游离缘距食管下括约肌 3 厘米以上。②岛型：红色的黏膜像小岛一样，以斑片的形状出现。③舌型：红色黏膜伸向食管呈半岛状（图 2－33）。

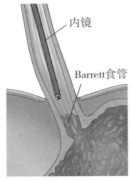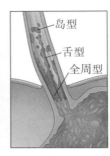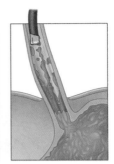

图 2－33　内镜下的 Barrett 食管

2. 组织学检查：Barrett 食管主要是通过活检确定其病理类型及是否伴异型增生或癌变，因此组织学检查是必不可少的。不同的类型取材部位及数量都有所不同，全周型需要沿着食管壁环形取材，通常每隔 2 厘米取材 1 块；舌型则是每 2 厘米最少取材 1 块；在有溃疡、糜烂、结节、狭窄等有异常的地方，需要特别取材。同时，可以使用普鲁士蓝、复方卢戈液、靛卡红、紫罗兰晶体等染色剂对局部黏膜喷洒，可以确定是否有肠上皮化生、异型增生等特殊病变，这些染色剂物美价廉并且方便使用。对于没有肠上皮化生的患者，应注意 3～5 年内复查内镜并再次活检（图 2－34）。

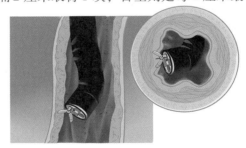

图 2－34　内镜下食管活检

3. 其他检查：为了提高诊断的准确性，必要时需要联合应用染色内镜、放大内镜、窄带成像、共聚焦激光显微内镜、光学相干断层扫描、超声内镜等诊断技术。对于部分无法耐受普通内镜检查的患者，也可以选择胶囊内镜、体积激光内镜等手段（图 2－35）。

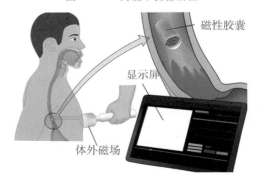

图 2－35　磁控胶囊内镜

七、Barrett 食管的治疗

对 Barrett 食管的治疗原则是控制胃食管反流、消除症状，以及预防或治愈早期食管腺癌，降低食管腺癌发生概率。

1. 药物治疗：药物治疗是针对胃食管反流进行处理，前面在胃食管反流病中已经详细列举过，如抑酸药、促胃肠动力药、黏膜保护剂等。其中质子泵抑制剂仍然是首选药物，但它并不是万能的，仅仅起着控制症状的作用，并不能逆转化生或预防癌变。同时也可以使用非甾体抗炎药、他汀类药物进行疾病的预防。

2. 内镜治疗：首先需要明确的是，并不是每一个 Barrett 食管患者都需要进行内镜治疗，只有病理结果证实有异型增生及早期 Barrett 食管腺癌的患者才需要接受内镜治疗。内镜治疗可以分为内镜下根治切除治疗和内镜下毁损治疗，前者包括内镜下高频电圈套器切除术、内镜黏膜切除术和内镜黏膜下剥离术，后者包括射频消

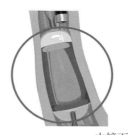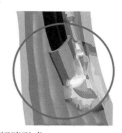

内镜下射频消融术

图 2-36 Barrett 食管的内镜治疗

融、光动力疗法、冰冻疗法、氩离子束凝固术（图 2-36）。对于处于不同阶段的患者，我们需采用不同的处理方法，对于早期 Barrett 食管腺癌、高级别异型增生的患者，需要行超声内镜评估病情＋内镜下根治切除治疗；对于伴有低级别异型增生的患者行内镜下切除或消融治疗。若不接受内镜下治疗，必须密切监测，每 6~12 个月随访一次。

3. 手术治疗：可以选择胃底折叠术对胃食管反流进行控制，它能有效消除症状。同样的，它也不能逆转 Barrett 食管的上皮化生，更不可能逆转 Barrett 食管向食管腺癌的发展。

八、患者的饮食与生活

对于 Barrett 食管的患者来说，食疗与生活方式的改善是必不可少的，可以通过改善生活方式来减轻症状，延缓疾病进展，减少并发症的出现。尤其需要注意以下几点：

1. 咖啡、浓茶、高脂肪饮食等会增加反流症状，所以生活中应尽量避免此类饮食。

2. 注意少时多餐，餐后不立即平躺，睡觉时可适当抬高床头或左侧卧位。

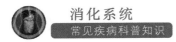

3. 加强锻炼，避免肥胖或体重过重。

4. 保持良好心态。

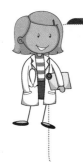

敲黑板，划重点！

　　长期感觉有反酸、烧心、胸骨后疼痛等不舒服的情况，并且家中有 Barrett 食管病史的 50 岁以上、肥胖、喜爱抽烟的男性，需要格外注意自己的食管健康情况，有不适症状及时就诊，排查食管情况，不要一拖再拖，拖着拖着就发展到食管癌的阶段了，那个时候才是追悔莫及。

一位 Barrett 食管患者的故事

　　李先生前些日子参加了一场医学科普讲座，讲座中，专家讲诉了 Barrett 食管的高危人群。李先生对比了一下自己，发现自己今年 55 岁，身高 170 厘米，体重却有 80 千克，大腹便便，是一个每天两包烟的 30 年老烟枪。近几个月常常有反酸、烧心的感觉，之前他还以为是自己吃太多、太胖了的原因，虽然家里面没有人有过食管方面的疾病，但他五个高危因素占了四个，这让他坐立难安。因此他去医院做了个胃镜，医生告诉他胃镜下可以直接看到灰粉色食管黏膜和红色胃黏膜的分界线明显上移约 4 厘米，医生在这里取了活检。幸运的是，活检结果提示仅仅是胃黏膜移位，不存在异型增生。医生针对李先生的情况，给他选择了口服抑酸药治疗，一段时间后，李先生的症状有明显改善。但李先生深知，想要减少恶化的可能，他必须从自己做起，戒烟戒酒，加强锻炼，将体重控制在正常范围内。两年后，李先生来复查，此时的他体重已经明显下降，而之前出现的症状也有所改善，复查内镜的结果也可以见到病情并没有发展。

 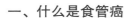

第六节　食管癌

一、什么是食管癌

食管癌是指发生在食管的恶性肿瘤，与前面讲过的食管良性肿瘤不同，人们之所以谈癌色变，就是因为恶性肿瘤的特殊性。恶性肿瘤就像我们家里面的"小强"一样，生命力顽强，可能会出现在任何地方，除之不尽。据统计，中国食管癌的发病率在所有恶性肿瘤中排第七位，死亡率排在第六位。我国每年新发现的食管癌人数约占全球的一半，其中男性食管癌的发病率和死亡率都比女性高，以 50～70 岁的人群最常见。

食管癌发生于食管的黏膜层，最常见的类型是从食管表面鳞状上皮发展来的鳞状细胞癌（简称鳞癌），其次为从分泌黏液的腺细胞发展来的腺癌，它最常出现在食管的三个生理性狭窄处。这两种食管癌也有着不同之处，鳞状细胞癌最多见于食管中段，吸烟和酗酒的人更容易患鳞状细胞癌，在有色人种如黄种人、黑种人中也是鳞癌最常见。相反，腺癌更多发生于在食管下段，吸烟和酗

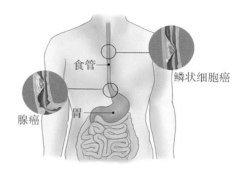

图 2 - 37　食管鳞癌和食管腺癌

酒对腺癌的影响并不明显，Barrett 食管有进展成腺癌的可能性，白种人中食管腺癌更多见（图 2 - 37）。

二、多重因素作用的食管癌

食管癌常常因年龄、性别、职业、种族、地域、生活环境、饮食生活习惯、遗传等有着不同的分布密度。关于食管癌的病因也是多种多样，我们生活中接触到的许多东西都或多或少地影响着食管癌的发生（图 2 - 38）。

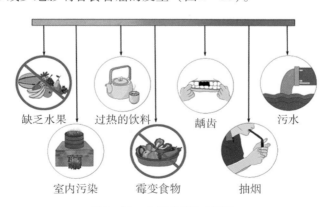

图 2 - 38　食管癌的致病因素

1. 亚硝胺：亚硝胺是一类化学物质的总称，它本身就是剧毒物质，有强烈的致癌性。虽然亚硝胺对人体危害大，但它在食物中并不少见，在腌制食物中含量尤

其高。像是腊肉、香肠、酸菜等食物，偶尔食用可能不会有什么影响，但长此以往，便会增加食管癌发生的风险。

2. 真菌、病毒感染：黄曲霉菌、镰刀菌、白地真菌等真菌由于可以促进亚硝胺的生成，被视为食管癌的高危因素，它们常见于霉变的食物中。近些年，研究发现人乳头瘤病毒（HPV）或许也会诱发食管癌。

3. 缺乏某些微量元素或维生素：在食管癌高发区，居民的饮食中存在钼、铁、锌、氟、硒等微量元素及维生素摄入不足的情况，它们可能与食管癌的发生密切相关。

4. 对食管的刺激作用：长期吸烟、饮酒，食物过硬、过热，进食过快，喜爱食用大量胡椒，咀嚼槟榔等，都会对食管黏膜产生慢性刺激，导致食管出现慢性炎症，长此以往，可能会导致食管癌的发生。

5. 遗传：与其他恶性肿瘤一样，食管癌在家族中的发生常常存在聚集现象。

三、食管癌的症状

通常食管癌在不同的时期症状有所不同，但由于它的典型症状是吞咽哽噎感或吞咽困难，有人用"早噎晚噎，三个半月"来形容食管癌，虽然三个半月这个时间并不准确，但也从侧面反映出了食管癌进展的迅速。

1. 食管癌早期症状并不典型，常常被我们忽略。可有吞咽时的哽噎感，有的人会感觉食物下行缓慢或食物滞留，食管黏膜破损后可以有胸骨后烧灼感或下咽粗糙感，进食完成后症状可消失。

2. 食管癌中期症状：可以出现典型的逐渐加重的吞咽困难。开始是难以咽下固体食物，后来逐渐出现半流质食物的吞咽困难，最后连水也不能咽下。

3. 食管癌晚期症状：由于恶性肿瘤向四周侵犯，会出现一些特异性的表现，肿瘤压迫或侵犯喉返神经时可伴有声音嘶哑，侵犯膈神经可引起呃逆，侵犯气管时可出现干咳或反复呼吸道感染症状，侵犯血管可导致大出血。出现转移时则可出现各种转移症状，如转移至肝脏可出现黄疸和腹水；转移至脑部可出现头痛、癫痫、失忆、失语，甚至瘫痪；转移至皮肤可见皮下肿块；转移至体表淋巴结可出现相应淋巴结肿大。由于恶性肿瘤生长迅速，相应的所消耗的能量巨大，患者会出现消瘦、体重下降等（图2-39）。

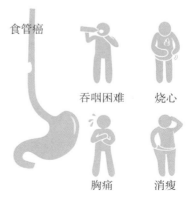

图2-39 食管癌的症状

四、食管癌的检查与诊断

尽管医生和患者对食管癌的期望都是早期诊断，但由于食管癌早期症状隐匿，不易引起人重视，并且由于目前在常规体检中开展早期食管癌的筛查比较困难，因此许多患者确诊为食管癌时，通常都已属于症状明显的中晚期了。想要明确诊断是否为食管癌，病理检查仍然是金标准。怀疑是食管癌时，可以做以下检查：常规检查项目除内镜及活检，颈、胸、腹、盆腔增强 CT，颈部超声外，还有超声内镜。

1. 胃镜检查及病理活检：胃镜检查仍然是目前诊断食管癌的金标准。通过胃镜直接观察食管有无黏膜破损、溃疡、隆起、肿块等，并直接钳夹异常部位的组织，进行病理检查。

2. 食管钡剂造影：食管造影是通过吞咽钡剂，间接观察食管的形态有无异常，它并不能像胃镜一样发现异常后直接进行活组织检查。钡剂造影下早期可见：食管黏膜皱襞紊乱、粗糙或有中断现象；小的充盈缺损；局限性管壁僵硬，蠕动中断；小龛影。中、晚期食管癌会出现明显的不规则狭窄和充盈缺损，管壁僵硬。

3. 超声、CT、MRI、PET - CT：这些检查常常是被用来确定食管癌是否有淋巴结、肺脏、肝脏、头部等器官转移，并通过转移情况，对食管癌进行分期，医生可以通过分期制订治疗方案。

五、食管癌的分期——不仅仅是早中晚期

国际上食管癌的分期是通过 T、N、M 来进行的。T 是指食管上肿瘤的大小，N 是指淋巴结转移的范围及数量，M 是指远处转移，全身其他器官是否有受到侵犯。食管癌的 TNM 分期较复杂，也可以将食管癌分为以下五期，用罗马数字表示（图 2 - 40）。

0 期：仅在食管最内层发现异形细胞，这些异形细胞可发展成为癌细胞，也可称为癌前病变。

Ⅰ期：肿瘤的病变局限于食管黏膜层和黏膜下层，没有淋巴结转移，也没有远处转移。

Ⅱ期：肿瘤的病变侵犯到了食管肌层，可能有淋巴结的转移，但是没有远处的转移。

Ⅲ期：肿瘤超过了食管肌层，侵犯

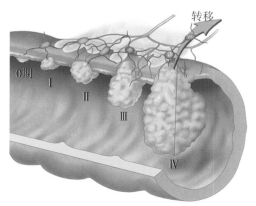

图 2 - 40 食管癌的分期

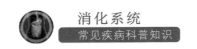

到食管外膜或者食管外的周围组织，有了淋巴结转移，但是还没有远处的转移。

Ⅳ期：有远处转移。

许多食管癌的患者会问："我是早期还是晚期癌症？"实际上这个问题很难回答，在医学上也并没有对食管癌的早、晚期进行明确的区分。无论处于哪一阶段都有死亡的风险，医生对食管癌进行分期是为了制订不同的治疗方案，然而恶性肿瘤不可能治愈，能做到的仅仅是延长寿命，提高生活质量。

六、食管癌的治疗——分期而治

0期：若病理提示低级别上皮内瘤变和异型增生，可以定期随访。

Ⅰ期食管癌：首选手术治疗，可以不进行放化疗。内镜治疗应用于病变局限于黏膜层，同时不伴有淋巴结转移者，而侵及黏膜下层的早期食管癌应行食管切除术。

Ⅱ期食管癌：首选手术治疗。对于术前评估就有淋巴结转移的，可以给予术前新辅助化疗或放化疗，再进行手术，并且在术后行辅助放疗，可以降低局部复发率，提高生存率。

Ⅲ期食管癌：目前仍选择以手术为主的综合治疗方式：新辅助化疗或放化疗 + 食管切除术 + 术后辅助放疗。

Ⅳ期食管癌：以姑息治疗为主，姑息治疗手段主要包括姑息性放化疗、内镜安置支架、营养支持和止痛等对症治疗（图 2 - 41）。可以尝试靶向治疗，但对于靶向治疗的疗效目前没有统一的意见。治疗目的为延长患者的生命，提高生活质量。

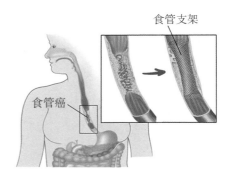

图 2 - 41　食管支架

值得一提的是，对于位置过高的食管上端恶性肿瘤，首选根治性同步放化疗 + 化疗，不建议行手术治疗。下面详细叙述一下各种治疗手段：

1. 内镜下治疗：目前常用内镜下黏膜切除术、内镜黏膜下剥离术、多环套扎黏膜切除术等手段。这种手术方式可以减少手术风险，并且保留食管功能，极大地改善术后的生活质量。对于食管腺癌来说，射频消融术通过内镜下发射一种射频能量来攻击肿瘤细胞，目前应用也很成熟。

2. 手术治疗：总的来说，大多数的患者可以进行手术治疗，并且分期越早、越靠近食管下段的食管癌手术效果越好。手术方式通常是食管切除术 + 淋巴结清扫术。但是由于手术治疗本身就是对身体的一次打击，因此心、肺、肾等重要脏器功能障碍，6个月内有脑梗、心梗病史，凝血功能障碍等情况下，身体承受不住手术，属于手术的禁忌证。食管癌的手术方式较多变，常用的是"三切口"手术，即经右胸、上腹、颈部切口进行手术。由于食管癌手术中，需要切除食管及一部分胃、将剩下的胃与食管连接、清扫淋巴结，只有通过多个切口手术，才能将手术完成。随着微创技术的发展，现在胸腹腔镜联合手术的使用也越来越多，它有着创口小、术后疼痛减轻等优势。但由于手术仍然是切除、连接、清扫，内在的手术形式并没有变化，这仍然属于"大手术"，术中或术后出血、神经肌肉损伤、消化功能异常、食管狭窄等风险仍旧无法避免（图2-42）。

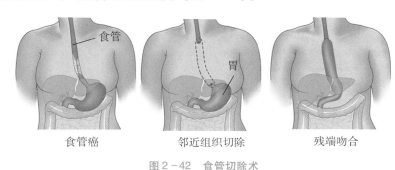

食管癌　　　　　　　邻近组织切除　　　　　　残端吻合

图2-42　食管切除术

3. 新辅助放化疗或化疗：指手术前进行放化疗或化疗，可以明显提高患者的生存率，在放化疗结束后4~8周或化疗结束后3~6周，患者身体情况良好时可以行手术治疗。

4. 术后辅助治疗：我国对食管癌的治疗仍是以手术治疗为主的综合治疗方式，因此术后的辅助治疗是必不可少的，它能有效提高患者的生存率。

七、食管癌的自我护理

1. 预防食管癌：食管癌与我们的生活习惯息息相关，许多人青睐的腊肉、香肠、腌菜及霉变的食物中都含有致癌物质，因此要戒烟戒酒，注意少吃熏制、腌制、刺激性食物，不吃霉变食物，注意补充微量元素及维生素，多吃新鲜水果、蔬菜（图2-43）。

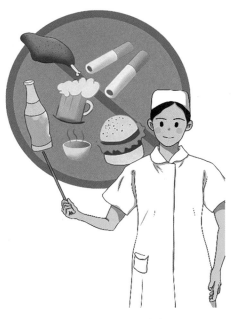

图2-43　合理的饮食

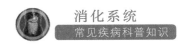
2. 食管癌术前准备：食管癌手术对人身体机能的要求高，在手术前需要戒烟戒酒，锻炼心肺功能，适量运动，有高血压等疾病的患者需要将血压控制好。手术前进食半流质饮食，但也要保证有充足的热量及营养供应。

3. 食管癌术后由于切除了食管及一部分胃，能容纳食物的体积缩小，并且人为将食管和胃连接起来，连接处不可避免地会出现瘢痕，瘢痕出现后最常见的表现就是吞咽困难，因此要注意少食多餐、半流质或流质饮食。

4. 有研究发现，心态消极的患者存活率明显较心态积极的患者低。同其他恶性肿瘤病人一样，一定要保持积极乐观的心态，不惧怕癌症，有积极的心理才能促使我们的身体免疫力保持在高水平。

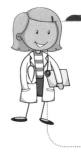

敲黑板，划重点！

食管癌最重要的就是做到早发现、早诊断、早治疗，一定要重视日常体检，定期做胃镜检查，一旦出现症状就是身体在提醒我们有异常。不要害怕看医生，保持良好的心态，你进癌症才会退。

某地区食管癌的故事

某地区有几句顺口溜广为流传，"紧噎慢噎，三个半月""十个癌九个埋，还有一个不是癌"，这是因为当地的食管癌发病率特别高，甚至还存在着一家人中好几个罹患食管癌的情况，当地因为食管癌死亡的人数也是居高不下。这个情况引起了人们的注意，为了解开这个谜团，许多专家都赶赴此地，研究背后的原因。首先引起注意的是当地人的特殊饮食爱好，由于此地缺乏水源，干旱贫瘠，新鲜水果、蔬菜少见，当地人喜爱腌制蔬菜，久而久之，用腌菜下饭下酒随处可见。专家经过数代人的努力，从腌菜中提取出亚硝胺，并且明确了它与食管癌的关系，并以此入手，调整当地人的饮食结构，使得当地食管癌的发病率及病死率都有了大大地减少。

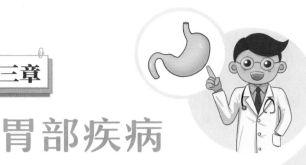

第三章

胃部疾病

　　说到胃，许多人对它都是不陌生的吧，但要具体说个"1234"出来又不那么容易。众所周知的是，只要我们存在吃饭喝水的需求，胃的作用就不可忽视。但它是如何能接受那么多各式各样的食物，并对它们进行消化，最后传递给肠道的呢？下面就让我们一起走进胃这个熟悉而又陌生的器官吧！

一、胃——食管的延续

　　从我们进食后食物的运动轨迹来看，食物在经历食管的推送后，就会进入胃。胃虽然直接连接着食管，但它俩却大不一样。胃是消化道中最膨大的部分，它就像一个有弹性的口袋，食管从胸部正中间向下进入腹部就连接着胃，而胃是一个稍微有些向左倾斜的口袋，因此胃的大部分都位于我们腹部的左上方，小部分位于中上方。与我们常在各个图片上见到的形状优美的胃不同，真实的胃或长或短，有的甚至呈一个钩子的形状（图3-1）。

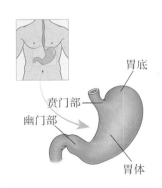

图3-1　胃在人体内的位置

这个"口袋"的上下端各有一个开口，上端和食管相连的入口叫作贲门，下端与十二指肠相连的出口叫作幽门，这两个开口有秩序地开关就可以完成食物的传递。从正面看，可以看到胃的两侧边缘是两根弯弯的弧线，因此我们形象地将它们称为胃大弯与胃小弯（图 3-2）。胃小弯最低点有一个明显的折转处，我们把它叫作角切迹。

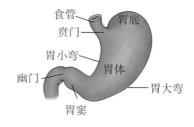

图 3-2 胃的结构

我们也将胃分为四个部分：贲门附近的称为贲门部，它的界限不是很清晰；突出贲门这个平面以上的部分称为胃底，有时也叫作胃穹窿；胃底向下到角切迹的中间的大部分胃被称为胃体；胃体再往下与幽门之间的部分是幽门部，也可以叫作胃窦，幽门部又可以被中间沟分为幽门窦和幽门管。

二、胃壁——消化功能的承担者

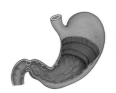

胃壁的肌肉

图 3-3 胃壁

胃壁由好几层结构组成，具体可以分为黏膜层、黏膜下层、肌层和浆膜层 4 层。而胃的消化功能是"搅拌机"样的机械性消化与胃液的化学性消化协同作用。胃黏膜会分泌盐酸、胃蛋白酶原、黏液、内因子、碳酸氢盐等化学物质，它们起着杀灭细菌、分解食物的作用。胃壁的肌层较厚，它们通过自身的运动磨碎食物，使之与胃液充分混合，形成食糜，并将食糜逐步排入十二指肠（图 3-3）。而胃黏膜形成的黏膜皱襞，看起来或许不够美观，但它大大地增加了胃黏膜的表面积，使其能分泌更多的胃液，也为食物与胃液提供了更多的接触面积，提高了胃内消化的效率。

三、胃的运动——"食物搅拌机"

胃壁的肌肉可分为外纵、中环、内斜三层，它们协同作用，促使胃运动，从而促进食物由胃排入十二指肠。胃上部的运动较弱，主要起着暂时储存食物的功能；而胃下部的运动强，它的主要作用就是作为食物搅拌机进行机械性消化。胃的运动也并不是进食后才会出现，在空腹状态胃壁的肌肉仍然会保持"紧张"，用来维持胃的形状与胃内的压力，此时胃的容量仅为 50 毫升左右。在进食时，为了能容纳下远大于空腹容量的食物，胃的肌肉会舒张，以保证胃容量增大的情况下，胃内压不显著升高，此时一个成年人的胃能容纳 1~2 升食物。食物进入胃后 5 分钟，胃蠕动就开始了，这是促进胃排空最重要的一种运动形式，它一边将胃液与食物混合进行化学消化，一边靠着运动将食物推向十二指肠。每一次蠕动的传递时间为 1 分钟，频率为每 3 分钟 1 次，表现为"一波未平，一波又起"。通常食物从进入胃到离开胃的时间为 4~6 小时，这也是我们需要一日三餐及许多空腹检查禁食时间的来源。

四、胃的分泌——"食物分解工厂"

我们的食物组成成分复杂，许多食物单靠胃壁的运动进行磨碎是无法从大分子变成小分子的，还要依靠胃液的工作。胃液主要由盐酸、黏液、胃蛋白酶原、内因子、水、碳酸氢盐等组成，它们来自胃黏膜上的多种分泌腺体。盐酸就是我们常说的胃酸，它可以在胃内制造酸性环境、杀灭细菌，有很强的侵蚀作用；胃蛋白酶原可以对食物中的蛋白质进行分解；内因子则能促进维生素 B_{12} 的吸收（图 3-4）。

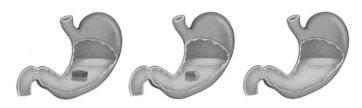

图 3-4 胃液的消化功能

那么，有的人或许会出现疑问了，为什么胃液的侵蚀分解作用这么强，我们的胃没有受到影响呢？这就要归功于胃液中的黏液和碳酸氢盐了，它们共同组成黏液—碳酸氢盐屏障，减缓酸的扩散速度并将它中和（图 3-5）。另外，胃黏膜细胞有很强的自我保护作用，它能合成和释放许多物质以防止或减轻有害刺激对细胞的伤害，如前列腺素、表皮生长因子、生长抑素等。这也是某些药物用来治疗消化性溃疡的原理。

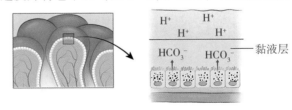

图 3-5 黏液—碳酸氢盐屏障

五、神经和体液——调节消化的小帮手

食物在胃肠道内的推进是一个复杂而又漫长的过程，各个部位需要在特定的时候或开放或关闭、或活动或沉寂，这种松紧结合、环环相扣的结果离不开神经与体液的作用。食物的推进过程中，食物本身、胃壁、胃肠道的运动等许多因素都能作为促进或抑制消化道活动的来源。它们有的刺激胃肠道中的感受器，通过神经传导调节各个部位的活动；有的能直接作用于分泌细胞，促进激素的释放从而调节消化功能。人体系统的精密性能从这些活动中窥见一斑。

第二节　急性胃炎

急性胃炎是一种来也匆匆去也匆匆的疾病，因为它来势汹汹，许多病人刚起病时饱受其困扰，也常因为它的快速缓解而引不起重视，一拖到底，变成慢性胃炎甚至是胃癌（图3-6）。

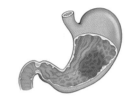

图3-6　急性胃炎

一、来势汹汹的胃炎

近年来，急性胃炎的发病率越来越高，急性胃炎是指各种因素引起的胃黏膜急性炎症。发病时胃黏膜出现充血、水肿、渗出、糜烂和出血（图3-7）。它急性起病，来势汹汹，大部分患者经过治疗能在短期内治愈，少数留有后遗症。有时胃炎和肠炎同时出现，因此老百姓习惯称之为胃肠炎。当胃黏膜有糜烂及出血时，我们也习惯把它称为急性糜烂出血性胃炎。

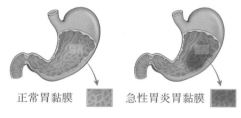

正常胃黏膜　　　　急性胃炎胃黏膜

图3-7　正常胃黏膜与急性胃炎的胃黏膜

二、为什么胃炎说来就来？

胃是一个坚强但也脆弱的器官，坚强是因为它包容万物，脆弱则是因为它容易被许多东西伤害。许多人一定深有体会，开心地撸串、吃炸鸡、喝啤酒、熬夜后，接踵而至的就是夜晚的辗转反侧，胃部的疼痛不已。那到底是什么伤害了我们的胃呢？一方面是烟酒、咖啡、浓茶、香料等对胃黏膜刺激性大的食物，以及阿司匹林、抗肿瘤药物、激素等也容易损伤胃黏膜，引起急性胃炎。另一方面是细菌感染，食用被细菌感染的食物后，细菌释放的毒素或细菌本身都会导致急性胃炎的发生（图3-8）。另外，对于普通人来说，短时、大剂量的放射线照射也会成为急性胃

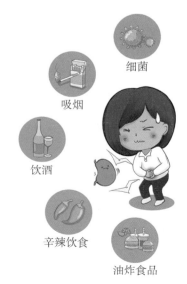

细菌

吸烟

饮酒

辛辣饮食

油炸食品

图3-8　急性胃炎的诱因

炎的诱因，这种情况较为少见。

三、怎么判断是不是急性胃炎？

对于急性胃炎，许多人都存在着误解，认为只有胃痛才是急性胃炎的表现，而忽略了另外一些症状。实际上，恶心、呕吐、嗳气、腹胀、食欲减退等情况也可能是急性胃炎引起的。另外，由于胃黏膜可能存在糜烂出血，呕血和黑便也会伴随着出现，当出血量足够大时，甚至会引起失血性休克。伴有肠炎时，则会出现腹泻、发热、脐周疼痛。一般来说，急性胃炎的患者在按压上腹部时会出现疼痛（图3-9）。在检查方面，细菌感染时，血常规中的白细胞计数会升高；有出血时，大便常规潜血为阳性。但上面这些结果只能侧面反映诊断，急性胃炎的确诊有赖于胃镜检查，尤其是糜烂出血性胃炎，一般应在出血后24~48小时内进行，可见到胃黏膜出现多发性糜烂、浅表溃疡和出血灶等损害，也可看到新鲜或陈旧血液。

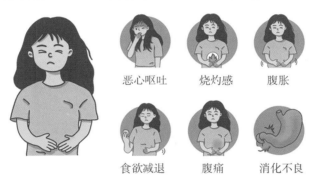

恶心呕吐　　　烧灼感　　　腹胀

食欲减退　　　腹痛　　　消化不良

图3-9　急性胃炎的症状

四、急性胃炎的治疗——不止于药物

急性胃炎的治疗药物有以下几种（图3-10）：

1. 抑酸剂：H_2受体拮抗剂、质子泵抑制剂等药物可以有效减少胃酸分泌，从而减轻其对胃黏膜的伤害。

2. 胃黏膜保护剂：铝剂如硫糖铝、铝镁加，铋剂如枸橼酸铋钾等可以对胃黏膜起到保护作用。

3. 对症治疗：腹痛明显者可以使用解痉药物；有恶心、呕吐的可以肌肉注射胃复安；有发热、白细胞升高者则需要使用抗生素抗感染治疗；腹泻、脱水严重者需要充分补充体液。

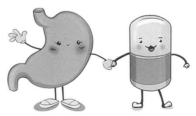

图3-10　药物治疗

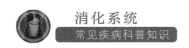
急性胃炎的药物治疗并不复杂，但急性胃炎的治疗也并不止于药物治疗。在药物治疗的基础上，我们还需要加强预防、去除病因。远离会加重胃黏膜损伤的食物及药物，避免大量饮酒，注意饮食卫生，尤其是夏季不贪凉，进食软烂、半流质或流质的食物，增加饮水量，加强锻炼。

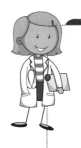

敲黑板，划重点！

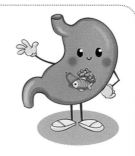

急性胃炎通常来得又急又快，最常见的症状就是上腹部疼痛，除了吃药治疗外，改善生活习惯，注意卫生，少吃生冷刺激食物也是不可忽视的（图3-11）。

图3-11　健康饮食

一位急性胃炎患者的故事

小王是一名大一的学生，刚进大学的他由于认识了许多新朋友，几乎每天都在外面聚餐。这天晚上，他又和朋友外出聚餐了。聚餐是在某家新开的烤肉店，当时酒喝了不少，喝酒时他就感觉自己胃部有点隐隐的疼痛。回到寝室后，他躺在床上，翻来覆去地睡不着，胃的不舒服也从隐痛变成了绞痛，仿佛有只手在揪着它，小王喝了点热水，没成想一阵恶心，把胃里的东西吐了个精光。于是小王急忙去了医院，医生初步判断是急性胃炎，给他做了胃镜，胃镜下看到小王的胃黏膜明显充血水肿，部分黏膜还有糜烂出血，于是给小王打了一针止吐药，还开了口服药。折腾了一晚上的小王终于沉沉地睡去了，后来为了尽快好转，饱受胃痛折磨的小王谨记医生的嘱咐，清淡饮食，还劝阻自己的朋友们不要再频繁聚餐暴饮暴食了。

第三节　慢性胃炎

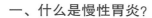

一、什么是慢性胃炎？

慢性胃炎是指多种不同病因引起的慢性胃黏膜炎症病变，它极为常见，我国内镜下诊断为慢性胃炎的患病率高达90%，患病率随着年龄增长而增加，但慢性胃炎在男性和女性中的患病情况没有差异。慢性胃炎的分类方式有多种，可以通过内镜及病理表现将它分为慢性非萎缩性胃炎和慢性萎缩性胃炎，其中慢性萎缩性胃炎有癌变可能；又可以根据幽门螺杆菌（Hp）的有无分为Hp胃炎和非Hp胃炎（图3-12）。

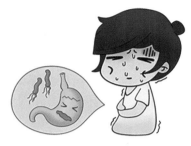

图3-12 慢性胃炎

二、是什么导致了慢性胃炎？

慢性胃炎是一种由多种因素共同作用导致的疾病，它的具体发病原因并没有研究清楚，但与以下因素有关（图3-13）：

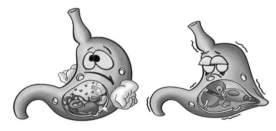

图3-13 慢性胃炎的诱因

1. 幽门螺杆菌感染：这是慢性胃炎的最主要病因，80%~95%的慢性活动性胃炎与幽门螺杆菌有关，而感染了幽门螺杆菌的人几乎都有慢性活动性胃炎。

2. 胆汁反流、药物、酒精：在幽门螺杆菌为阴性的慢性胃炎中，胆汁反流、长期服用非甾体抗炎药（如阿司匹林）、饮酒是最常见的原因，它们都能对胃黏膜造成明显的损害。

3. 自身免疫：我国的自身免疫性胃炎少见，它是一种自身免疫功能异常导致的胃炎，主要表现为萎缩性胃炎。

4. 年龄和其他：老年人由于胃黏膜退变，Hp感染率高，慢性胃炎的发病率也高；也有其他细菌、病毒、真菌等感染会导致慢性胃炎，但极其少见。

三、特殊的入侵者——幽门螺杆菌

提到慢性胃炎，就绕不开幽门螺杆菌，它在中国人的慢性胃炎中扮演着举足轻重的角色，以至于医学专家们专门用是否感染幽门螺杆菌来将慢性胃炎分成了Hp胃炎和非Hp胃炎。幽门螺杆菌是一种常见的细菌，它"聪明"地选择定居在人类的胃黏膜上（图3-14）。通常来说，胃的极

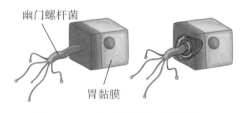

幽门螺杆菌

胃黏膜

图3-14 幽门螺杆菌入侵胃黏膜

酸环境是不适于大多数微生物生长定居、繁殖后代的，但幽门螺杆菌显然是个例外，它不光能避开胃酸的伤害，还能在黏液中畅游，更能穿过黏液扎根于胃黏膜上。幽门螺杆菌可以通过口—口传播，我国由于没有分餐的饮食习惯，Hp 感染的情况尤其严重。幽门螺杆菌感染受到重视的原因在于，在 Hp 胃炎的基础上，部分患者可能出现十二指肠溃疡、胃溃疡、胃癌、胃黏膜相关淋巴样组织淋巴瘤等严重情况。

四、没有特殊症状的慢性胃炎

慢性胃炎之所以容易被我们忽略，最重要的原因就是它狡猾无比。对于大多数人来说，它的隐匿性很强，并不会出现症状；并且即使出现症状，它的表现也很多样，几乎能涵盖所有的消化道症状，上腹痛、腹胀、餐后饱胀、早饱感算是相对常见的了，还会出现厌食、嗳气、反酸、恶心等消化不良的症状。更不要说自身免疫性胃炎了，许多病人就诊时的症状与贫血和维生素 B_{12} 缺乏有关，与胃炎相差十万八千里。

五、慢性胃炎的诊断——可靠的内镜

由于慢性胃炎的症状实在是不够典型，单单依靠症状是不能确诊慢性胃炎的，此时就离不开内镜了。慢性胃炎的诊断需要内镜结合组织学检查，也因此将它分成慢性萎缩性胃炎和慢性非萎缩性胃炎两类。

为了明确慢性胃炎的病因，还可以进行以下检查（图 3－15）：

1. 幽门螺杆菌检测：^{13}C-或 ^{14}C-尿素呼气试验是检验幽门螺杆菌的一种方便快捷且无创的方法，准确性也较高，是目前运用最广泛的检测方法。除此之外，也可以使用有创的方法，包括快速尿素酶试验、胃黏膜组织切片染色镜检、细菌培养等。

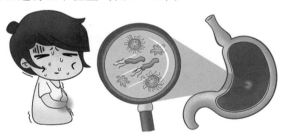

图 3－15　慢性胃炎的检查

2. 血清抗壁细胞抗体、内因子抗体、维生素 B_{12} 水平测定：这些检查有助于自身免疫性胃炎的诊断。

六、慢性胃炎的治疗

慢性胃炎的治疗需着重于去除病因、缓解症状、改善胃黏膜炎症。调整饮食和生活方式是必不可少的步骤。对不同情况的慢性胃炎治疗方法不同。

1. 没有症状的、Hp 阴性的慢性非萎缩性胃炎不需要处理。

2. Hp 阳性的慢性胃炎，无论有没有症状，都需要根除 Hp 治疗：质子泵抑制剂＋铋剂＋两种抗生素，疗程为 10 天或 14 天，治疗完成后还需要复查 Hp，评估治疗效果。

3. 伴有胆汁反流的慢性胃炎：使用促胃肠动力药如莫沙比利、多潘立酮防止和减少胆汁反流；使用胃黏膜保护剂如铝碳酸镁结合胆酸保护胃黏膜。

4. 药物导致的慢性胃炎：酌情停用药物，使用抑酸剂和胃黏膜保护剂。

5. 对症治疗：有上腹饱胀、恶心呕吐时，使用促胃肠动力药；有进食相关的腹胀、纳差等消化不良症状时使用消化酶制剂。

七、慢性胃炎与胃癌

对于慢性胃炎来说，最令人关心的或许就是它与胃癌的演变关系了，毋庸置疑的是，慢性胃炎尤其是慢性萎缩性胃炎确实有转变为胃癌的可能性。持续幽门螺杆菌感染、不良饮食生活习惯、吸烟、长期饮酒、过多摄入食盐、有胃癌家族史都能增加慢性萎缩性胃炎的患病风险甚至增加癌变的可能。相反的，及时根除幽门螺杆菌、增加某些维生素及微量元素硒的摄入都可以降低癌变发生率。

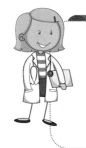

敲黑板，划重点！

慢性胃炎的特点就和自己的名字一样，胃痛及一些消化不良的症状总是反反复复发作，时好时坏，时轻时重。由于许多人都伴有幽门螺杆菌感染，治疗慢性胃炎时，往往需要根除幽门螺杆菌，也就是所谓"四联疗法"了。

一位慢性胃炎患者的故事

张阿姨是一家餐饮店的老板，常年都是在外面吃饭，并且三餐不定时，近几年她总是会有胃部的隐痛，腹胀特别明显，偶尔还有反酸，张阿姨隐约觉得自己或许是有"胃病"，不过肚子也不是特别痛，再加上身边胃或多或少有点不舒服的人比比皆是，她也没当回事。还是因为体检，听说张阿姨胃不舒服，消化不太好，医生建议她做了胃镜和幽门螺旋杆菌检查。胃镜报告是慢性非萎缩性胃炎，幽门螺杆菌的吹气试验结果 DPM 值却是高达 1 500，要知道，DPM 小于 100 才是正常值！这可吓坏了张阿姨，咨询了医生之后，医生告诉她，这是表示她的胃里有幽门螺旋杆菌感染，是一种特殊的细菌感染，她需要吃 2 周药来把细菌拔除，一共四种药，起作

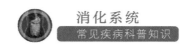
用的主要是抗生素，但比较伤胃，为了保护她的胃黏膜，还加了两种保护剂。医生还说，像现在大家都喜欢在外面吃饭，且不习惯使用公筷，就容易感染上幽门螺杆菌。张阿姨这才放心下来，按照医嘱吃上了药，还尽量都在家里面吃饭，并在自己的餐饮店里为食客提供了公筷。

第四节　消化性溃疡

消化性溃疡是指胃肠道黏膜形成的炎性缺损，它可以发生于胃、十二指肠、食管—胃吻合口、胃—空肠吻合口附近以及含有胃黏膜的Meckel憩室（图3－16）。消化性溃疡是一种全球常见病，人群中约有10%的人在其一生中患过消化性溃疡。我们常说的胃溃疡和十二指肠溃疡实际上都属于消化性溃疡，它们可以发生于任何年龄，但相对来说，20～50岁的人更容易发生。而男性的发病率比女性要更高，差不多能有2～5倍。

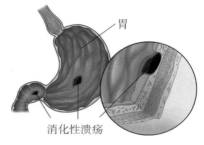

胃

消化性溃疡

图3－16　消化性溃疡

一、是什么导致了消化性溃疡？

在医学上来讲，每个疾病的发生都不是单一因素能导致的，大部分都是多因素作用的结果，消化性溃疡更是如此。胃是食物消化的第一站，各种食物甚至细菌、病毒都能对胃黏膜产生损伤，但我们的胃也存在着强大的自我防御与修复能力，就像打仗的士兵一样，双方的能力相当甚至防守能力更强时，胃黏膜就能保持健康的状态。但当攻防双方的这个平衡被打乱时，对胃黏膜的损伤太强或胃黏膜的防御修复能力不足就会形成消化性溃疡。

1. 胃酸和胃蛋白酶：在导致各类胃炎的病因持续作用下，黏膜糜烂可进展为溃疡。消化性溃疡发病的主要机制是胃酸、胃蛋白酶的侵袭作用与黏膜的防御能力间失去平衡，胃酸对黏膜产生自我消化。

2. 幽门螺杆菌感染：幽门螺杆菌感染对于消化性溃疡的发生同样是不可忽视的，十二指肠球部溃疡患者Hp感染率为90%～100%。同样，在Hp感染率高的人群中，消化性溃疡的患病率也较高。清除Hp可加速溃疡的愈合，显著降低消化性溃疡的复发。

3. 药物：长期服用非甾体抗炎药、糖皮质激素、氯吡格雷、化疗药物等的患者可发生溃疡。非甾体抗炎药是导致胃黏膜损伤最常见的药物，有 10% ~ 25% 的患者可发生溃疡（图 3 - 17）。

4. 遗传易感性：部分消化性溃疡患者有家族史，提示可能的遗传易感性。

5. 胃排空障碍：十二指肠—胃反流可导致胃黏膜损伤；胃排空延迟及食糜停留过久可持续刺激胃窦 G 细胞，使之不断分泌促胃液素，导致胃酸分泌过多。

6. 黏膜防御与修复能力受损。

7. 其他：应激、吸烟、长期精神紧张、进食无规律等是消化性溃疡的常见诱因。

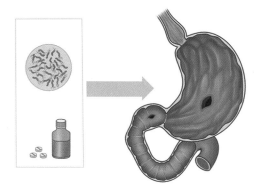

图 3 - 17 药物和幽门螺杆菌造成消化性溃疡

二、消化性溃疡的症状

消化性溃疡最主要的症状是上腹痛，症状的发作时间跨度长且发作具有规律性，如多在秋冬和冬春之交发病、部分与进食有关。胃溃疡和十二指肠溃疡的区别可以表现在腹痛的时间上，胃溃疡的腹痛多在进食后出现，而十二指肠的溃疡常常出现在饥饿时，并且在进食后能够减轻。但有的患者并不遵循这个规律。

还有几类特殊的溃疡，它们不具备典型溃疡的疼痛特点，往往缺乏疼痛的节律性：①巨大溃疡的疼痛常严重而顽固，大出血及穿孔较常见，内科治疗无效者比例较高；②球后溃疡的疼痛严重而顽固，夜间痛和放射痛多见，出血率高，易漏诊；③幽门管溃疡的疼痛不典型，餐后疼痛和恶心、呕吐多见，易出现幽门梗阻，药物治疗效果差；④老年性溃疡常没有症状或症状不明显，会出现体重减轻和贫血，需要与胃癌进行鉴别（图 3 - 18）。

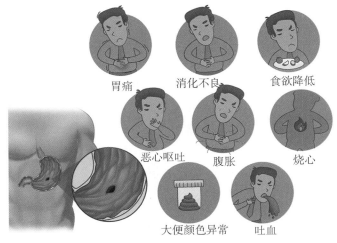

图 3 - 18 消化性溃疡的症状

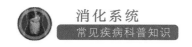
三、消化性溃疡的严重后果

消化性溃疡除了它本身的症状会令人感到困扰外，如果重视程度及治疗手段不到位，还会出现严重的并发症，从而导致更严重的后果（图3-19）。

1. 上消化道出血：15%~25% 的溃疡病患者并发上消化道出血。有 10%~15% 的患者以上消化道出血为首发表现，表现为呕血或黑便，这是由于溃疡侵蚀周围或更深处的血管产生的不同程度的出

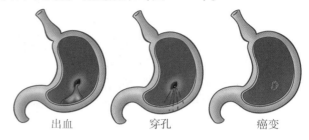

出血　　　　穿孔　　　　癌变

图3-19　消化性溃疡的并发症

血，可见于任何年龄组的患者，60 岁及以上的患者更常见，较高的出血并发症与非甾体抗炎药的使用有关。十二指肠溃疡合并上消化道出血的发生率高于胃溃疡。

2. 穿孔：穿孔是消化性溃疡最严重的并发症之一，约有 7% 的患者会出现穿孔，是溃疡穿透了胃、十二指肠壁。急性溃疡穿孔表现为急性腹膜炎，患者诉腹痛剧烈，可伴恶心、呕吐、发热，腹痛一般起于中上腹，继而蔓延至全腹。但年老体弱者腹痛可不显著。慢性穿孔表现为持续性疼痛，原有的节律性和周期性消失，抗溃疡治疗反应差。

3. 幽门梗阻：约 2% 的溃疡患者并发幽门梗阻，80% 消化性溃疡由十二指肠溃疡引起，其余的因幽门管溃疡或幽门前区溃疡所致。幽门梗阻既可以是器质性的也可为功能性的，前者由胃十二指肠交界处瘢痕引起，呈持久性；后者则源于急性炎症所致的充血、水肿或炎症引起的幽门反射性痉挛，呈暂时性，可随炎症的好转而缓解。

4. 癌变：反复发作、病程持续时间长的胃溃疡癌变风险高，但十二指肠溃疡一般不癌变。

四、检查及诊断

依据慢性病程、周期性发作及节律性上腹痛等典型表现，一般可作出初步临床诊断。但消化性溃疡的确定诊断，尤其是症状不典型者，需通过内镜或 X 线钡餐检查才能建立，通常是首选胃镜检查。不能接受胃镜检查者，如果上消化道钡剂造影发现龛影，可以诊断胃溃疡，但不能区分良恶性（图3-20）。

五、消化性溃疡怎么治疗？

1. 一般治疗：注意饮食规律，戒烟、酒。生活要有规律，避免精神紧张和过

度劳累。服用非甾体抗炎药者要尽可能停用。

2. 药物治疗：

（1）抑制胃酸分泌：①组胺 H_2 受体拮抗剂。常用的有西咪替丁、雷尼替丁、法莫替丁等。②质子泵抑制剂（PPI）是治疗消化性溃疡的首选药物。常用的有奥美拉唑、兰索拉唑、雷贝拉唑、泮托拉唑等。

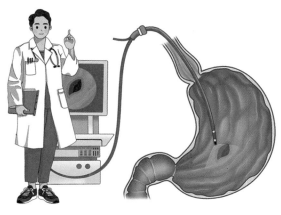

图 3-20　内镜检查

抑酸药物通常需要 4~6 周才能使溃疡愈合，十二指肠溃疡需要 4 周，胃溃疡则是 6~8 周。

（2）保护胃黏膜：①抗酸剂。常用的抗酸剂有氢氧化铝凝胶、硫糖铝、铝镁合剂等。②铋剂。铋剂在胃酸中呈胶体状，可以覆盖在溃疡表面，起保护作用。

（3）根除幽门螺杆菌：消化性溃疡的患者若幽门螺杆菌为阳性，应行根除幽门螺杆菌的治疗。一般选用四联疗法：质子泵抑制剂 + 铋剂 + 两种抗生素，疗程为 10 天或 14 天。

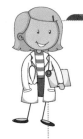

敲黑板，划重点！

消化性溃疡主要是指发生在胃和十二指肠的溃疡。胃溃疡的症状以胃痛最明显，典型的胃溃疡是饱餐痛；而典型的十二指肠溃疡则是饥饿痛、夜间痛，进食后可以缓解。需要警惕的是，许多不受重视的消化性溃疡发现的时候就已经出现了出血、梗阻、穿孔甚至癌变。所以大家一定要注重每年的胃镜检查哦！

一位消化性溃疡患者的故事

夜晚的急诊科还是一如既往地忙碌，一个三十岁上下的男子捂着自己的肚子，弯成了虾米，被朋友搀扶着进了急诊科。夜班的刘大夫急忙去查看，只见他面色痛苦，已经是满头大汗，在病床上翻来覆去，嘴里不停呻吟着。刘大夫想按一按他的肚子，稍一用力，他就抗拒地推着医生的手，整个肚子按起来感觉跟块木板一样，硬邦邦的。一问，该男子晚上跟朋友在外面喝酒、撸串，吃着吃着就嚷嚷肚子痛，

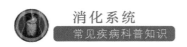
还吐了两口，于是大家急忙将他送到了医院。凭着行医经验，刘大夫认为他像是胃穿孔，于是让他打了个 CT，果不其然，CT 上可见他的腹腔里到处都是气体。于是，刘大夫急忙联系了手术室，给他做了急诊手术，最后诊断为胃溃疡穿孔。虽然治疗及时，后续恢复也良好，但估计这次胃穿孔的阴影会永久地留在他心里，在大肆饮酒之前或许会多考虑一下。

第五节　胃息肉

一、什么是胃息肉？

在医学上，胃息肉并不常见，其发病率较结肠息肉低。我国胃镜下胃息肉的发现率低于 1%，全球报道胃镜下胃息肉检出率约 2.0%。约有 70% 的人在 30～60 岁发病。胃息肉的病因与发病机制目前尚不明确，可能与慢性炎症刺激、胃黏膜萎缩、幽门螺杆菌感染、吸烟饮酒等有关。

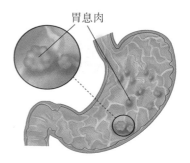

图 3-21　胃息肉

根据胃息肉的组织学可分为两个主要类型：①肿瘤性者即胃腺瘤性息肉；②非肿瘤性者包括增生性息肉、错构瘤性息肉和炎性息肉等。也可以根据山田分型分为 4 型：Ⅰ 型无蒂，Ⅱ 型半球形无蒂，Ⅲ 型亚蒂，Ⅳ 型有蒂（图 3-21）。

二、特殊的息肉病

少数胃内多发息肉属于胃肠道息肉病在胃内的表现。胃肠道息肉病是指胃肠道某一部分或广范围的多发性息肉，息肉最多见于结肠，也可见于小肠和胃。可见于胃的胃肠道息肉病主要有以下几种：黑色素斑—胃肠道息肉病、家族性腺瘤性息肉病、Cronkhite-Canada 综合征、青年性息肉病、多发性息肉病综合征、胃底腺息肉病、Cowden 病。

三、临床表现和诊断

大多数胃息肉患者无明显临床症状，多是在胃镜或 X 线钡剂造影时发现。当息肉较大时可出现上腹饱胀不适、疼痛、恶心、呕吐、烧心等不典型症状。也会在一些特殊的情况下出现特殊的症状，如当息肉表面有溃烂出血时，会出现呕血、黑便等情况（图3-22）；位于贲门附近的胃息肉可出现吞咽困难；位于幽门区的较大腺瘤性息肉常可有较长的蒂，如果滑入幽门管或十二指肠，会出现发作性幽门痉挛或幽门梗阻现象，但如果滑入后不能自行复位，则会出现肠套叠、肠梗阻，甚至肠穿孔等不良后果。

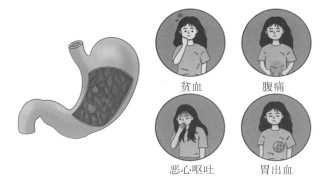

贫血　　　　腹痛

恶心呕吐　　胃出血

图3-22　胃息肉的症状

对于胃息肉最常见、最有价值的诊断方法就是胃镜和黏膜组织活检，通过胃镜钳夹息肉组织，并进行病理检查，明确诊断，判断良恶性。

四、胃息肉的治疗

由于大多数胃息肉症状并不明显，因此对于胃息肉的治疗目的是建立在防止胃癌发生的基础上的。内镜下息肉切除术是治疗胃息肉的首选方法，包括活检钳咬除、电热活检钳摘除、圈套后电凝电切、注射法、激光及微波烧灼法、冷冻法等。但对于大小、数目不同的息肉，处理方法也有不同。有以下处理原则：

1. 息肉出现癌变则按照胃癌的治疗方法进行治疗。

2. 若息肉的直径≤0.5厘米，可暂不处理，定期行胃镜随访。随访过程中，若息肉生长迅速，或出现明显症状，或病理提示有恶性变化，需胃镜下做息肉摘除，明确性质（图3-23）。

3. 直径在0.6~2.0厘米的息肉需胃镜下切除，并且切除后需要完善病理检查，明确良恶性。

4. 直径>2.0厘米的息肉，内镜下切除比较困难，需行手术切除。

5. 多发性息肉需要根据息肉部位及性质决定内镜下是分次切除还是手术切除。

6. 内镜下息肉切除术后，由于胃黏膜强大的自我修复能力，所留下的缺损通常能够很快愈合，但部分患者

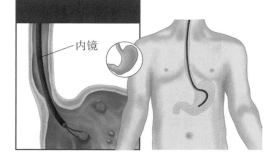

内镜

图3-23　内镜下胃息肉摘除

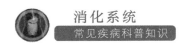
可能会形成溃疡，从而出现出血或穿孔，这都取决于缺损的深度及面积大小。

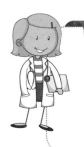

敲黑板，划重点！

胃息肉是胃内多余长出来的小肉球，症状并不明显，除非是巨大的息肉，一般也不影响消化功能。胃镜下发现胃息肉时，由于胃息肉有恶变的可能，不能置之不理。小息肉可以加强复查，大息肉就需要摘除掉。

一位胃息肉患者的故事

王叔叔的胃息肉是做胃镜时发现的，一共两个，最大的那个直径8毫米。他去做胃镜则是因为这一年胃部隐痛不适，早晨起来恶心、干呕，大便也是稀的，胃镜报告说是慢性非萎缩性胃炎、多发性胃息肉。王叔叔问医生："胃息肉不是胃癌吧？"医生告诉他：胃息肉不是胃癌，但有的胃息肉如果不管它的话，那可能就会变成胃癌了。于是王叔叔决定将他胃里长的这两个小肉球切掉，切下的肉球病理检查结果还是腺瘤性息肉，癌变率可不低。王叔叔还需要每几个月回医院去复查胃镜，如果哪次复查又发现长了新的息肉，说不定还得继续切。

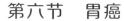

第六节 胃癌

一、什么是胃癌？

随着对"癌症"这一概念的认识越发深入，我们对胃癌这一恶性肿瘤已不再陌生。胃癌是消化道最常见的恶性肿瘤，它起源于胃黏膜上皮，好发部位依次为胃窦、贲门、胃体（图3-24）。男性的发病率是女性的1.5～2.5倍，男性中发病率均仅次于肺癌，位于第二位，发病年龄多在50～80

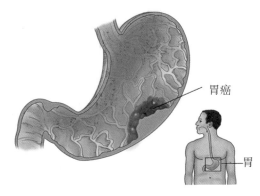

图3-24 胃癌

岁，但 30 岁以下的胃癌患者数量在不断增加。同其他恶性肿瘤一样，胃癌对人体的危害不可小觑，据统计，2010—2014 年我国胃癌患者 5 年的生存率仅为 35.9%，严重危害着我国人民的身体健康。

二、胃癌的发病因素

目前胃癌的病因和发病机制尚未完全明确，可能与下列因素有关。

1. 幽门螺杆菌感染：Hp 感染的高发地区和人群，大多是胃癌的高发地区和高发人群，但仅有 Hp 感染还不足以引起胃癌，还需要其他因素的参与。

2. 饮食因素：吸烟、饮酒过度、缺乏新鲜蔬菜和水果、过多摄入食盐、经常食用腐烂霉变食品、油炸食品、腌制烟熏食品的人群胃癌发病率较高。

3. 环境因素：胃癌的发病情况存在明显的地区差异。

4. 遗传因素：10% 的胃癌患者家族中同样存在胃癌患者，而家族中有胃癌病史的人群发病率会提高 2~3 倍。

5. 癌前状态：是指一些与胃癌相关的胃良性疾病（包括慢性萎缩性胃炎、胃息肉、胃溃疡、残胃炎），有发生胃癌的危险性。另外就是癌前病变，是指较易转为癌组织的病理学变化，包括肠型化生和异型化生（图 3-25）。

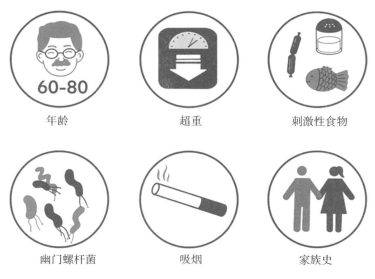

图 3-25 胃癌的病因

三、胃癌的分型

1. 组织学分型：胃癌有腺癌、腺鳞癌、髓样癌、印戒细胞癌、鳞状细胞癌和未分化癌等类型，胃癌大部分都属于腺癌，腺癌又可以分为乳头状腺癌、管状腺癌、黏液腺癌、混合型腺癌、肝样腺癌。

2. 临床分型：胃癌也可以按照肿瘤对胃壁的浸润深度分为早期胃癌和进展期胃癌（图3-26）。

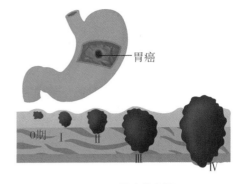

（1）早期胃癌：是指深度不超过黏膜下层的胃癌，不论其范围大小及是否有淋巴结转移。胃镜下可以按照病灶的表现分为隆起、平坦、凹陷等几种类型。

图3-26 胃癌的分期

（2）进展期胃癌：又称中晚期胃癌，是指肿瘤浸润深度超过黏膜下层的胃癌，其中侵入肌层为中期胃癌，侵及浆膜甚至浆膜外为晚期胃癌。进展期胃癌可以分为4种类型：①Ⅰ型，又称结节型，最少见，肿瘤向胃腔内生长隆起，境界清晰；②Ⅱ型，又称溃疡型，呈单个或多个溃疡，边缘隆起，与周围分界清晰；③Ⅲ型，又称溃疡浸润型，最常见，隆起而有

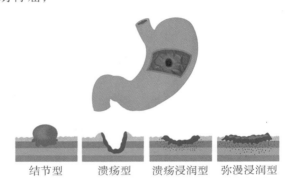

图3-27 胃癌的分型

结节状的边缘向四周浸润，与正常黏膜无清晰的分界；④Ⅳ型，又称弥漫浸润型，癌细胞在胃壁内弥漫性生长，向四周浸润扩散，伴纤维组织增生，病变的胃壁广泛增厚变硬，当累及全胃时我们称之为"皮革胃"（图3-27）。

四、胃癌的扩散方式

1. 直接浸润：癌细胞不断繁殖生长，并沿着胃壁组织的组织间隙、淋巴管、血管或神经束行走并破坏癌灶周围的组织，严重者可穿透胃壁向毗邻器官如大小网膜、横结肠、胰腺、肝脏和脾脏侵入，使癌灶与相邻器官粘连融合在一起。胃底贲门癌常侵犯食管、肝、大网膜；胃体癌则多侵犯大网膜、肝、胰腺。

2. 淋巴转移：是胃癌重要的转移途径。胃壁有着丰富的淋巴网，为胃癌的淋巴转移提供了"道路"基础。通常癌细胞是先转移到淋巴结，再由近及远地发生淋巴转移，但亦有极少部分病例存在"跳跃式"转移现象。

3. 血行转移：有60%以上的胃癌晚期病人会出现血行转移。血行转移以肝转移最为多见，其他常见的转移部位包括肺、骨、肾、肾上腺、脑等。

4. 腹腔种植：胃癌穿透浆膜后癌细胞可脱落，并像种子一样种植于腹膜、大小网膜或其他脏器表面，形成种植结节。种植于卵巢时，被称为 Krukenberg 瘤。

五、胃癌的症状

大部分早期胃癌患者没有症状，部分患者可以出现消化不良的症状。进展期胃癌中约有一半的患者有体重减轻及上腹痛，也会出现贫血、食欲缺乏、厌食和乏力等症状。同时，进展期胃癌可以在上腹部触摸到肿块，还会有压痛。但胃癌出现转移或并发症时，会出现一些特殊症状，侵及食管下段时有吞咽困难，并发幽门梗阻则会有恶心呕吐，转移到肝脏会有肝肿大及黄疸，转移到腹膜则会出现腹腔积液（图 3 - 28）。

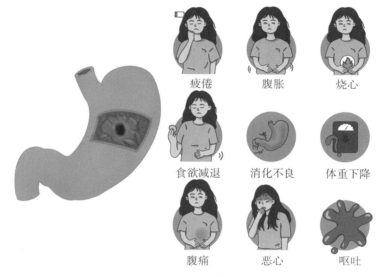

疲倦　　腹胀　　烧心

食欲减退　　消化不良　　体重下降

腹痛　　恶心　　呕吐

图 3 - 28　胃癌的症状

六、诊断胃癌需要哪些检查？

胃镜：想要诊断胃癌，目前最靠谱的手段是胃镜结合组织活检，但早期胃癌在胃镜下的表现并不明显，可以结合放大胃镜、色素胃镜、荧光胃镜等进行判断，秉承着"宁可错杀不能放过"的原则对疑似的病变进行组织活检。

X 线钡剂造影：在有胃镜禁忌的情况下，通常可以选择 X 线钡剂造影，但并不能鉴别良恶性。

超声内镜：超声内镜可以清晰地显示胃壁各层结构，由此可以判断胃癌的浸润深度，对胃癌做术前分期。

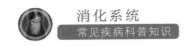

CT、PET‑CT：能用于判断有无淋巴结或其他器官的转移。

七、诊断胃癌之后的治疗

到目前为止，尽管内镜的出现为早期胃癌的发现提供了手段，但总体来说胃癌的治疗效果仍不满意，大多胃癌发现时已属于中晚期。早期诊断、早期治疗仍是提高胃癌治疗效果的关键，目前胃癌的治疗仍以外科手术为主，以内镜治疗、化疗、放疗、中医中药治疗为辅。

1. 内镜治疗：对于没有淋巴结转移的早晚胃癌可以行内镜下黏膜切除术或内镜黏膜下剥离术，并对切除下来的组织进行活检，若已经超过早期胃癌的范围，则应该尽早追加手术。

2. 手术治疗：胃癌的切除包括根治性切除手术和姑息性切除手术。根治性切除是将有癌细胞侵犯的组织全都切除，不在患者身体内残留任何癌组织，部分患者在根治性切除手术后可以达到治愈的效果，适用于身体状况好、癌细胞没有远处转移的病人；姑息性手术则是指患者体内的癌组织无法完全切除，有远处转移或出现了梗阻的情况下，对部分癌肿进行切除以保持消化道通畅、缓解症状（图3‑29）。

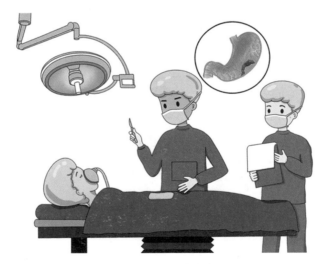

图3‑29　手术治疗

3. 化疗：在胃癌的治疗中，化疗是以辅助治疗的方式存在的，事实上，目前对胃癌化疗的确切疗效仍在探索中。早期胃癌没有转移可以不化疗，但对于术前、术后及无法手术的中晚期胃癌患者需化疗以增强手术疗效、提高患者生存率。

4. 其他：包括放疗、生物治疗、中医中药治疗等。

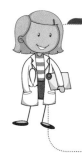

敲黑板，划重点！

胃癌作为一种恶性肿瘤，是极其狡猾的，早期没有症状或者症状并不足以引起我们的重视，一旦出现明显症状，那通常意味着癌症的进展。因此，胃癌的早发现、早治疗无比重要，胃镜在其中有重要作用，我们要重视健康普查，定时复查胃镜。

"抗癌斗士"最美女孩的故事

被称为"抗癌斗士"的哈尔滨女孩王越是一位胃癌患者，年轻的她在生命进入倒计时后，决定为自己办一场生前告别会。她说："我想在活着的时候，开一次追悼会，和自己的人生好好地告别。"虽然饱受疾病的折磨，生命也到了尽头，她依然笑着参加了这场特殊的告别会。她笑着和到场的家人朋友分享自己精彩的一生，说自己的一生没有留下遗憾。见朋友落泪，这个开朗的女孩幽默地用东北话调侃"给我憋回去"，逗乐了悲伤的亲友们。她一直笑着，直到丈夫王亮上台，一直没落泪的王越眼眶湿了。当年丈夫在追她的时候，就凭一把伞一瓶水打动了王越。王越生病后，他依然在为王越撑伞，卖房、卖车……为她活下去而尽最大的努力。虽然癌症不可治愈，但是人类的勇气和爱，同样不可战胜。愿每个人都能拥有向死而生的勇气。

第七节　上消化道异物

一、什么是上消化道的异物？

俗话常说"病从口入"，这个"病"不光指疾病，也可以用来指代我们不小心或故意吞入消化道的异物。对于临床经验丰富的医生来说，这个异物可谓是五花八门，有可能是小孩子吞入的玩具，老人吞入的假牙、鱼刺，还有可能是"误入歧途"的结石、蛔虫团，也有手术或操作时不慎落入的器械、缝线或管道（图3-30）。对于容纳消化食物的消化道来说，这些都属于消化道异物，它们不能被消化，不属于正常食物。上消化道异物则是指从口腔、咽、食管、胃、一部分十二指肠到屈氏韧带的一段消化道出现的异物。

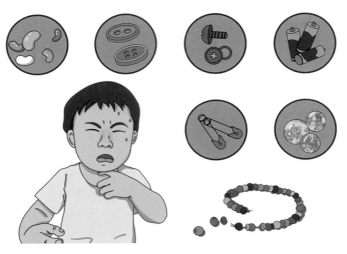

图 3－30　五花八门的上消化道异物

二、上消化道异物的症状？

异物对人体的影响主要取决于异物的性质、有无毒性、形状、大小、异物滞留的部位及时间。通常异物所在的部位会出现局部不适，异物在胃内或十二指肠内，患者一般无明显的不舒服；但口咽部、食管内有异物，患者症状较明显，常表现为异物阻塞感、恶心、呕吐、疼痛、吞咽困难等；当异物位置较高时，可能出现气促、咳嗽等呼吸不畅的症状（图3－31）。低龄儿童，由于不能用语言表达出自己的意思，可能表现为拒食、流口水或烦躁哭闹。

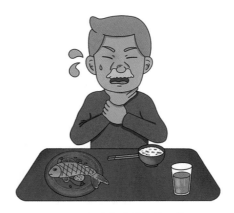

图 3－31　上消化道异物的症状

若是尖锐异物，容易对消化道壁造成损伤，出现剧烈疼痛、不敢做吞咽动作，还会伴有出血；但若是光滑异物疼痛较轻，甚至无任何感觉；硬质、较大的异物在食管内滞留时间过长（＞24小时），有造成食管壁受压、穿孔，甚至主动脉—食管瘘的危险。某些异物如电池含有的化学物质会对消化道产生腐蚀，造成消化道穿孔；重金属异物会造成金属中毒；过大的异物会造成消化道梗阻（图3－32）。

三、怎么确定上消化道异物的存在？

消化道异物属于急症，想要医生迅速做出诊断，就一定要详细描述是否有吞服异物史、异物的类型、时间、身体有什么不适等情况。上消化道异物的检查首选 X 线平片，可以直观地观察异物的位置、大小、大致形状等。CT、钡剂造影、胃镜也可以作为诊断手段。

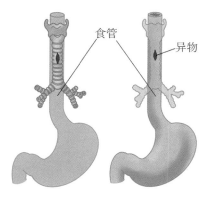

图 3－32　食管内的异物

四、治疗——上消化道异物取出术

一旦确诊上消化道异物，都可以行上消化道异物取出术，首选内镜取出。但出现胃内巨大异物、消化道穿孔或内镜不能取出异物等情况时，应及时选择手术取出异物。

内镜异物取出术可以分为急诊内镜和择期内镜异物取出术。①急诊内镜异物取出术：适用于尖锐异物、电池等对消化道可能产生损害的异物，以及造成消化道完全阻塞和严重不适症状的异物、无法经消化液腐蚀并顺利经消化道排出的异物。②择期内镜异物取出术：适用于小而光滑的异物，其对人体影响小，有可能自行排出，可观察 1～2 天，不能排出再行内镜异物取出术。

在内镜检查前尽量空腹 6～8 小时，急诊内镜可以适当放宽时间限制；小儿、精神异常者、吞食尖锐异物或发生嵌顿者不能配合胃镜，可以予以麻醉镇静。

五、取出后的处理

上消化道异物并不是取出后就高枕无忧了，由于异物本身会对黏膜造成损伤，可能会有溃疡、出血、穿孔等情况出现，患者需要注意自身有无不适，可服用胃黏膜保护剂和抑酸药物。出血不止者需要内镜下止血，穿孔者则需要手术治疗。另外，黏膜损伤还会导致后续出现感染，患者出现发热、寒战等不适，因此需要禁食、抗生素抗感染等处理。

六、更重要的是预防

对上消化道异物好发人群应加强预防措施，防患于未然。儿童家长、精神异常者的监护人应提高防范意识，使被监护人远离异物；对蓄意吞服异物者应加强宣教；存在基础疾病的患者，应养成良好的进食习惯，并积极治疗原发病变。

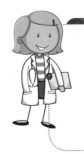

敲黑板，划重点！

儿童和老人是上消化道异物最常发生的人群，异物也是五花八门，但误吞异物并不是防不胜防，我们需要对这类自我护理能力较弱的人增加关注度，如果实在不慎发生了，最重要的一定是及时到医院取出，不要错信偏方。

一位被枣核卡住的患者的故事

端午节正是吃粽子的好时候，但这天李女士却因为粽子里的枣核难受不已，在女儿的陪伴下到医院急诊科就诊。李女士进入病房时，神色极度痛苦，难以发声，每咽一口唾沫就伴随剧烈的疼痛。其女儿告诉医生，她在早晨吃粽子时误把枣核吞入，当时就感到疼痛，于是到当地县医院就诊做了喉镜检查，却没看见异物，随着时间的推移疼痛感愈发剧烈。医生检查发现，枣核两个尖端均已嵌入食道，且距离主动脉弓非常近，距离仅5毫米左右，一旦枣核穿破食道刺入主动脉弓就会造成大出血，甚至死亡。情况紧急，医生为李女士做了急诊内镜异物取出术，十来分钟后，一枚长约3厘米，两端极其尖锐的枣核便取了出来，李女士的症状当即明显缓解。在那之后，李女士再也不敢吃枣了。

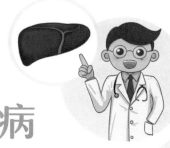

第四章

肝脏疾病

第一节　肝脏的解剖与生理功能

中国历史悠久，中华文化源远流长、博大精深，语言文字也是妙趣横生。大家是否和我有同感："肝"是五脏六腑中最耳熟能详的一个器官。比如：生活中经常会用到的成语肝胆相照、肝脑涂地、肝肠寸断等；对亲近、心爱之人，人们常常称作为"小心肝"；除此之外，网络红词"肝不动了、爆肝"等更是层出不穷。说了这么多，你也许会惊叹：一个小小的肝脏，竟然悄无声息地充斥在我们生活各个方面的语言词语中。那么，你真正的了解肝脏吗？对肝脏疾病的认识又会存在哪些误区呢？接下来，就到了我们的科普时间啦，一起走进肝脏的世界吧！

一、肝脏在哪里？

肝脏有着丰富的血供，呈现红棕色，质地柔而脆，其形状呈不规则楔形，右端圆钝厚重，左端窄薄。大部分肝与膈肌相贴，称膈面；较扁平一面与胃、十二指肠、胆囊、结肠肝曲及右肾和肾上腺等脏器相邻，称为脏面。

肝脏重2~3千克，约占人体重的2%，是人体最大的消化腺和最大的解毒器官，也是新陈代谢最旺盛的器官。肝大部分位于右上腹，大部分被肋弓所覆盖，隐藏在右侧膈下和季肋深面，小部分向左延伸横过腹中线到达左上腹部。从体表投影来看，肝上缘在右锁骨中线第五肋骨；肝下缘在右锁骨中线的右侧，与右肋弓基本

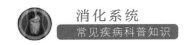

一致，仅在中腹上部可露出 3～5 厘米。一般认为，成人肝脏若在右肋弓下可触及，则多为病理性肝大；而幼儿肝下缘位置较成人低，小部分露出右肋弓一般为正常生理情况（图4-1）。

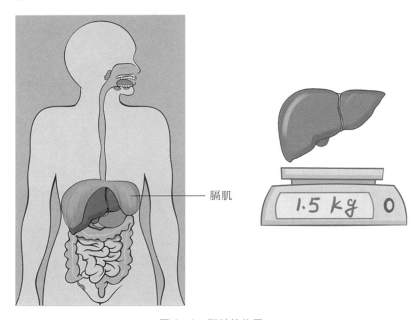

膈肌

图 4-1　肝脏的位置

此外，肝脏的位置可以随呼吸而变化，一般平静呼吸时升降可达 2～3 厘米，站立吸气时稍下降，仰卧吸气时则上升。

二、肝脏的构造是怎样的？

肝膈面的镰状韧带将肝脏分为左、右两叶。脏面有略成"H"形的左右纵沟及横沟，左侧沟窄而深，在沟的前部有肝圆韧带；右纵沟阔而浅，前方有容纳胆囊的胆囊窝，后方有通过下腔静脉的腔静脉窝；横沟内有门静脉、肝动脉、肝管、神经及淋巴管出入，因此又称之为肝门。

肝脏表面还有一层薄而致密的结缔组织构成的被膜，被膜向内深入肝内形成网状支架，将肝脏分隔为许多形态相似和功能相同的基本单位，称之为肝小叶。肝小叶由肝细胞组成，是肝脏结构和功能的基本单位，呈多面棱柱状，小叶中心贯穿着一条静脉，称为中央静脉，而肝细胞以中央静脉为中心呈放射状排列，形成肝细胞索。肝细胞索连接成网，细胞间的管状间隙构成毛细胆管（图4-2）。肝细胞呈多角形，每个肝细胞都在兢兢业业地工作，努力合成我们身体必需的物质，如凝血因子、脂肪酸、胆固醇等。

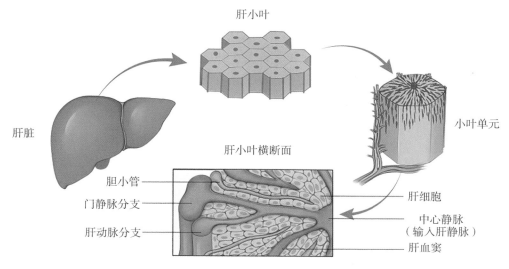

图 4-2　肝小叶

人体肝脏共约有 50 万个肝小叶，2 500 亿～3 000 亿个肝细胞，肝小叶承担着肝脏的主要功能。

三、肝脏的岗位角色有哪些?

肝脏是人体新陈代谢的中心站、体内的化工厂，其在人体中所担任的主要作用和角色如下:

1. 消化高手——分泌胆汁，帮助消化、吸收脂肪

肝细胞能 24 小时源源不断的生成胆汁，每天有 600～1 000 毫升的胆汁通过肝内胆管输送至胆囊，在食物的刺激收缩下，胆囊中储存的胆汁流入十二指肠，和胰液一起帮助脂肪及脂溶性维生素的消化吸收。

2. 解毒达人——代谢废物及毒素的无毒化或排出

肝脏是人体最主要的解毒器官。我们在日常生活中从食物摄取身体所需的营养成分，一些有害物质或多或少地也会随之进入体内;此外一些药物也会含有少许有害物质;同时，人体自身代谢也会产生部分有害物质。肝脏的作用就是通过分解、氧化和结合等方式将以上有害物质或毒物降解为无毒物质，随后以胆汁或尿液的形式排出体外，维护了身体的平衡与健康。

3. 代谢担当——生成人体所必需的营养成分

蛋白质、糖、脂肪是人体赖以生存的三大营养素。从食物中摄入的营养素不能直接被人体所吸收利用，还需有一个分解、再合成的过程，使其转化为能为人体所利用的形式，供人体消耗或储存。如摄入的蛋白质、糖经过胃肠的消化分别分解为

氨基酸、葡萄糖等，部分经门静脉输送至肝脏，由肝细胞再合成白蛋白、纤维蛋白原、凝血酶原等及糖原。其中，纤维蛋白原具有凝血功能；白蛋白能防止血管中水分的流失；而糖原储存于肝脏内，必要时其分解产物（葡萄糖）可释放入血来调节血糖浓度。此外，从肉类、油脂中摄取的脂肪在肝脏可转化为中性脂肪及胆固醇。肝脏还参与维生素的代谢，如存储脂溶性维生素 A、D、E、K 等。

4. 其他兼职：肝脏还有免疫防御功能，因肝脏有强大吞噬功能的巨噬细胞，它可吞噬血液中的各种病菌、病毒及某些致炎因子。此外，肝脏还具有调节血流量、凝血功能及灭活激素等作用（图 4 - 3）。

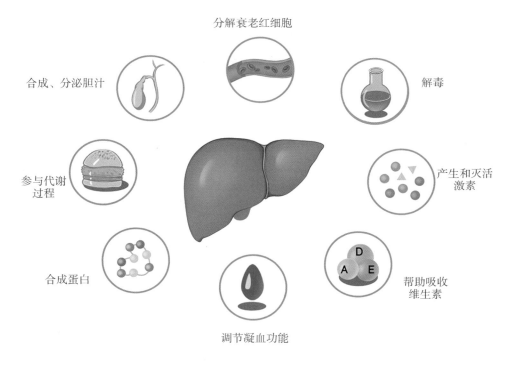

分解衰老红细胞

合成、分泌胆汁

解毒

参与代谢过程

产生和灭活激素

合成蛋白

帮助吸收维生素

调节凝血功能

图 4 - 3　肝脏功能

最后，肝脏还具有极其旺盛的再生和恢复能力，是人体内唯一能够再生的内脏器官。即使将正常肝脏切掉一半，或者受到创伤，残留的正常肝细胞依然能够从事正常的工作，对人体也不会有太大的影响。

四、肝脏的软肋有哪些？

肝脏本领大，但它却没有痛觉，这就造成了肝脏"反应迟钝，沉默寡言"的性格。即使肝细胞已经被破坏70%，人体也未必会有任何不适。正是它这种"隐忍"

的性格，成了它的致命弱点。这也是很多肝癌一经发现就已经是晚期的重要原因。

虽说肝脏给人的感觉是"人狠话不多"，不轻易表达不满的"硬汉"形象。但"硬汉"也有柔软的一面，面对以下这些"敌人"时，肝脏这位"劳模"则会变得很脆弱（图4-4）。

1. 炎症：肝炎是明确的致癌因素，90%以上的肝癌患者，合并感染了乙型肝

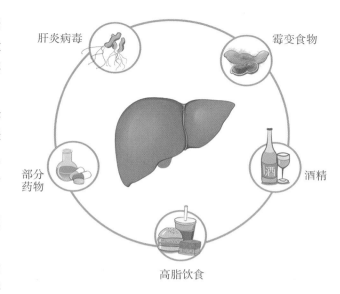

图4-4 肝脏的"敌人"

炎病毒（HBV）。HBV阳性者肝癌发生率高于阴性者200倍。当人体感染肝炎病毒时，病毒会损伤肝细胞，而肝细胞的再生速度赶不上死亡速度，肝脏受损伤的部位则会结痂形成瘢痕。随后瘢痕越来越多，肝脏越来越硬，此时受损伤的肝脏多数已经不可逆转，机体往往开始表现出相应的症状。最后，由"肝炎""肝硬化"逐步发展成为"肝癌"，称之为"肝癌三部曲"（图4-5）。

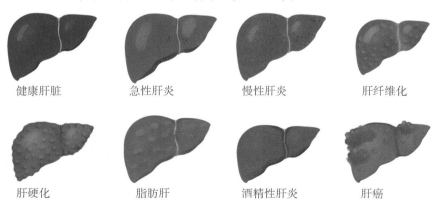

图4-5 肝脏的众多疾病

2. 酒精：酒精进入人体后主要在肝脏中进行代谢，在这个过程中肝脏会受到毒性损伤，造成炎症坏死，因此，长期饮酒的人也是肝癌的高危人群。酒精在肝脏会被代谢为乙醛，乙醛是使肝脏出现炎症坏死的主要物质，但这并不是终点，乙醛会被进一步代谢为无毒的乙酸，最后转变为二氧化碳和水排出体外。但在我国有

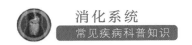

1/3 的人存在基因突变，肝脏无法有效地降解乙醛。

3. 脂肪：饮食中摄入过多的油脂及热量时，脂肪会在肝脏中逐渐堆积，形成脂肪肝。这时，如果有其他疾病或药物刺激，还可能进一步导致脂肪性肝炎、肝硬化等。

4. 药物：大部位药物都经肝脏代谢，长期服药、胡乱搭配用药、一次性过量服药等都可能会影响肝脏的正常功能。

5. 霉变食物：霉变的食物可能含有毒物质——黄曲霉毒素，它是国际公认的致癌物质，可以诱发肝癌。

综上，对于以上这些"敌人"，一旦肝脏"投降"，就会引起肝病，常见的肝病有病毒性肝炎、药物及毒物所致的肝病、脂肪肝、肝硬化、肝癌等。

五、如何保护肝脏？

针对肝脏的"敌人"，我们对症下药，大部分肝病都能被预防。

1. 接种疫苗：肝炎病毒是肝脏的头号大敌，接种肝炎疫苗是预防肝炎甚至是肝癌最实际、有效的方法，如甲型病毒性肝炎（简称甲肝）、乙肝、戊型病毒性肝炎（简称戊肝）疫苗，可预防相应的肝炎。

2. 戒烟、酒：酗酒及吸烟对身体百害而无一益，果断戒酒，越早越好。

3. 纠正不良饮食习惯：①限制高热量饮食。暴饮暴食，摄入过多高脂、高热量食物，都会让肝脏悄悄"长胖"，形成脂肪肝，因此要少吃高油、高糖食物，减少营养过剩导致的脂肪肝。②不吃发霉食物。黄曲霉毒素是引起肝癌的重要"凶手"。玉米、小麦、稻米等粮食发霉后就不能再吃了。③不吃含亚硝酸盐的腌制食物及过度加工食品。有害物质吸收后再经肝脏代谢，可损伤肝脏。

4. 避免熬夜：夜间是肝脏自我修复的最佳时机，熬夜会影响肝脏修复能力，久而久之，就会降低其代谢功能。一定要保证23点至凌晨2点的睡眠，成人每天应睡够7个小时（图4-6）。

5. 控制体重：体内脂肪过多时，会将肝细胞围堵起来，使其无法正常从血液中获得营养，从而逐步发生病变，因此要做到均衡饮食，适度运动，避免体重超标。

6. 不乱用药：遵医嘱

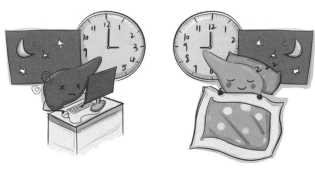

图4-6 避免熬夜

服药，不随意用药，不滥用保健品、营养品，减少不必要的肝损伤。

7. 调整情绪：俗话说"怒伤肝"，要保持平和的心情，乐观开朗，减少焦虑、悲观、愤怒等负面情绪。

8. 避免消毒不严格的有创操作：文眉、打耳洞等，应选择有相关资质的机构，避免病毒性肝炎的发生风险。

9. 定期体检：40 岁以上、长期服药、大量饮酒、喜高脂饮食、有肝炎病史及有肝癌家族史的人群，应重视体检，起到对疾病早发现、早治疗的效果。

第二节　急性肝炎

一、什么是急性肝炎？

每年的 7 月 28 日是世界肝炎日，而生活中，每每提到肝炎，人们的第一印象往往是甲肝、乙肝、丙型病毒性肝炎（简称丙肝）、丁型病毒性肝炎（简称丁肝）和戊肝等病毒性肝炎，尤其是以乙型病毒性肝炎病例多见。其实，它们只是庞大肝炎家族的一员，因急性病毒性肝炎具有传染性，所以才更加为人所知。肝炎不仅仅局限于病毒性肝炎，还有酒精性肝炎、药物性肝炎等（图 4-7）。

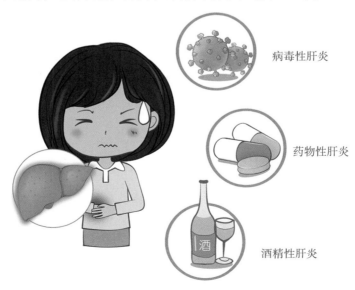

病毒性肝炎

药物性肝炎

酒精性肝炎

图 4-7　常见的肝炎

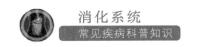

肝炎根据病程长短，可以分为急性肝炎和慢性肝炎。急性肝炎是一类疾病的统称，虽然病因各不相同，但其临床特点、治疗方法及预后却有着许多共同之处。它一般是由多种致病因素侵害肝脏，使肝细胞受到破坏，肝功能受损，继而引起人体出现一系列不适症状及肝功能指标异常，病程往往不超过6个月。由于急性乙型病毒性肝炎在我国最为常见，因此在这里主要介绍急性乙型病毒性肝炎。

据2015年统计，全球约有887 220人死于乙型肝炎病毒感染，其中337 454人死于肝癌，462 690人死于肝纤维化，87 076人死于急性肝炎。据我国2004—2013年统计，中国乙肝累计发病数为10 730 953例，累计死亡数为7 621例，平均发病率为80.630 8/10万。

在发达国家，药物性肝损伤发病率估计介于1/10万～20/10万或更低。我国急性药物性肝损伤诊断病例逐年上升，目前报道的药物性肝损伤发病率主要来自相关医疗机构的住院或门诊患者，其中急性药物性肝损伤约占急性肝损伤住院比例的20%；由于缺乏面向普通人群的大规模药物性肝损伤流行病学数据，故尚不清楚其在人群中的确切发病率。但我国近期一项多中心大型回顾性研究报告表明，普通人群药物性肝损伤的年发病率为23.80/10万，高于西方国家。

二、急性肝炎的幕后黑手及类型

急性肝炎根据其发生的主要病因可以分为以下四类：

1. 肝炎病毒引起"最爱传染"的"急性病毒性肝炎"。

多种肝炎病毒可引起急性肝炎，目前已确定有甲、乙、丙、丁、戊共5种可致病的肝炎病毒类型。其中甲型肝炎和戊型肝炎是以食物为传播媒介，是"炎从口入"，即经口感染，比如和患者一起吃饭、共用碗筷等，以上2种肝炎通常以急性发病为特征，没有转变为慢性肝炎的危险。而乙型和丙型是通过血液或者性行为等经口以外的途径传播，在急性发病又长时间治疗未愈的情况下，有可能转变为慢性。最后，丁肝主要由乙型病毒和丁肝病毒共同引起，重叠感染后加重肝的损害（图4-8）。

在我国，急性肝炎中最常见的为乙型病毒性肝炎，在急性肝炎期，一般患者体内病毒复制比较活跃，传染性也较强，急性乙型肝炎的潜伏期平均为70天。

2. 酒精引起"钟爱不良生活习惯"的"急性酒精性肝炎"。

肝脏是乙醇（酒精）代谢的场所。乙醇在肝脏的代谢作用下转化为乙醛，然后再转化为二氧化碳和水，其中中间生成的乙醛为有毒物质，可以损伤肝脏。长期大量饮酒，超过肝脏的处理能力，势必就会造成乙醛等有害物质积存，从而引起急性酒精性肝炎。

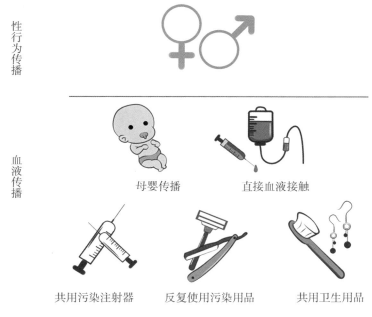

性行为传播

血液传播

母婴传播　　　　直接血液接触

共用污染注射器　　反复使用污染用品　　共用卫生用品

图 4-8　乙型肝炎病毒传播途径

3. 药物引起"老年人群必须警惕"的"急性药物性肝炎"。

许多患者抱着"久病成良医"的想法，自己当自己的医生，胡乱吃药，殊不知许多药物和其代谢产物可以导致肝脏损害，引起肝炎。比如，2000 年美国因为糖尿病治疗药曲格列酮会导致肝炎而撤销了对它的许可，其他与肝炎相关的药物有：三氟溴氯乙烷、异烟肼、利福平和吡嗪酰胺、布洛芬和吲哚美辛等。不同的药物及病人对药物的反应可以使得药物性肝炎的发展非常不同，肝炎可以非常缓和，但也可以是急性起病，甚至是致命的。

另外，许多人对中草药有一个错误的认识，即认为中草药天然无害、安全可靠，没有不良反应或不良反应极轻微。但其实有些中草药也可导致肝损害，长期或超量服用亦可以导致急性肝炎。因此，古人云"是药三分毒"不无道理。

4. 细菌、寄生虫引起"幼儿多见"的"感染中毒性肝炎"。

幼儿感染细菌后常会出现肝脏中毒性病变。重症感染如败血症、伤寒及暴发性流行性脑脊髓膜炎等都可引起中毒性肝炎。发病以年龄较小的婴儿较为多见，大多有明显的前期感染或并发感染。

三、引发肝炎的高危人群有哪些？

1. 长期酗酒人群：酒精及其代谢产物引起肝脏细胞脂肪变性、缺氧等损伤，从而可导致酒精性肝炎。

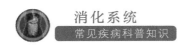

2. 服用或接触多种药物和化学毒物人群：因药物或化学毒物可对肝脏细胞直接或间接造成损伤，导致药物性肝炎。

3. 污水密切接触人群：饮用不干净的水及在皮肤有破损情况下接触到污水都可能引起肝炎病毒入侵。

4. 未接种肝炎疫苗人群：肝炎疫苗可产生保护性抗体，未接种肝炎疫苗人群感染病毒性肝炎风险增加。

5. 静脉注射（与其他人共用针头）：共用针头静脉注射吸毒，不仅是艾滋病的传播方式，也是乙型和丙型肝炎等的感染方式。

6. 冶游史人群：不安全的性生活将大大增加发生病毒性肝炎的可能，还可能感染艾滋病。

7. 自身免疫性疾病人群：自身免疫性疾病可能发生自身免疫性肝炎（图4-9）。

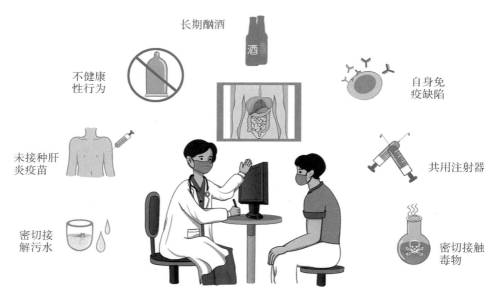

图4-9　肝炎高危因素

四、乙肝发病的"四部曲"

生活中我们不难发现有些人已经被查出携带了乙肝病毒，但是却不需要治疗，难道是讳疾忌医不成？其实不然，需不需要治疗还要从乙肝的发病情况与人体的免疫状态讲起。

人体感染乙肝病毒后，如果没有药物等外在作用，一般会经历四个阶段。只有到一定阶段后，才需要药物介入，进行针对性的抗病毒治疗。

1. 免疫耐受期：乙肝病毒感染人体后，主要在肝细胞内生存。这一时期，人体的免疫监控系统还没有识别和攻击乙肝病毒，暂时会把它误认为是"自己人"，跟它"和平共处"，所以不会对乙肝病毒进行清除。这个阶段乙肝病毒和我们的免疫体统保持着"井水不犯河水"的状态，使得病毒可以在肝细胞内自由复制，暂时不影响肝细胞的正常功能，肝脏也没有炎症表现。乙肝病毒携带者就处于这种免疫耐受状态，因而也不会出现任何临床症状，只能通过化验检查来发现。

此期化验通常表现为：乙肝表面抗原阳性，乙肝病毒基因（HBV - DNA）阳性，肝功能检测及肝脏超声正常。

在人体免疫力正常的情况下，此期的乙肝病毒携带者不需要治疗，只需每半年检查一次肝功、HBV - DNA、肝胆脾超声、甲胎蛋白（AFP）。如果 30 - 40 岁时仍然处于乙肝病毒携带状态，建议进行肝穿病理检查，以便对肝脏的炎症和纤维化程度进行精确评估。

2. 免疫清除期：乙肝病毒在人体内潜伏一段时间后（每个人的身体状况不同，病毒潜伏的时间长短也不同），我们的免疫系统就会慢慢发现"敌情"，并启动免疫反应，产生相应的抗体等免疫物质。这些抗体能够识别出乙肝病毒的抗原，并与之结合，形成免疫复合物。这些免疫复合物会被体内的吞噬细胞吞噬，然后排到细胞外。

我们可以将肝细胞想像成一间屋子，乙肝病毒是溜进来的一群小偷，人体的免疫系统是屋子里面的监控器，免疫物质就是警察。当监控系统报警时，就会从屋子外面涌进来一批警察。警察和小偷打起来了，屋子的门窗家具就容易被破坏。

因此，处于免疫清除期的肝细胞会出现炎症反应，就是因为病毒和免疫系统"打架"，把肝细胞打得一片狼藉。肝细胞"受伤"了，就会出现炎症反应。这时候，肝细胞的细胞膜通透性会发生改变甚至被损坏，细胞内的转氨酶就会进入血液。做肝功能检查时会发现血清里的转氨酶明显变多了（也就是 ALT 水平升高），这是一个信号，告诉我们肝炎可能发作了，携带者可能发展为乙肝患者。此时就应该考虑进行抗病毒治疗了。

3. 非活动期：经过一番激烈的战斗，会有一部分乙肝病毒被免疫系统清除掉，或者通过积极的药物治疗也可能将病毒清除。所谓病毒清除，是指血液里已经查不到乙肝病毒的 DNA，但是肝脏内可能还会有部分病毒残留。这一时期，剩下的乙肝病毒可以被看作"残兵败将"，复制能力受到抑制，病毒含量低，因此暂时不会兴风作浪，它们"卧薪尝胆"，处于非活动性携带状态。此期一般不需要抗病毒治疗。

4. 再活动期：处于乙肝非活动期的患者，在某些诱因下，比如免疫力下降、怀孕等，乙肝病毒可能会再次活跃，免疫系统也可能再次发动免疫反应清除病毒，肝脏就会再次出现炎症反应，也就是肝炎再次发作。这时我们就需要再次进行针对性的抗病毒治疗。

看到这里，查出乙肝病毒携带者的人群应该不必再为没有得到治疗而过于忧虑了吧。因为处于免疫耐受期的乙肝病毒携带者，其体内的乙肝病毒比较安分，两者可以"和平共处"，一般不会导致明显的肝功能损害。反而是如果你想"防患于未然"的提前用药，一旦和病毒"撕破脸"，可能会挑起"战争"。

另一方面，我们目前也没有可以根除乙肝病毒的药物，所以暂时就不需要抗病毒治疗了。

五、得了急性肝炎，会有哪些症状呢？

肝炎是一类疾病，其症状主要涉及肝脏，随着疾病发展，还可能累及消化系统，情况复杂多样。

临床上大部分急性肝炎患者起病时，症状较轻，常表现为食欲减退、恶心、腹胀、全身没有力气、精神状态比较差，休息后仍不能缓解，不伴有黄疸。有时可在肝区触摸到柔软、肿大的肝脏，并有压痛和叩痛。此类不伴有黄疸症状的急性肝炎病程多在 3 个月以内，由于症状较轻常被忽视。但有时病情的轻重不同，症状或体征的轻重也会有所不同（图 4-10）。

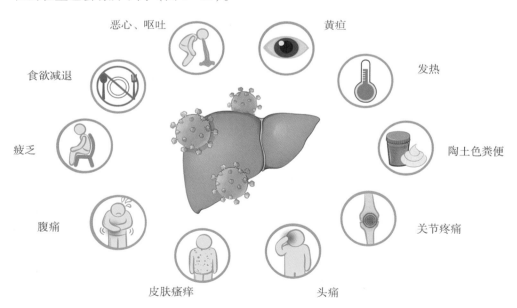

图 4-10 急性肝炎常见症状

还有部分急性黄疸性肝炎患者起病时，常伴有明显的黄疸症状，总病程 2～4 个月。在黄疸前期，患者常常会持续出现 5～7 天的乏力、皮肤瘙痒、发热、食欲减退、厌油腻、恶心、呕吐，有时有腹胀、腹痛、腹泻等症状。而后进入黄疸期，自觉前期症状稍减轻，但巩膜及皮肤逐渐出现黄染，尿色深黄，1～3 周达到高峰，部分患者可出现一过性粪便颜色变浅。另外，还可有肝区的压痛和叩痛。此期持续 2～3 周。而后，患者黄疸逐渐减轻、消退，大便颜色恢复正常，皮肤瘙痒消失，食欲好转，体力恢复，消化道症状减轻。此期持续 1～2 个月。

而极少部分患者急性起病，病情进展迅速，短期内出现意识障碍、精神异常、出血、腹水、进行性加重的黄疸及肝脏缩小等症状，称为急性重症型肝炎，又称暴发型肝炎或急性肝衰竭（具体内容见第七章）。

六、急性肝炎如何诊断？

1. 病史：急性病毒性肝炎应注意流行病学史，如与病毒性肝炎患者密切接触史、血液、体液感染史，暴发流行区有水源、食物污染史等。其他类型急性肝炎则应注意患者近期有无可疑药物或毒物服用史、大量饮酒史及感染史等。

2. 症状及体征：多急性起病，常有发热、恶心、厌油、纳差、腹胀、明显乏力等症状。大多有轻中度肝肿大，质地较软，常有触痛或叩击痛，脾也可有轻度肿大，部分有黄疸。

3. 抽血检查：①血常规。主要通过白细胞、淋巴细胞和中性粒细胞数量进行判断，其目的是判断患者是否存在感染，以及感染的严重程度。②肝功能检测。常通过观察血清谷丙转氨酶（ALT）、谷草转氨酶（AST）、血清胆红素等提示异常升高进行判断，其目的是判断有无肝脏损伤，通常来说急性肝炎转氨酶相较于慢性肝炎升高明显。③肝炎病毒抗原抗体检测。肝炎病毒抗体和抗原的检查，可以辅助提示是既往感染还是恢复期亦或是活动期等重要信息。④病毒核酸（DNA/RNA）检测。目的是检测病毒核酸，辅助确诊疾病。

4. 影像学检查：目的是评估患者肝脏的结构、形态是否正常，有无器质性或结构性病变。同时，在观察肝脏的同时，还可以观察邻近脏器的情况，排除其他疾病。常用检查包括腹部 B 超、CT 检查及磁共振成像（MRI）。

综上，急性肝炎的诊断需根据流行病学、症状、体征、肝功能检查、病原学检查等，结合病人具体情况和动态变化综合分析，必要时可行肝组织活检。

七、什么是"乙肝两对半"？什么是"大三阳""小三阳"？

我们常听到"乙肝两对半"的提法，其实它是指血液化验中的乙肝表面抗原（HBsAg）、乙肝表面抗体（HBsAb）、乙肝 e 抗原（HBeAg）、乙肝 e 抗体（HBe-Ab）及乙肝核心抗体（HBcAb）。表面抗原、抗体，e 抗原、抗体即为乙肝的"两

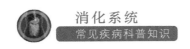

对"，而核心抗体则为"一半"，因此，这项化验被称为两对半。医生常用"乙肝两对半"来判断是否存在乙肝病毒感染，以及乙肝病毒感染是否处于活动期、传染性有多大、是否已痊愈等情况。

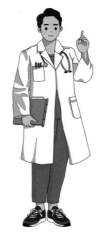
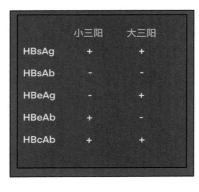

	小三阳	大三阳
HBsAg	+	+
HBsAb	-	-
HBeAg	-	+
HBeAb	+	-
HBcAb	+	+

图4-11 "大三阳"和"小三阳"

"大三阳"是"乙肝两对半"化验的一种结果，是指乙肝表面抗原（HBsAg）、e抗原（HBeAg）和核心抗体（HBcAb）阳性，这三项指标阳性往往提示体内乙肝病毒比较活跃，血液中含有的乙肝病毒可能较多，传染性可能更大。"小三阳"则是指乙肝表面抗原（HBsAg）、e抗体（HBeAb）和核心抗体（HBcAb）阳性，"小三阳"相对于"大三阳"而言，乙肝病毒较不活跃，血液中含有的乙肝病毒量较少，传染性稍小（图4-11）。

总之，"大三阳"和"小三阳"只是乙肝五项化验的两种结果，与乙肝病毒是否已导致肝炎，以及乙型病毒性肝炎的严重程度无关。

八、急性肝炎该如何治疗呢？

急性肝炎范围内的具体疾病较多，治疗方案也不完全相同。但总的来说，它们的治疗原则是：控制炎症反应、保护肝脏、解除病因、对症治疗的个性化治疗。

1. 适当休息：急性病毒性肝炎早期，应住院或就地隔离治疗。症状明显或病情较重者应卧床休息，卧床可增加肝脏血流量，有助于恢复，以活动后不觉疲乏为佳。同时，患者应注意保持心情愉快，树立信心，配合治疗，绝大多数患者的病情有望迅速恢复。

2. 支持治疗：营养支持是急性肝炎治疗的基础。患病期间应戒烟戒酒，并给予高蛋白质、高热量、高维生素、清淡易消化的食物，促进肝脏病变恢复。但不必过分强调高营养，以防发生脂肪肝。

3. 护肝等对症治疗：保肝是治疗的首要目的，通常采用药物治疗方法对炎症进行控制，并利用降酶、保肝、利胆、退黄药物等缓解患者症状，避免疾病进一步发展和转变为慢性。主要治疗药物有：①降酶类，如双环醇等；②肝细胞保护剂，如硫普罗宁、多烯磷脂酰胆碱等；③促进解毒药，如还原型谷胱甘肽、水飞蓟素类；④利胆药，如腺苷蛋氨酸类；⑤甘草类提取制剂，如甘草酸二胺、复方甘草酸苷、复方甘草酸单胺等；⑥中药类，如护肝宁片、疏肝汤、小柴胡汤等。

4. 病因治疗：根据实际病情对因用药，可以有效治疗疾病。例如，急性病毒性肝炎需要进行抗病毒药物治疗；药物因素引起的急性肝炎需要首先停止服用相关药物；急性酒精性肝炎戒酒，并可使用美他多辛加速酒精从血清中清除；感染中毒性肝炎积极抗感染治疗等（图4-12）。

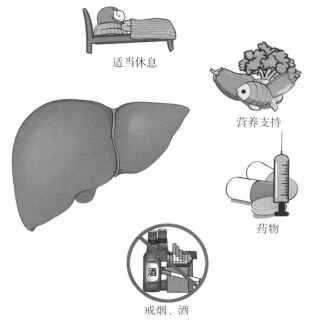

适当休息

营养支持

药物

戒烟、酒

图 4-12　急性肝炎的治疗

其中，针对不同类型的病毒性肝炎的治疗如下。

①甲型肝炎：无特效药物，以卧床休息和对症治疗为主。

②乙型肝炎：急性乙肝一般为自限性疾病，95%以上的患者经过充分的休息，适当营养支持，以及应用一般的护肝药物后，症状即可得到明显改善；病情较严重、乙肝病毒滴度高、肝功能有损害的患者，则需要接受口服抗病毒药物治疗，如核苷类似物恩替卡韦等。

③丙型肝炎：丙肝患者需接受抗病毒治疗，其目标是控制病毒感染。丙型肝炎与其他型的病毒性肝炎的不同之处是必须尽早进行抗病毒治疗，这样可防止慢性化或减缓慢性化进程。一般认为，丙肝感染时间越短，肝组织病变越轻，血中病毒量越少，抗病毒治疗的疗效越好。

④丁型肝炎：目前没有有效的治疗方法，α干扰素是唯一批准用于治疗丁型肝炎的药物，此药可抑制病毒复制，从而改善患者的症状并控制病情。

⑤戊型肝炎：与甲型肝炎治疗原则类似，以对症治疗为主。

九、急性肝炎的预后如何？

急性肝炎一般预后良好，多数在3个月内临床康复（病理康复稍晚）。

急性病毒性肝炎中，甲型肝炎和戊型肝炎都预后良好，基本不会发展为慢性

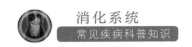
病；但孕妇和老人的戊型肝炎易发展为重症肝炎，病死率可达20%。急性乙型肝炎的大部分患者可自发清除HBV，60%~90%可完全康复，10%~40%可能会转为慢性乙肝或病毒携带者。急性丙型肝炎易转为慢性或病毒携带者，慢性化率为50%~85%。急性丁型肝炎重叠乙肝时，约70%会转为慢性。

药物性肝损害的大部分患者预后较好，及时停药后病情可迅速改善。肝细胞损伤型患者常在治疗1~3个月内彻底恢复；部分伴黄疸的肝细胞损伤型患者则可表现为急性或亚急性肝衰竭，病死率超过10%。

十、该如何预防急性肝炎呢？

1. 避免病毒感染：加强个人防护，勤洗手，避免吃未煮熟的海产品，防止病从口入。不共用剃须刀和牙具等用品，接受正确的性教育，避免密切接触肝炎患者，减少感染机会。新生儿或儿童应该有计划地进行相关疫苗接种。

2. 积极治疗原发疾病，如糖尿病、高脂血症、代谢综合征等。

3. 养成良好饮食习惯：合理饮食，每天喝2 500~3 000毫升的水，多食新鲜蔬菜，规律起居。不吸烟，少喝酒，不可逞"千杯不醉"之能。减少食用高油高脂食物及含糖量较高的饮料。

4. 适量锻炼身体，提高身体抵抗力：保证营养充足，加强体育锻炼，放松心情，控制体重，每周进行中等强度的运动，增强身体抵抗力，以提高自身免疫功能。

5. 避免药物不良反应：严格按照医生要求服用药物，不要认为"久病成良医"，自己服用相关药物及保健品等。

十一、急性肝炎患者该如何进行饮食管理？

与其他疾病患者需要滋补相反，乙肝患者不适合食用大鱼大肉，而应该细心呵护自己的肝脏，多食用对肝脏有益的食物，减轻它的负担。

急性肝炎病人推荐的饮食管理如下。

①禁酒，戒烟，避免刺激肝脏，给肝脏修养恢复的空间。

②禁用煎炸食物及辛辣调味品，少吃生冷、刺激性食品及油腻和油炸食品。

③限制肉汤、鱼汤、鸡汤等的大量摄入，以减轻肝脏负担，保护肝功能。

④饮食应以清淡、少油、高碳水、高维生素、优质蛋白质为主。炒菜宜清淡、少放油，应多使用植物油。

⑤若患者食欲过分减退、进食量过少，可适当进食葡萄糖、白糖、蜂蜜等。

⑥多食新鲜蔬菜和水果，蔬菜和水果中富含维生素C及食物纤维，可促肝糖原合成，刺激胆汁分泌，并促进代谢废物排出。

⑦供给的食物中应含多种蛋白质，可多选用牛奶制品、鸡蛋清等以保护肝功能，也可进食少量鸡肉、鱼肉、牛肉及瘦猪肉等。

⑧选用鲜果汁、西瓜汁、米汤加蜂蜜、凉开水加蜂蜜等以稀释胆汁，促进有毒物质的排出。

以下是急性肝炎每个阶段患者应具体注意的饮食问题。

①急性肝炎初期：患者常有厌食、食欲不振、吸收障碍，此时不能强迫进食，食物供给原则上宜高碳水化合物、低脂肪、高维生素，且含优质蛋白质的清淡饮食，并且宜量少、质精、易消化。同时应尽可能照顾患者口味，注意烹调方法，以增进患者食欲。以容易消化的粥类为主，也宜进食酸奶、布丁、温牛奶等较软、易吞咽的食物。略硬的水果、蔬菜等可以制成纯汁饮用。一般不食用油炸、油煎食品。如进食过少，可采用静脉营养加以补充，以满足患者需要。

②急性肝炎活动期时：患者往往食欲不佳，还会出现厌油的情况，进食量少。那么在正餐之外，可以适量地食用一些葡萄糖、麦芽糖、果糖（蜂蜜中含有丰富的果糖），以帮忙快速提供能量。还可以多饮用鲜榨果汁、蔬菜汁、豆浆、脱脂牛奶、肉茸汁、鸡蛋清水以补充维生素及优质蛋白质。但是要注意，不要吃太多的糖以免总热量摄入过高。不过分强调高蛋白质，因为蛋白质的代谢对肝脏负担也较大，活动期适量摄入即可。不可吃太多的油脂或脂肪。

③急性肝炎缓解期：保证饮食中蛋白质供应充足，满足肝细胞的再生和修复的需要。但是要注意的是，肝炎恢复期的患者，消化功能仍然不及常人，如果吃得太多，往往不能很好地消化。未能充分消化的蛋白质，不能被好好吸收，若在肠道发生腐败，分解产物从肠道被吸收到肝脏，反而会加重胃肠道和肝脏的负担，对病情的康复，并不很有利。注意饮食的多样化，新鲜蔬菜水果会非常好。营养的均衡，是肝炎恢复期饮食的要点。

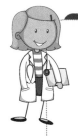

敲黑板，划重点！

急性肝炎是一类疾病的统称，病毒、酒精、药物的毒副作用等都可引起急性肝炎，我国最常见的是急性乙型病毒性肝炎。急性肝炎起病急，以疲乏、食欲减退、厌油、肝功能异常为主要表现，部分患者可有黄疸。急性肝炎患者应注意休息并积极采取保肝及支持对症治疗，必要时可选择抗病毒治疗，经过治疗患者一般预后良好。急性肝炎的预防应以加强个人防护、注意隔离等为主。

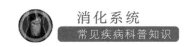

一位急性肝炎患者的故事

小王今年 28 岁，在一家互联网公司做程序员。最近加班比较多，小王逐渐感到全身乏力，胃口也较之前变差了，有时还会出现轻度发热，小王以为是长时间吹空调引起的感冒，并没有在意。然而，半个月过去了，他的身体也不见好转，小王老婆就劝他去医院检查下身体。

通过抽血检查发现，小王肝功能酶学明显升高，紧接着做了肝炎病毒的一整套病原学检查，果然查出了乙肝病毒。又做了超声和其他一些相关检查之后，医生告诉小王，他患的是急性病毒性肝炎。小王一听，连忙告诉医生自己从来没有接触过污染的血及血制品，也没有接触过肝炎病人，他不敢相信自己凭空就感染了肝炎病毒。但医生告诉小王，许多散在发生的急性乙型肝炎都是没有明确的传染源的，而他的发病原因就极有可能是因为长期加班熬夜，缺乏锻炼使得身体免疫系统下降，被乙肝病毒乘虚而入，演化为现在的急性肝炎。

小王一听自己得了急性肝炎，犹如晴天霹雳，原计划年底备孕要孩子的计划也只能等乙肝痊愈后，再作打算。而小王通过上网查阅资料后了解到急性肝炎是有可能转变为慢性肝炎的，便开始担心自己最后会发展成慢性乙肝。

于是，小王第一时间积极地与医生沟通了自己的忧虑，医生告诉他：急性乙肝的预后还是比较好的，成人的急性乙肝大多都可以治愈。听完这话，小王这才吃了颗"定心丸"。最后，小王在医院经过好好的休息、积极地护肝和抗炎等对症治疗后，现在已经完全治愈出院了。

出院时，他表示自己再也不会熬夜加班去消耗自己的身体了，并且也会更加注重锻炼身体，提高自身免疫力，让病毒没有可乘之机！

第三节　慢性肝炎

一、什么是慢性肝炎？

慢性肝炎与急性肝炎相对应，是指由多种病因引起的，病程至少持续 6 个月以上的肝脏坏死和炎症。其常见的病因同急性肝炎一样，主要有感染肝炎病毒、长期饮酒、服用肝毒性药物等。

通常，慢性肝炎指的多是由急性乙型肝炎、急性丙型肝炎久治不愈，病程超过半年，而转为慢性的肝炎。也有部分慢性肝炎患者感染肝炎病毒后，起病隐匿，发现时已经成为慢性肝炎。慢性病毒性肝炎传染性较强。慢性肝炎病程呈波动性或持续进行性，如不给予适当的治疗，部分患者可进展为肝纤维化和肝硬化（图4-13）。

乙型肝炎病毒感染呈世界性流行，据 WHO 报道，2015 年全球约有 88.7 万人死于乙型肝炎病毒感染相关疾病，其中肝硬化和原发性肝细胞癌死亡分别占52% 和 38%。据估计，目前我国一般人群乙型肝炎病毒流行率为 5%~6%，慢性乙型肝炎病毒感染者约 7 000 万例。另外，据世界卫生组织估计，2015 年全球有 7 100 万人有慢性丙型肝炎病毒感染，

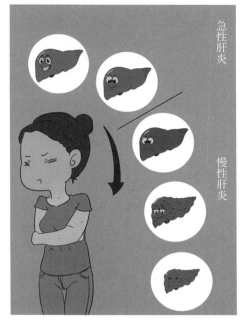

图 4-13　慢性肝炎的进程

39.9 万人死于丙型肝炎病毒感染引起的肝硬化或原发性肝细胞癌。我国一般人群丙型肝炎病毒感染者约 560 万，如加上高危人群和高发地区的感染者，估计约1 000 万例。

二、慢性肝炎的幕后黑手

1. 慢性乙型肝炎：HBV 经母婴、血液（包括皮肤微小创伤）和性接触传播。慢性 HBV 感染的自然史根据自然病程一般可划分为 4 个期，即免疫耐受期（慢性HBV 携带状态）、免疫清除期（HBeAg 阳性 CHB）、免疫控制期（非活动 HBsAg 携带状态）和再活动期（HBeAg 阴性 CHB）。并非所有慢性 HBV 感染者都经过以上 4个期。青少年和成年时期感染 HBV，多无免疫耐受期，直接进入免疫清除期（图4-14）。

2. 慢性丙型肝炎：经血和血液制品传播是 HCV 的主要传播途径。慢性丙型肝炎多由急性丙型肝炎演变而来，50%~85% 的人在感染丙肝病毒后会发展成慢性肝炎（图 4-15）。

3. 自身免疫性肝炎（AIH）：AIH 是一种由针对肝细胞的自身免疫反应所介导的肝脏实质炎症，如不治疗常可导致肝硬化、肝衰竭。AIH 的临床表现多样，一般表现为慢性、隐匿起病，但也可表现为急性发作，甚至引起急性肝衰竭（图 4-16）。

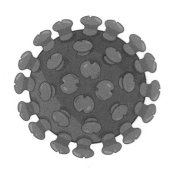

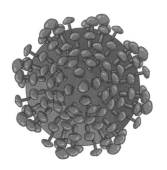

图4-14　乙型肝炎病毒　　　　图4-15　丙型肝炎病毒

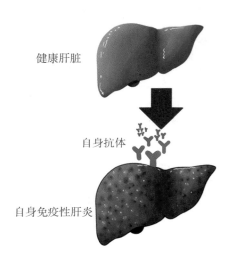

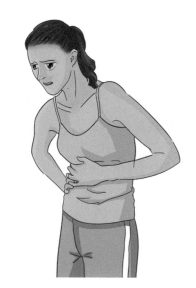

图4-16　自身免疫性肝炎

4. 酒精性肝炎：酒精90%以上在肝内代谢，长期大量饮酒可导致中毒性肝损伤，从而导致酒精性肝炎的发生。

5. 脂肪性肝炎：肝细胞中脂肪过多贮存和脂肪变性等称为脂肪肝，其中非酒精性脂肪性肝病已成为全球第一大慢性肝病。

6. 药物性肝病：药物性肝病是指某些药物对肝的直接或间接损伤引起的疾病，可以发生在以往没有肝病史的健康者或原来就有严重疾病的病人，在使用某种药物后发生程度不同的肝脏损害，可以表现为急性肝炎或慢性肝炎甚至肝硬化等。

三、得了慢性肝炎，会有哪些症状呢？

轻、中度慢性肝炎：典型慢性肝炎的早期症状轻微且缺乏特异性，呈波动性和间歇性，有些甚至多年没有任何症状。最常见的就是容易疲劳和胃部不适，容易被忽略，也容易被误认为是胃病；临床上经常见到隐匿性肝硬化患者，在出现肝硬化之前，没有感觉到明显不适，也没有进行常规的体检，在不知不觉中逐步发展成为肝硬化；偶有患者出现恶心，腹胀、黄疸，尿色深，但依据症状不能判断出慢性肝炎的严重程度。

重度慢性肝炎及慢性重型肝炎：当患者尿色进行性加深，皮肤巩膜黄染进行性加深，乏力、食欲下降越来越明显时，提示病情恶化，尤其需要警惕慢性重型肝炎的发生。慢性重型肝炎是肝衰竭的表现，可表现为高度乏力，高度腹胀，高度黄疸及高度食欲不振，可出现低蛋白血症，腹水、胸水，腹腔感染，凝血功能下降，上消化道出血，肝性脑病等，临床上死亡率较高，需要积极救治（图4-17）。

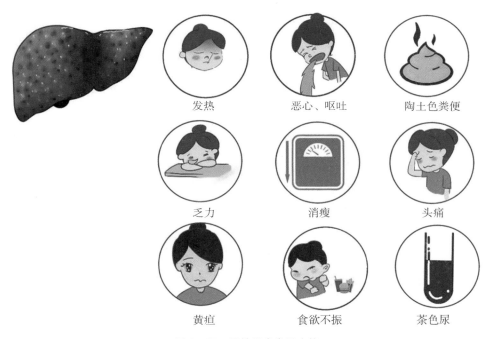

发热	恶心、呕吐	陶土色粪便
乏力	消瘦	头痛
黄疸	食欲不振	茶色尿

图4-17 慢性肝炎常见症状

四、如何诊断慢性肝炎？

病程超过半年或发病日期不明确而又有慢性肝炎症状、体征等应考虑慢性肝炎，常需要做如下检查。

1. 抽血检查：①肝功能。包括血清 ALT、AST、总胆红素、直接胆红素、间接胆红素、白蛋白等异常，可以了解肝脏损伤程度，但相较于急性肝炎来说，慢性肝炎的转氨酶升高并不是特别的明显，有的还在正常的范围内。

②凝血酶原时间（PT）及 PTA。PT 是反映肝脏凝血因子合成功能的重要指标，

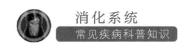
PTA 是 PT 测定值的常用表示方法，对判断疾病进展及预后有较大价值。

③肝炎病毒学指标。主要有乙肝五项、丙肝抗体，了解有无肝炎病毒感染。

④肿瘤标志物。如甲胎蛋白 AFP、CA19－9 等，以便早期发现肝癌。

2. 影像学：包括腹部肝胆脾超声，了解肝脏有无慢性损伤及早期筛查肝癌，必要时行腹部增强 CT 或核磁共振（MRI），以了解肝脏慢性损伤程度。

①腹部超声：超声具有操作简便、直观、无创和价廉等特点，已成为肝脏检查最常用的方法。该方法可以协助判断肝脏和脾脏的大小和形态、肝内重要血管情况及肝内有无占位性病变。

②CT：CT 是肝脏病变诊断和鉴别诊断的重要影像学检查方法，用于观察肝脏形态，了解有无肝硬化，及时发现占位性病变和鉴别其性质。

③MRI：无放射性辐射，组织分辨率高，对肝脏的组织结构变化如出血坏死、脂肪变性及肝内结节的显示和分辨率优于 CT 和腹部超声。

3. 肝脏瞬时弹性成像（TE）：是一种成熟的无创检查，可用于慢性肝炎患者肝脏纤维化程度评估。其优势为操作简便、重复性好，能够较准确地识别轻度肝纤维化和进展性肝纤维。评估慢性肝炎患者肝脏纤维化程度对于治疗方案的确定非常重要。

4. 肝组织活检：可以评估患者肝脏损害程度，包括炎症分级与纤维化分期两个方面。临床上由于其有创性，因此除非与其他肝病相鉴别，通常不行肝活检。

五、得了慢性肝炎该如何治疗呢？

慢性肝炎的治疗包括多个方面，保肝、抗纤维化、抗病毒、去除病因、预防肝癌等。其中，去除病因，是慢性肝炎治疗中最重要的原则。而关于最常见的慢性乙肝患者的治疗，重点在于日常调理，同时酌情应用药物。例如，乙肝病毒滴度高、肝功能有损害的患者需要接受抗病毒药物治疗，而慢性乙肝病毒携带者需要定期体检复查，通常不需要治疗。另外，有肝细胞损伤的，需用保护肝细胞的药；有免疫功能紊乱的，则需使用调整免疫功能的药等。具体治疗如下。

1. 去除病因：禁酒，停止服用损伤肝脏的药物，对于酒精性肝炎及药物性肝炎患者尤其重要。对于其他原因导致的慢性肝炎也有重要意义。

2. 保肝治疗：药物种类比较多，包括甘草酸类制剂、水飞蓟素类制剂、促肝细胞生长素、五味子类制剂等。适用于所有的慢性肝炎病人。

3. 抗纤维化治疗：多为中成药口服制剂，也适用于所有的慢性肝炎病人。

4. 注射干扰素抗病毒治疗：适用于慢性乙肝及慢性丙肝患者，疗程至少 1 年。其中，干扰素联合利巴韦林是慢性丙肝的标准治疗方案。

5. 口服核苷类似物抗病毒治疗：这类药物只适用于治疗乙型肝炎，包括慢性乙型肝炎和乙肝肝硬化。主要的药物有：恩替卡韦（ETV）、拉米夫定（LAM）、替诺福韦（TDF）阿德福韦酯（ADV）等。核苷类似物的优点是抗病毒疗效好，副作用小，且服用方便，在临床上得到广泛的应用。缺点是需要长期服用，并且有耐药的风险。作为治疗慢性乙肝的特殊药品，必须在医生的指导下应用，并且需要定期复查乙肝病毒定量。

6. 免疫抑制剂：自身免疫性肝炎在保肝药物难以控制肝功能反复时，行肝穿若提示肝内炎症活动明显，则需要使用糖皮质激素，或合并使用另一种免疫抑制剂硫唑嘌呤，可促进病情的恢复。

7. 预防肿瘤的发生：慢性肝炎病史长，发生肝癌的概率增加，补充微量元素硒有助于增强抗癌能力；此外，注射胸腺肽提高免疫功能，也有利于增强预防肿瘤的能力。

六、慢性肝炎预后如何？

慢性肝炎的预后差别很大，取决于病因、疾病的进展、诊断时的病变状态及治疗是否及时和合理等多种因素。一般来说，轻型慢性肝炎预后良好，重度慢性肝炎预后较差，如果不进行正规的治疗，约80%的患者5年内可发展成肝硬化，其中少部分可转为肝癌。中度慢性肝炎预后居于轻度与重度之间。

另一方面来说，慢性乙肝、慢性丙肝通过抗病毒治疗，病毒的复制得到控制，就可以控制病情进展。戒酒对酒精性肝病的发展至关重要，戒酒后经积极治疗肝病可向好转发展，而持续饮酒即使积极治疗，病情也会持续进展，发展成为肝硬化甚至肝癌。自身免疫性肝炎容易波动复发，远期预后较差。药物性肝炎预后较好。

七、慢性肝炎该如何预防呢？

1. 合理营养：慢性肝炎患者饮食主张综合营养，要合理地搭配一日三餐，避免过度节食及暴饮暴食等。同时，三餐要保持规律，科学的饮食结构，要有营养的早餐来帮助胆汁的排放。

2. 预防肝炎病毒感染：注意个人卫生，尽量不去小诊所输液，不和其他人共用注射器，也不和不熟悉的人亲密接触。洗具及餐具要定期消毒，防止受到病毒的侵入。另外，接种肝炎疫苗也具有必要性。

3. 避免酗酒：有饮酒史者、爱好饮酒者，必须忌酒。

4. 尽量避免使用对肝脏有害的药物：许多药物都对肝脏有损害，另外，即使是对肝脏损害不大的药物，也需在肝脏进行代谢，过多的药物会反复加重肝脏负

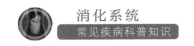
担，加之肝炎病毒的破坏，炎症肯定就会加重。

5. 补硒：硒被称为重要的护肝因子，补硒能让肝脏中谷胱甘肽过氧化物酶的活性达到正常水平，对养肝、护肝起到良好作用。

6. 积极运动锻炼：不仅能提高免疫系统抵抗病毒的能力，同时也加快新陈代谢速度，帮助肝脏正常运转。

7. 积极治疗肝脏基础疾病：对于已有急性肝脏疾病的患者，必须引起重视，及时积极治疗。

八、慢性肝炎患者该如何进行饮食管理？

大家都知道"三分治七分养"的道理，日常调养对任何疾病的治疗都有不可忽视的作用，对慢性肝病患者来说尤为重要。

1. 慢性肝炎患者饮食以清淡、易消化、富含营养为原则，应摄入含有足量蛋白质、碳水化合物和维生素、矿物质的食物。黄疸患者应尽量减少蛋白质的摄入，但对于脂肪不必过分限制。

2. 碳水化合物最好由主食或副食中所含的天然糖类来供给，不宜过多，宜选用米面等细粮，不宜选用玉米、高粱等粗粮；食物应富含必需氨基酸，且种类齐全，每天应供给适量优质蛋白质食物。蛋白质含量较高的食品主要有大豆、豆腐、纳豆，脂肪较少的牛肉、猪肉、鸡脯肉、鸡蛋及牛奶、沙丁鱼等。

3. 慢性肝炎患者应少量多餐，切忌暴饮暴食，少食糖类、动物脂肪和辛辣刺激物，多食蔬菜、豆制品、木耳、水果等。多吃芹菜或者枸杞子可促进肝细胞的修复。

4. 病毒性肝炎可影响多种维生素的吸收与代谢，故宜多用含维生素丰富的食物，如乳制品、蛋类、绿色蔬菜、水果、小米、燕麦等。

5. 慢性肝炎患者体内往往缺乏锌、锰、硒、铁等，因此，宜补充含微量元素和矿物质的食物，如瘦肉、奶制品、海藻、香菇、芝麻、大枣、枸杞等。

6. 限制食盐，科学烹调，多用蒸、煮、炖、烩等烹饪方法，做成柔软、易消化的食物，忌用油炸、煎、炒等方法及刺激性调味品如胡椒、辣椒等。

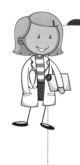

敲黑板，划重点！

慢性肝炎指的是持续半年以上的肝脏炎症，它并不是一个具体的疾病，而是一大类疾病的总称，比如酒精型肝炎、免疫性肝炎、病毒性肝炎等。其中，病毒性肝炎中的丙型肝炎和乙型肝炎都容易变成慢性肝炎。临床表现主要是食欲减退、腹胀、厌油腻食物、恶心呕吐、易疲倦等。一般要积极地保肝及抗病毒治疗，来减轻炎症反应，改善预后。慢性肝炎病程呈波动性或持续进行性，如不给予适当的治疗，部分患者可进展为肝纤维化和肝硬化。

一位慢性肝炎患者的故事

贺女士十多年前的入职体检中就已查出为乙肝携带状态，但由于平时没有什么明显症状，就一直没有去复查就诊。在这次入院的半个月前，她发现自己的胃口逐渐变得不好，并出现厌油、乏力、腹胀、腹痛等症状。于是来到医院检查，查了肝功发现转氨酶明显升高到四五百，乙肝两对半提示了"大三阳"，腹部超声检查也提示贺女士肝脏回声改变，还合并有慢性胆囊炎。于是医生诊断为慢性活动型乙型病毒性肝炎，让她住院治疗，并建议贺女士的老公和孩子也来医院进行相关检查，排查一下是否存在乙肝病毒感染。

住院期间对贺女士进行了保肝和抗病毒治疗后，纳差、厌油症状有所改善，复查的肝功能指标提示好转，病毒量也降低了不少，医生便让贺女士再休养一两天就可以出院回家了。但贺女士在整个病程中都表现得忧心忡忡，她怕传染给自己最亲最爱的人，心理压力特别大，又怕自己治不好病，开始变得没有信心、畏首畏尾起来。

医生在了解到她的思想负担后，劝导她：治疗乙肝要有决心，乙肝本身并不可怕，可怕的是这个病带来的后果，有一部分慢性乙肝患者有肝硬化和肝癌的风险。因此，在发现自己患有乙肝时，只要乐观去面对，不抱有侥幸心理，第一时间进行诊治，就不会错过最佳的治疗时机，也就有治愈的可能。另外，她所担心的传染问题，日常学习、工作或生活接触，如同一个办公室工作（包括共用计算机等办公用品）、握手、拥抱、同一餐厅用餐和共用厕所等无血液暴露的接触都不会传染病毒，这才打消了贺女士的忧虑。

但出院时医生再三叮嘱她，慢性乙肝的治疗并不是出院就代表治愈了，需要院

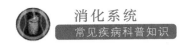

外长期吃抗病毒的药，要连续吃几年，一定不能中断，并且 3 个月或半年定期复查，平时生活中也要戒烟戒酒，避免劳累熬夜，不吃油腻、辛辣等食物。现在，贺女士仍在规律随访中。

第四节　脂肪肝

一、什么是脂肪肝？

脂肪肝，一个耳熟能详的名字，近年来随着生活水平的提高，其发病率迅速升高，因此被大众所熟知。也许会有脂肪肝患者说："脂肪肝不算病，不痛不痒的，不需要治疗。"那么事实真是如此吗？

脂肪肝是什么呢？是肝脏表面包着一层油脂吗？答案当然不是！脂肪肝全称为脂肪性肝病，是指以肝细胞脂肪过多贮存和脂肪变性为特征的临床病理综合征（图 4 - 18）。正常人肝脏内含少许脂肪是正常的，脂肪含量占肝脏重量的 3%~5%，一旦脂肪重量超过 5%，肝细胞就会脂肪变性，逐步成为脂肪肝。需要指出的是，脂肪肝只是肝细胞内脂肪堆积过多却没有明显炎症坏死，而一旦出现明显的肝脏坏死、肝功能异常，则称为脂肪性肝病。

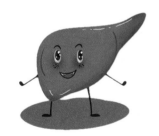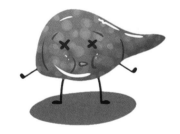

图 4 - 18　脂肪肝

根据病因可将脂肪肝分为酒精性脂肪性肝病（ALD）和非酒精性脂肪性肝病（NAFLD）。根据脂肪的含量，可将脂肪肝分为 3 度：轻度（脂肪含量 5%~10%）、中度（脂肪含量 10%~25%）和重度（大部分肝细胞均发生脂肪变性）。

不同种族、不同年龄的男女均可发生脂肪肝，以 40~49 岁发病率最高，我国成人患病率为 15%~25%。当前，非酒精性脂肪肝病发病率不断攀高，成为全球第一大慢性肝病。在我国，普通成人 NAFLD 患病率在 20%~33%，在合并有肥胖、代谢异常、2 型糖尿病的患者中，脂肪肝的患病率超过 50%；中东地区和南美洲 NAFLD 患病率最高，非洲最低，包括中国在内的多数亚洲国家 NAFLD 患病率处于中上水平（>25%）。来自上海、北京等地区的流行病学调查结果显示，普通成人 B 超诊断的 NAFLD 患病率 10 年期间从 15% 增加到 31% 以上，55 岁以前的男性患病率高于女性，其后女性的患病率迅速增长，甚至高于男性。

更为严峻的是，越来越多的脂肪肝发生在儿童、慢性病毒性肝炎等其他类型肝病患者。脂肪肝除可导致肝炎、肝硬化、肝癌和肝功能衰竭外，还与 2 型糖尿病、动脉硬化性心脑肾血管疾病，以及结直肠肿瘤和乳腺癌的高发病率密切相关。

二、脂肪肝的幕后黑手

脂肪肝的病因很多，最常见的为肥胖、高脂血症、2 型糖尿病及长期酗酒。

1. 肥胖：过量食用高热量的食物，再加上缺乏运动会导致人体脂肪堆积。胖不仅仅是外表，身体内部也就是身体的各个器官也会跟着"发胖"，在肝脏就会形成脂肪肝。

2. 高脂血症：高脂血症也是脂肪肝常见病因之一，但不是所有脂肪肝患者血脂都高，也不是所有高脂血症患者都会得脂肪肝。主要评估指标得看血脂中的甘油三酯和胆固醇，甘油三酯过高主要让肝脏受累，胆固醇过高则主要影响心脑血管。

3. 2 型糖尿病：糖尿病患者脂肪肝的发病率约为 25%，糖尿病脂肪肝多见于成年人，且与肥胖有关。

4. 长期酗酒：酗酒可引起酒精性脂肪肝、肝炎及肝硬化等，因乙醇及其代谢物可直接对肝脏产生损伤，从而导致肝细胞脂肪变性等一系列病变。

5. 营养不良：在不少人的印象里，脂肪肝似乎是胖子的"专利"，但其实这种观点是片面的。因为很多瘦子或过度减肥人群往往为素食主义者，对于素食主义者，由于摄入的营养不足或者是肠道吸收不良，引起人体内蛋白质的合成减少，蛋白质缺乏会导致身体合成载脂蛋白的原料缺乏及能力受限，因此就不能有效分解并清除肝内的脂类，从而使肝脏内脂肪堆积，最终形成脂肪肝。我们称之为营养不良性脂肪肝。

除此以外，某些慢性消耗性疾病，如炎症性肠病、长期腹泻、肺结核、吸收不良综合征等，也容易导致营养不良性脂肪肝。

6. 其他因素：妊娠、药物等也是脂肪肝的发病原因。妊娠时雌激素改变导致脂代谢异常、蛋白质代谢紊乱及脂蛋白缺乏都可引起脂肪肝；而某些药物的使用也可能对肝脏造成伤害，引起肝细胞脂肪变性（图 4 - 19）。

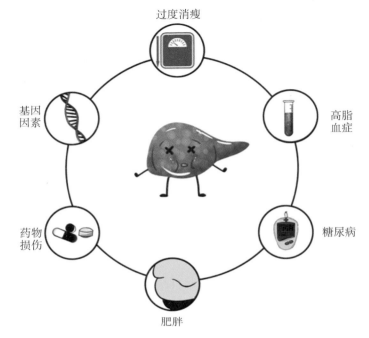

过度消瘦

高脂
血症

基因
因素

糖尿病

药物
损伤

肥胖

图 4-19 脂肪肝常见病因

三、脂肪肝的高危人群

虽然引起脂肪肝的病因很多，但需结合自己的情况。那么什么样的人容易患脂肪肝呢？

1. 大量饮酒：大量饮酒可能会损伤肝细胞，使得肝细胞代谢脂质的能力出现损伤。长期、过量饮酒者近 60% 发生脂肪肝，20%~30% 最终发展为肝硬化。

2. 肥胖：肥胖是非酒精性脂肪肝最重要的危险因素，并且一般来说，腹部肥胖的人患脂肪肝的风险会更大。

3. 高热量及高脂饮食：高热量及高脂饮食不仅造成肥胖，还增加肝细胞代谢的负担，久而久之会导致其代谢能力出现异常，引发脂肪肝。

4. 营养不良：过于消瘦及长期素食主义者，由于脂肪代谢异常，导致肝内脂肪积蓄，易形成脂肪肝。

5. 糖尿病：糖尿病可使机体脂肪代谢出现异常，影响肝脏脂质代谢能力。

6. 缺乏锻炼：缺乏锻炼可导致机体代谢速率下降，使得脂肪出现沉积，如在肝脏沉积则会导致脂肪肝。

7. 大量服用药物：由于大部分药物都需要肝细胞代谢，故服用大量药物，尤其是对肝细胞有损伤作用的药物，可能会使肝细胞受损。

四、得了脂肪肝，会有哪些症状呢？

脂肪肝起病隐匿、发病缓慢，并且其临床表现众多，难有典型症状帮助我们将它一眼识破。轻度脂肪肝一般没有明显症状，或仅有易疲劳感，中至重度脂肪肝可出现疲倦乏力、右上腹甚至整个腹部腹胀、腹痛、恶心、呕吐、黄疸、消化不良、食欲不振、体重减轻等类似慢性肝炎的症状，甚至部分患者还会伴有解深色尿液及呈陶土样苍白色大便等症状。

除了肝炎相关表现外，脂肪肝患者有时也会出现其他非典型的临床症状，如舌炎、口角炎、皮肤淤斑、四肢麻木、四肢感觉异常等（图4-20）。

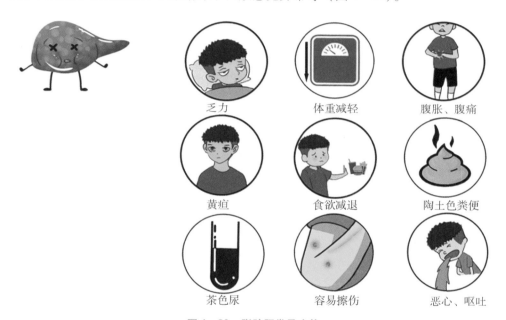

乏力	体重减轻	腹胀、腹痛
黄疸	食欲减退	陶土色粪便
茶色尿	容易擦伤	恶心、呕吐

图4-20 脂肪肝常见症状

五、如何诊断脂肪肝？

早期脂肪肝一般不会出现明显症状，往往是体检时发现，故大部分患者会拖延就医。然而脂肪肝一旦进展到中重度，可引起一系列并发症，且不易治疗。因此建议患者最好尽早进行诊治。其诊断方法如下。

1. 病史及体格检查：主要了解患者是否存在酗酒、喜高热量饮食等高危因素；腹部的体格检查是为了评估肝脏是否肿大及有无压痛。

2. 抽血检查：主要包括肝功能指标的检查，如转氨酶、胆红素等。

3. 影像学检查：腹部B超及CT是诊断脂肪肝最常用的影像学检查方法。B超

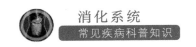

可以评估肝脏的大小、形态及是否存在脂肪肝，及脂肪肝的严重程度，是诊断脂肪肝重要而实用的手段，准确率为 70%~80% 。CT 平扫可以发现肝脏密度普遍降低。

4. 组织病理学检查：肝穿刺取活检可以达到确诊脂肪肝的目的，是确诊脂肪肝的主要方法，但由于其为有创检查，故一般较少用于诊断。

综合患者有无脂肪肝发病病史，结合肝功能检查及典型的影像学改变、肝组织病理检查即可明确诊断。

六、得了脂肪肝该如何治疗呢？

脂肪肝是一种相对稳定的疾病，一般无需紧急救治，并且脂肪肝属于可逆性疾病。因此对于诊断出脂肪肝的患者不必惊慌，早发现、早治疗后，一般都可恢复正常。其治疗是一个全面的过程，主要包括如下方法。

1. 基础治疗：对于大多数脂肪肝患者（不伴有肝损伤或肝纤维化的患者），无需针对肝病的药物治疗，通常仅需通过饮食指导及体育锻炼来减轻肝脏脂肪沉积。另外，纠正不健康的生活方式及戒酒、停服损伤肝脏的药物等措施也可以达到基本控制体重、血糖、血脂及促进肝组织逆转的目的。

2. 药物治疗：单纯性脂肪肝一般无需药物治疗，而且用药反而可能会增加肝脏负担。而药物治疗主要为护肝治疗，常根据药物性能及肝损伤程度合理选用多烯凝脂胆碱、S－腺苷甲硫氨酸、维生素 E 等相关药物，但不建议同时应用多种护肝药物。另外，中成药中的护肝片、水飞蓟宾胶囊等也可起到疏肝利胆、理气退黄等作用。

同时，二甲双胍、吡格列酮可用于合并 2 型糖尿病的脂肪肝患者；伴有血脂高的患者可在综合治疗基础上应用降血脂药物。

七、脂肪肝该如何预防呢？

1. 控制体重，尤其是将 BMI 指数和腰围控制在正常范围内。研究发现，腰围和 BMI 指数能够很好地预测脂肪肝。

2. 戒酒，加强营养支持，高蛋白质、低脂肪饮食，并适量增加膳食纤维的摄入，同时注意进行规律的运动锻炼。

3. 消瘦患者应注意保持营养均衡，在摄入膳食纤维的同时，也应增加优质蛋白质、不饱和脂肪酸的摄入，避免盲目的素食主义，合理平衡的饮食才能保护我们的健康。

4. 避免自行购买西药或中草药进行口服，尤其不能相信任何减肥保健品。

5. 高危人群在改变生活方式的同时，建议每年行体脂、肝功能、血脂及腹部超声体检，及时筛查相关疾病，早发现，早治疗（图4－21）。

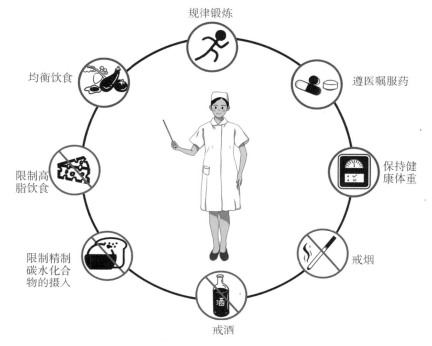

图4－21 脂肪肝的预防

八、脂肪肝患者该如何进行饮食管理？

1. 需要改变饮食习惯，脂肪肝患者的饮食原则为忌酒及低脂饮食，严禁以前的"大口喝酒、大碗吃肉"的饮食习惯。

2. 避免饮酒，包括啤酒、白酒、米酒等。

3. 控制主食，糖及能量摄入越多，越易胖。因此主食要粗细搭配，适当多选择粗杂粮，如玉米、燕麦等；而蜂蜜、果酱、蜜饯等都应通通戒掉。

4. 避免高脂肪食物，即过于油荤的食物，除了我们一眼就能辨别出的脂肪含量高的肥肉、油炸食品、奶油等之外，巧克力、糖果、饼干、浓咖啡、奶茶、花生、核桃、瓜子、沙拉酱、芝麻酱、动物内脏、蛋黄、猪肉等也都属于高脂食物，这些听起来很美味的食物，必须尽可能少吃，尤其是已经患有脂肪肝的情况下。

5. 虽然猪肉等很多肉类都属于高脂食物，但脂肪肝患者并不是不能吃肉，而是要吃"好肉"，建议选择鸡胸肉、鱼肉、虾肉等肉制品，它们脂肪含量低蛋白质含量较高，且多为优质蛋白质，同时大豆及豆制品也可作为优质蛋白质来源，帮我们"解馋"。

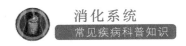

6. 推荐脂肪肝患者多吃一些具有降脂作用的食物，蔬菜、水果、海藻、绿茶等食物富含纤维和维生素，不仅能够通便、排毒，还能起到保护肝脏的作用，如芹菜、海带、柠檬、西红柿、洋葱等。此外，燕麦中含有多种可以降低血脂的成分，营养价值较高，可推荐作为代餐食物。

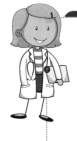

敲黑板，划重点！

脂肪肝，就是指肝细胞内脂肪堆积使得肝脏变"胖"所导致的疾病，目前已成为我国仅次于病毒性肝炎的第二大肝病。脂肪肝缺乏典型症状，早期患者一般没有明显的自觉症状，部分患者存在乏力、右上腹不适、食欲减退等症状。超声检查有助于疾病诊断，治疗方式主要为合理饮食、运动及辅助药物治疗。建议患者节制饮食、增加运动、控制体重、避免酗酒！

一位脂肪肝患者的故事

小张身高 173 厘米，刚毕业时体重不到 60 公斤，由于觉得自己怎么吃都不胖，一直想增肥，也没有注意饮食，总是放开了吃。大学期间，小张几乎每天晚上都跑步，但毕业后由于不太适应新环境，并且工作的压力接踵而来，经常加班到很晚，所以下班后也不想运动。就这样过了 2 年左右，小张发现自己身体开始有了变化，尤其是肚子很明显长了很多肉，但其他的地方都不胖，自己也没有重视。

但是，慢慢地小张体重长到了 80 公斤，在一次公司组织的体检中，小张查出来了中度脂肪肝，但小张似乎并没有怎么放在心上，以为只要控制饮食和加强锻炼就行了。但小张发现自己的意志力不像从前那么强了，每天工作都很忙，下班后几乎挤不出运动的时间。再后来的一段时间里，小张明显感到自己注意力很难集中，经常处于疲惫乏力的状态，胃口也大不如前，有时甚至会有腹部隐隐不适，大便不成形的症状发生。于是，他这才主动到医院消化科检查。检查结果提示小张已经是中度偏重脂肪肝了，并且伴有明显的高脂血症。

医生给他开了一些降血脂和护肝的药，并告诉他最关键的治疗还是得靠他自己多锻炼身体，控制饮食才行。这次检查着实是把小张吓着了，他表示自己一定要改变过去错误的饮食生活习惯。

值得开心的是，在半年后的随访中，小张明显地瘦了一圈，体重减轻了整整 10 公斤，复查的肝功能和影像学结果提示小张的脂肪肝预后极好！

第五节 肝硬化

　　肝硬化是由一种或多种病因长期或反复作用形成弥漫性肝损害导致的慢性进行性肝病（图4-22）。肝硬化一路发展而来，有三个关键的病理改变：肝细胞变性坏死、再生结节形成、纤维间隔形成，这三种病变反复交错进行，肝小叶结构及血液循环逐渐紊乱，最终形成假小叶，使肝变形、变硬，形成肝硬化。很多的肝病发展到一定程度都会出现肝硬化，肝硬化似乎成了各种慢性肝病进行性发展的最终归宿，因此可以将它看作"终末期肝病"（图4-23）。

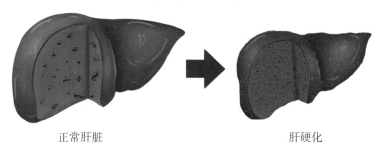

正常肝脏　　　　　　　　　　　　　　　肝硬化

图4-22　肝硬化

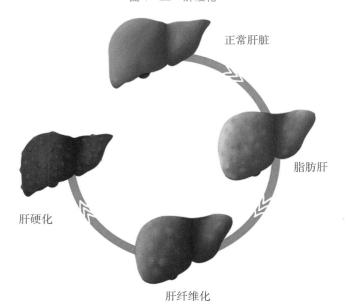

正常肝脏

脂肪肝

肝纤维化

肝硬化

图4-23　肝损伤进程

2015 年，全球肝病相关死亡率评估结果显示，肝硬化每年导致 116 万人死亡，肝癌导致 7.8 万人死亡，分别居全球常见死亡原因的第 11 位和第 16 位，两者共计占全球死亡总数的 3.5%。1990—2016 年，我国肝硬化和慢性肝病患病人数从近 700 万人升高到近 1 200 万人，男性的患病率、死亡率均高于女性。在我国，乙型肝炎、丙型肝炎、酒精性肝病及非酒精性脂肪性肝病仍是肝硬化的主要病因，且我国肝硬化的患病人数、患病率、死亡人数和死亡率均逐年增加。

一、肝硬化的幕后黑手

引起肝硬化的病因有很多，在我国大多数为肝炎后肝硬化，少数为酒精性肝硬化等，而在欧美国家，酒精性肝硬化占全部肝硬化的 50%~90%。

1. 病毒性肝炎：占我国肝硬化病因的 40%~65%，主要由乙、丙、丁型肝炎病毒引起，其中又以乙型肝炎最常见，而甲肝、戊肝一般不会发展为肝硬化。从病毒性肝炎发展至肝硬化的病程，可短至数月，长达 10 年。

2. 酒精：约占我国肝硬化的 7%，长期大量饮酒导致肝细胞损害、脂肪沉积及肝纤维化，逐渐发展为肝硬化。营养不良，如合并肝炎病毒感染等因素将加速酒精性肝硬化的发展。此外，女性饮酒比男性更易发生酒精性肝病。

3. 药物或化学毒物：长期服用对肝脏有损害的药物，或长期反复接触砷、四氯化碳等有毒物质均可引起中毒性肝炎，最终演变为肝硬化。

4. 寄生虫感染：多由于感染性血吸虫或肝吸虫的虫卵在汇管区刺激结缔组织增生所导致，常以门静脉高压为突出特征。

5. 胆汁淤积：肝内胆汁淤积或肝外胆管阻塞持续存在时，高浓度的胆红素可导致肝细胞缺血、坏死，继而纤维组织增生而形成肝硬化。

6. 循环障碍：肝静脉和（或）下腔静脉阻塞、慢性心力衰竭、缩窄性心包炎等均可以导致肝长期淤血，使得肝细胞缺氧坏死，纤维结缔组织增生，最终发展为淤血性肝硬化。

7. 免疫疾病：自身免疫性肝炎和累及肝的多种风湿免疫性疾病可发展为肝硬化。

8. 遗传性和代谢性疾病：由于遗传性和代谢性疾病导致某些代谢产物沉积于肝脏，引起肝细胞变性坏死、结缔组织增生而形成肝硬化，如肝豆状核变性（铜代谢紊乱）、血色病（铁代谢障碍）。

9. 营养障碍：多数学者认为营养不足或不均衡可降低肝细胞对有毒物质和遗传因素的抵抗力，从而间接引起肝硬化。

10. 原因不明：部分肝硬化原因不明，又称隐源性肝硬化。

综上，大多数肝硬化只有一个病因，也有多个病因同时作用，如 HBV、HCV

重叠感染；乙型肝炎或丙型肝炎患者长期大量饮酒等。此外，在主要病因的基础上，一些协同因素可以促进肝硬化的发展，如肥胖、胰岛素抵抗、某些药物等。

二、肝硬化的高危人群有哪些？

1. 肝炎病毒感染者：最常见的为乙型肝炎病毒、丙型肝炎病毒及丁型肝炎病毒的感染者。这些肝炎转化为慢性肝炎后，容易发展为肝硬化，甚至肝癌。

2. 长期酗酒者：长期大量饮酒导致肝细胞损害，发生脂肪坏死、纤维化，并发展到肝硬化。

3. 慢性胆汁淤积患者：长期的胆汁淤积会导致肝细胞炎症及胆小管反应，甚至出现坏死，形成胆汁性肝硬化。

4. 血吸虫等寄生虫感染者：寄生虫虫卵会在汇管区刺激结缔组织增生，易诱发以门脉高压为主要表现的肝硬化。

5. 长期服药者：大部分药物经肝脏代谢，可对肝造成实质性损害，诱发原发性肝硬化。

6. 接触化学毒物者：长期接触和摄入各种有毒化学物质者可引起中毒性肝纤维化，进而发展为肝硬化。

7. 代谢紊乱人群：血友病等遗传代谢缺陷均可导致肝硬化。

8. 先天梅毒性肝硬化患者。

三、得了肝硬化，会有哪些症状呢？

肝硬化通常起病隐匿，病程发展缓慢，其临床表现差异较大，轻者可无症状，重者可有慢性肝衰竭表现。在肝硬化的病程进展中，可以分为代偿期和失代偿期。

在早期代偿期，因为肝脏强大的代偿能力，人体可以没有任何症状，常在体检或因其他疾病检查时才被发现；少部分患者也可能会出现轻微的症状，如腹部不适、乏力、食欲缺乏、消化不良和腹泻等，多间歇性发作，常于劳累、精神紧张或大量饮酒时出现，休息或适当治疗后可以缓解。脾脏因轻度门静脉高压有时可出现轻度或中度肿大，肝功能检查结果多正常或轻度异常。

当病情逐渐进展至晚期失代偿期时，肝功能受到损害，出现较明显的症状及体征，主要有肝功能减退和门静脉高压两大类临床表现。

1. 肝功能减退：患者往往一般情况及营养情况较差，全身皮肤黄染、干枯及瘙痒，不规则发热，面色晦暗黧黑，精神萎靡不振，可伴有不同程度的消瘦、乏力。患者食欲也明显减退，进食后即感上腹饱胀不适，恶心，甚至呕吐。由于对脂肪、蛋白质饮食耐受性差，易导致腹泻，晚期甚至可能引发中毒性肠麻痹。因肝功能减退影响凝血功能，同时脾功能亢进可导致血小板减少和毛细血管脆性增加，因此常出现牙龈、鼻腔出血，皮肤和黏膜也可有淤斑，胃肠黏膜也可糜烂出血，后期甚至可能伴有不同程度的贫血。另外，肝功能减退后对雌激素、醛固酮和抗利尿激素等激素灭活作用减弱，男性患者常有性欲减退、睾丸萎缩、毛发脱落及乳房发育等症状，女性患者常有月经不调、闭经、不孕等症状。同时，部分患者还可在面部、颈部、胸前等区域出现蜘蛛痣（直径2毫米以下的圆形小血管瘤，向四周伸出许多辐射状小血管分支，看上去像一个红色小蜘蛛，如果用笔尖压迫中心部，蜘蛛痣可消失）和（或）肝掌（手掌大小鱼际和指端的掌面呈密集成片的鲜红色斑点、斑块，按压后褪色）；而醛固酮和抗利尿激素增多会造成水、钠潴留，表现为尿量减少和浮肿，以下肢水肿为主，重者可出现全身水肿，并可引起或加重腹水形成（图4-24）。

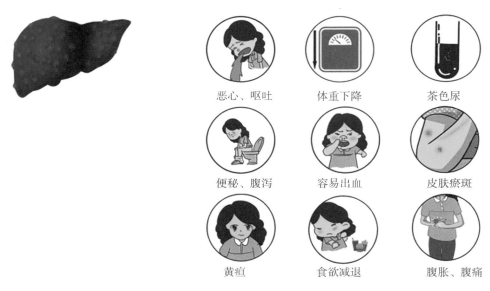

恶心、呕吐   体重下降   茶色尿

便秘、腹泻   容易出血   皮肤瘀斑

黄疸   食欲减退   腹胀、腹痛

图4-24 肝硬化常见症状

2. 门静脉高压：临床上以门静脉高压和肝功能减退共同导致的腹水为失代偿期最突出的表现，大量腹水时腹部明显膨隆、腹壁紧绷发亮，腹压升高，压迫腹腔内脏器，引起脐疝，或使膈肌抬高导致呼吸困难。

同时，门静脉高压还可导致脾胀明显肿大，并引起脾功能亢进，脾大常常是肝硬化门静脉高压最早出现的体征。最后，门脉高压还常导致侧支循环形成，比如造成食管胃底静脉曲张时，当食物损伤食管或腹压过高，则表现为呕血或便血等消化道出血等症状；而痔静脉曲张时，部分患者可形成内痔、外痔和混合痔，破裂时可引起便血；此外，腹壁和脐周静脉曲张时，在脐周腹壁可以看到迂曲的静脉，偶可见脐周静脉突起形成水母头样的静脉曲张。

四、肝硬化有哪些并发症?

肝硬化进入失代偿期后,会出现一些严重的并发症,并常因并发症而死亡,主要的并发症如下。

1. 上消化道出血:门静脉高压导致的食管—胃底静脉曲张破裂出血是肝硬化突发大量呕血、解柏油样便甚至出现失血性休克的最主要原因,也是最常见的并发症。此外,门静脉高压还可导致消化性溃疡和门静脉高压性胃病,前者可使胃黏膜发生糜烂、溃疡甚至出血,后者则引起胃黏膜毛细血管扩张,广泛渗血(图4-25)。

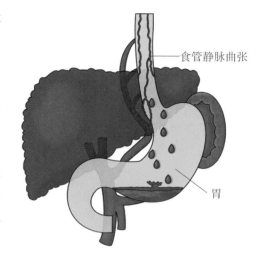

图4-25 食管静脉曲张破裂出血

2. 肝性脑病:蛋白质代谢产生的氨是诱发肝性脑病的主要原因之一,随着肝功能受损程度增加,对氨等物质的代谢清除发生障碍,毒性代谢产物入脑,就会引起大脑功能紊乱,表现为神经精神及行为方面的异常。肝性脑病是肝硬化最严重的并发症,也是最常见的死亡原因(图4-26)。

3. 自发性细菌性腹膜炎:因肝脏解毒功能障碍、机体免疫功能减退,肠内细菌进入血液且不能被有效地清除,就会形成菌血症,而当细菌入腹腔后,便形成

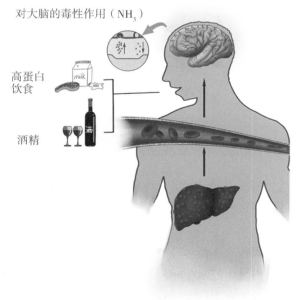

图4-26 肝性脑病

自发性细菌性腹膜炎。常表现为短期内腹腔积液迅速增加,伴腹痛、腹泻、腹胀、发热等。

4. 胆石症:肝硬化患者胆石症发生率约30%,且肝功能失代偿程度越重,其

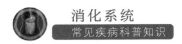

发生率越高。

5. 门静脉血栓：如血栓缓慢形成，可无明显症状。如发生急性门静脉完全性阻塞，可出现剧烈腹痛、腹胀、便血及休克，脾和腹水迅速增大和增多。

6. 肝肾综合征：肝肾综合征是肝衰竭状态下出现的功能性肾衰竭，但不伴有肾脏的重要病理改变，是重症肝病的严重并发症，常提示预后不佳。此时患者往往会出现自发性少尿或无尿、氮质血症、稀释性低钠血症等症状。

7. 肝肺综合征：排除原有心肺疾病后，肝硬化患者后期可以出现低氧血症，表现为呼吸困难、发绀、杵状指等。

8. 原发性肝癌：肝硬化时因肝细胞损坏严重，出现大量肝细胞增生来代偿肝脏功能，新生的肝细胞会因出现异常增生而发生癌变，因此肝硬化与肝癌的发生密切相关（图4-27）。

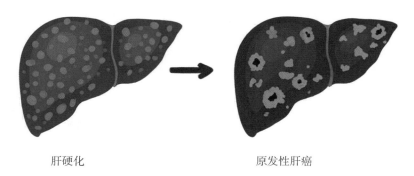

肝硬化   原发性肝癌

图4-27　原发性肝癌

五、如何诊断肝硬化？

当医生通过病史及症状怀疑患者患有肝硬化时，往往会通过以下几个方面来对肝硬化诊断进行明确。

1. 抽血检查：①血小板和肝功能检查。早期肝硬化时血小板数量比平时少。肝功能检查能检测肝脏产生的某些特定物质的水平，可以显示肝脏的功能是否正常。当发生肝硬化时，肝功能指标常常会存在白蛋白降低、球蛋白升高、凝血因子水平异常及胆红素升高，凝血酶及胆红素水平异常等情况；此外，肝硬化时肝脏酶学指标也可能出现异常。②肝纤维化的血清学诊断：血清指标是目前研究得最为广泛的评估肝硬化的方法，且这些指标的高低与肝穿刺活检诊断的肝硬化严重程度密切相关。血清化验的优点是取材方便，容易复查，因此临床上一般联合其他多项检查指标来动态了解肝脏纤维化的增生变化趋势和治疗结果。

2. 影像学检查：腹部B超、CT及核磁共振（MRI）等影像学检查可以发现肝硬化的某些特征，如肝脏表面不光滑、门静脉增粗、脾胀变大等。但目前这些检查尚不能对纤维化做出确诊，更难以准确判断肝硬化的严重程度，故只能作为一种辅助诊断。另外，肝脏硬度测定或瞬时弹性成像是无创诊断肝纤维化及早期肝硬化最简便的方法。

3. 组织病理学检查：到目前为止，肝组织活检病理学检查仍是诊断肝纤维化的最可靠方法。通过肝穿刺病理学检查，不仅可以知道是否已经发展至肝纤维化，而且可以弄清肝纤维化到底发展到了何种程度，还可以鉴别出是酒精性肝硬化还是肝炎后肝硬化，以及是否伴有活动性肝炎（图4-28）。

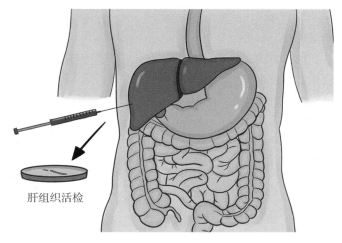

肝组织活检

图4-28 肝组织活检

4. 内窥镜检查：内窥镜检查可直接发现是否存在食管胃底静脉曲张，发现食管胃底静脉曲张的分布走行、曲张程度及静脉表面有无红色征、糜烂和血痂及活动性出血的出血部位。如发现曲张的静脉有近期出血征象，可采取有关措施，决定下一步的治疗，防止曲张静脉破裂大出血。

综上，肝硬化的诊断主要根据患者既往是否患有肝病和（或）存在长期大量饮酒史等病史，结合肝功能减退和门静脉高压的临床表现，再根据血液肝功能指标、影像学异常检查结果、内窥镜发现食管胃底静脉曲张即可诊断，而肝活检发现假小叶形成是诊断肝硬化的"金标准"。

六、得了肝硬化该如何治疗呢？

对于早期肝硬化要力争早发现、早治疗。肝硬化早期尚处于肝纤维化阶段，通过积极治疗，病情多可以逆转，有可能完全康复。若疾病已进展到肝硬化中晚期，肝硬化程度已较为严重，现有的治疗尚不能逆转已发生的肝硬化，只能通过对症治疗，争取缓解，改善肝功能并防止肝硬化进一步加重和出现并发症。主要的治疗方式如下。

1. 病因治疗：根据早期肝硬化的特殊病因给予治疗。如病毒感染所致肝硬化患者应接受抗病毒治疗。血吸虫病患者在疾病的早期进行较为彻底的杀虫治疗。酒

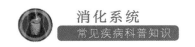

精性肝病及药物性肝病应中止饮酒及停用损害肝脏的药物。

2. 饮食治疗：应给予高热量、高维生素且易消化的混合性饮食。严禁饮酒，多食水果、蔬菜，盐水摄入根据具体病情变化进行调整。需特别注意的是，合并食管静脉曲张患者应避免食用一些坚硬粗糙食物。

3. 一般药物治疗：早期肝硬化患者需根据病情需要补充多种维生素，另外适当服用一些保肝及抗纤维化的药物也对病情恢复有帮助。但对于早期肝硬化患者，长期盲目过多地用药反而会增加肝脏对药物代谢的负荷，同时未知的或已知的药物副作用均可加重对人体的损害。

4. 肝硬化相关并发症的治疗。

（1）腹水：①限制钠、水的摄入。②使用利尿剂等增加水的排出。③行腹腔穿刺放腹水治疗，并输注白蛋白或血浆。④经颈静脉肝内门体静脉分流术（TIPS）可以用于顽固性腹水患者（图4-29）。

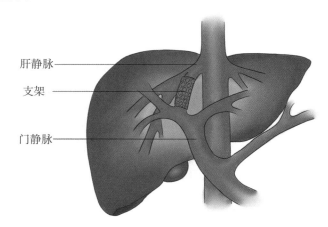

肝静脉

支架

门静脉

（2）食管胃底静脉曲张破裂出血：①禁食，积极补液甚至输血以补充血容量。

图4-29　经颈静脉肝内门体静脉分流术（TIPS）

②药物止血：如静脉输注 PPI 等抑酸药和生长抑素、特利加压素，口服去甲肾上腺素盐水或凝血酶等药物对症止血。③三腔二囊管临时压迫止血。④内镜治疗：内镜下曲张静脉硬化治疗或套扎术。⑤预防措施：针对已有食管胃底静脉曲张但尚未出血者建议采取一级预防，具体为以 β 受体拮抗剂如普萘洛尔（心得安）为首选的药物；而对已发生过食管胃底静脉曲张出血的患者，为预防再出血可以行内镜下食管曲张静脉硬化治疗或套扎术预防再次出血。

（3）自发性腹膜炎：①加强营养支持治疗。②选用主要针对革兰阴性杆菌兼顾革兰阳性球菌的抗菌药物，常用的有氨苄西林、甲硝唑等，同时要避免使用对肝有损伤的抗生素。③如有腹水形成，必要时还需放腹水。

（4）肝性脑病：①祛除诱因：对于肝性脑病患者，感染是最常见的诱发因素，其他诱因还包括消化道出血、水电解质紊乱等。②限制蛋白质饮食。③药物治疗：口服乳果糖使肠道吸氨量减少，门冬氨酸、鸟氨酸及支链氨基酸可拮抗相关毒素；同时还应积极防治脑水肿。

（5）其他并发症治疗：胆石症以内科保守治疗为主。门静脉血栓形成可采用抗凝、溶栓、TIPS 等治疗。

5. 外科手术：包括治疗门静脉高压的各种分流、断流及限流术。

6. 肝移植手术：对于常规药物和外科治疗无效的终末期肝病患者，肝移植是唯一可以恢复正常肝功能，且治愈门静脉高压的方法，但价格昂贵，器官供体有限，且肝移植手术也有一定的失败率。

七、肝硬化患者该如何预防呢？

一旦发展成肝硬化，疾病将无法治愈。因此，预防肝硬化的发生，防患于未然尤为重要（图 4 - 30）。

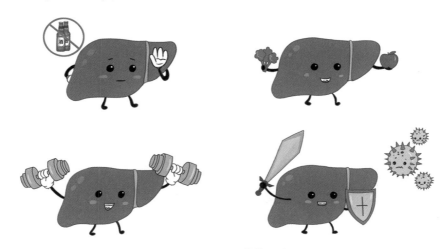

图 4 - 30　肝硬化的预防

1. 少饮酒、不饮酒：酗酒是引发肝硬化的重要原因。如果已经患有肝病，更应避免饮酒。

2. 平衡饮食：多吃水果、蔬菜，减少高脂肪、高油食物的摄入。适量饮用咖啡也可降低肝硬化风险。

3. 保持健康体重：过多的脂肪会损伤肝脏，通过适当的运动、合理的饮食来保持健康的体重非常重要。

4. 预防肝炎病毒感染：通过注射疫苗、避免病毒传播的高危行为和早期筛查，来预防、早期发现肝炎病毒感染，从而有效预防病毒性肝炎的肝硬化。

5. 避免应用损害肝脏的药物，同时也避免接触工业有毒物质，这些物质可进入血流损害肝脏。

6. 定期体检：如定期胃镜检查，发现食管静脉曲张等应及早就医治疗。

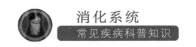

八、肝硬化患者该如何进行饮食管理?

1. 禁烟、酒,特别是高浓度的烈酒。

2. 选择新鲜、细嫩和易消化,且高热量、高蛋白质、富含维生素的食物。如可选用去刺去骨的鱼类及奶类、蛋类、豆制品、瘦肉、新鲜蔬菜与水果等。少吃韭菜、黄豆等易胀气的食物。

3. 避免食用过多油煎、油炸的食物及多油的花生、核桃、瓜子等食物。建议食用低脂肪、低胆固醇膳食,如鸡肉、虾肉、清蒸鱼、豆类、燕麦等。

4. 禁用辣椒、芥末、胡椒、咖啡等有刺激性的调味品,且避免腌制、生硬、粗糙、过烫的食物,宜选用温软食物,肉类食品必须充分煮烂。对所有食物都必须细嚼慢咽,嚼碎嚼烂,尤其是患有食管或胃底部静脉曲张的患者,更应如此。

5. 如凝血机制差、脾功能亢进者,可多吃些富含胶质的食物,诸如肉皮冻、炖蹄筋、海参等。又如患有贫血者,可选用肝泥、菜泥、枣泥、桂圆、小豆粥等含铁多的食物。

6. 如患者合并腹水,应限制饮水量,且要低盐饮食。多吃鱼汤(鲤鱼或鲫鱼)、羊奶、西瓜、冬瓜等食物,有利于利尿、排水、消肿。

7. 如患者合并肝昏迷时,应限制蛋白质的摄入,三餐应以蔬菜为主。

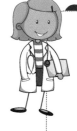

敲黑板,划重点!

肝硬化是各类慢性肝病发展形成的。早期肝硬化没有症状或症状轻微,当疾病恶化时,患者往往会出现黄疸、水肿、出血等,还会出现一系列严重的并发症。对于肝硬化的治疗,如果不针对病因治疗,肝硬化几乎很难控制,治病必先治本,不能单纯的对症治疗。一旦各种慢性肝病的病情发展到肝硬化阶段,治疗将颇为棘手,不可治愈也不可逆转,预后差,严重影响生活质量。日常生活中限制饮酒、平衡饮食及预防肝炎等,可预防肝硬化的发生!

一位肝硬化患者的故事

李叔叔今年57岁了,6年前因为经常感到胀气、乏力来医院消化科就诊,查出乙肝+肝硬化代偿期,一直长期口服恩替卡韦和保肝药等控制病情。前4年多他定期复查，病情一直控制得还算稳定，可能正因为如此，他对自己患的肝硬化逐渐不再像以往那样上心，恩替卡韦有时吃完了也没有及时去买，导致他后期吃药极其不规律，甚至有小半年的时间完全没有吃药，也没有来医院复查。

后来的半年里他发现自己逐渐出现小腿浮肿，随后蔓延到脚、大腿、眼皮，可能脸也有些肿，但是不太看得出来。那阵子他总觉得胃胀、胃疼，连续吃了好几天的奥美拉唑；有时还有严重便秘的情况，脸色也变得暗淡。在入院前3天还反复吐了几次鲜血，解了几次柏油样大便。

但是因为李叔叔以前就有一点静脉炎，所以腿部浮肿的情况他自己一直也没太放在心上；他喜欢在外面钓鱼，脸也晒得很黑，所以脸色不好也看得不明显；胃疼和便秘是老毛病，年轻的时候就有，也就更加没有在意。直到自己最近发生吐血症状，才来到医院住院检查。

在医院做了腹部超声、肝纤维化测定、胃镜检查及肝功能检查、肝炎病毒病原学检查、自免肝等一系列检查后，提示李叔叔存在食管胃底静脉曲张，甚至还有轻度的腹水，种种检查结果显示李叔叔的肝硬化已经进展到失代偿期阶段了。医生告诉他，这次病重就是因为他擅自停药，结果病毒爆发性增长，加速了肝硬化的进展。这时的李叔叔真是悔不当初啊！可惜时间也不能倒流，现在他唯一能做的只有积极配合治疗了。于是经过内镜下的食管胃底曲张静脉治疗和一些利尿、保肝退黄、恩替卡韦抗病毒及营养支持等治疗后，李叔叔的状态慢慢恢复了许多。目前也没有再吐血、解黑便，腿部没有出现浮肿，脸色也恢复了，白了很多，眼球也不再发黄，也没有怎么说胃疼了。

出院时，医生再次叮嘱他：抗病毒药吃了就不能停，不要抱着侥幸的心理认为多吃一顿少吃一顿没什么影响，并且生冷坚硬的食物也不能吃，防止再次出现消化道出血。如果反复在疾病的边缘疯狂试探，不仅可能再次加重病情，还可能进一步发展为肝癌，或者是由于严重并发症直接导致死亡，到那时就得不偿失、追悔莫及了！

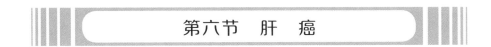

第六节 肝 癌

一、什么是肝癌？

肝癌是指发生于肝脏的恶性肿瘤，包括原发性肝癌和转移性肝癌两种。原发性肝癌是指发生在肝细胞或肝内胆管的恶性肿瘤，而转移性肝癌的发生主要是由于我们的肝脏接受肝动脉和门静脉双重血供，血流量异常丰富，全身各脏器的恶性肿瘤大都可转移至肝脏。此外，肝癌同其他肿瘤一样，具有侵袭及转移的特性，最常发生的是肝内转移及肺转移（图4-31）。

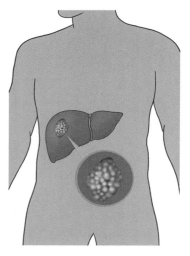

原发性肝癌作为我国最常见的恶性肿瘤之一，其按细胞分型可分为肝细胞型肝癌、胆管细胞型肝癌及混合型肝癌，其中肝细胞癌占肝癌总数的85%~90%，因此我们通常所说的肝癌主要指的是原发性肝细胞癌。

肝癌是目前我国排名第4位的常见恶性肿瘤及排名第2位的肿瘤致死病因，严重威胁我国人民的生命和健康。根据WHO估算，2018年全球肝癌新

图4-31　肝癌

发病例约为84.1万例，我国肝癌发病人数占全球病例的46.7%。目前我国肝癌患者5年总体生存率不足15%，死亡率为20.4/10万，占全世界肝癌死亡人数的40%。同时，大多数肝癌患者在诊断时已属中晚期，病情复杂，预后差，还具有农村发病高于城市，男性高于女性，且随着年龄增长发病率也逐渐升高等特点。另外，不同于西方国家和地区，我国肝癌患者多数存在慢性乙型肝炎病毒感染和由此引起的肝硬化背景，约85%患者伴有HBV感染，仅约10%伴有HCV感染，而欧美国家及日本等约70%肝癌与乙醇、HCV感染相关。

二、肝癌的幕后黑手

引起肝癌的病因主要如下。

1. 病毒性肝炎：我国慢性病毒性肝炎是原发性肝癌诸多致病因素中最主要的病因。原发性肝癌患者中约有1/3的患者有慢性肝炎史。特别是HBV、HCV与肝癌高度相关。

2. 肝硬化：在我国，原发性肝癌主要在病毒性肝炎后肝硬化的基础上发生；在欧美国家，肝癌常在酒精性肝硬化的基础上发生。自身免疫性肝病、药物性肝炎、非酒精性肝病所致的肝硬化等也会发展成肝癌。肝炎、肝硬化、肝癌往往呈衔接紧密的"三部曲"。

3. 吸烟、饮酒：长期大量饮酒易导致酒精性肝病，在此基础上形成的肝纤维化、肝硬化，都可以引起肝癌的发生。

4. 黄曲霉毒素：玉米、花生和花生油等霉变后易染上黄曲霉菌，黄曲霉毒素

的代谢产物具有强烈的致癌作用，可以通过人体内原癌基因的表达引发肝癌。

5. 藻类毒素：藻类毒素有促癌作用，而池塘中生长的蓝绿藻可以产生藻毒素。某些地区居民把池塘水作为日常生活饮水，由此导致了肝癌的发生。

6. 其他：一些化学物质如亚硝胺类、偶氮芥类、有机氯农药等，以及某些人体寄生虫如华支睾吸虫等，也是导致肝癌的原因之一。同时，微量元素如硒等的缺乏也与肝癌的发生有关。另外，肝癌常有家族聚集现象（图4-32）。

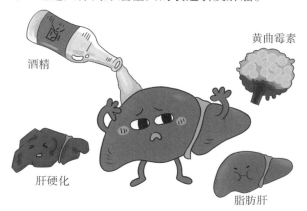

图4-32 肝癌的常见病因

三、肝癌的高危人群有哪些?

1. 男性：男性比女性更常见，尤其是年龄大于40岁的人群。

2. 有慢性肝炎病史人群：肝炎、肝硬化、肝癌往往呈衔接紧密的"三部曲"，因此慢性肝炎患者，尤其是慢性乙肝及丙肝患者，是发生肝癌的主要高危人群之一。

3. 肝硬化人群：肝硬化患者同慢性肝炎患者是肝癌的主要高危人群，这些人群应定期随访观察。

4. 饮食不洁者：长期进食霉变食物、含亚硝酸盐的腌制食品等都是促发肝癌的重要因素之一。

5. 饮酒、吸烟等不健康的生活方式人群：酗酒会导致酒精性肝硬化，增加肝癌的发生风险，吸烟也会明显增高肝癌发生风险。

6. 肝癌家族史：肝癌不属于遗传病，因此不会遗传。但该病却有着一定的遗传背景，家庭成员中有肝癌患者，其直系亲属患肝癌的可能性就要比正常人群高，出现"家族聚集现象"。

四、得了肝癌，会有哪些症状呢?

原发性肝癌起病隐匿，早期症状及体征不明显，或只有乏力、消瘦、厌食等非特异性症状，难以引起患者重视，临床上也难以发现，故也称之为亚临床期。

出现典型及明显临床症状时，多已进入中、晚期，此时肝癌患者常常会有肝区持续性胀痛或钝痛，逐渐加重，有时还可在体表摸到质地坚硬，表面凹凸不平的肿大肝脏。此时，患者还常伴有消化道症状，如食欲减退、上腹饱胀、恶心、呕吐、腹泻、消化道出血等；有基础性肝病的非特异性表现，如皮肤和巩膜黄染、皮肤瘙痒、蜘蛛痣、肝掌、腹壁静脉曲张、脾大、腹水等；也有肿瘤的全身表现，如进行性乏力、消瘦、发热、营养不良和恶病质等；还有出血倾向，如鼻出血、牙龈出血、皮下淤斑等；有时还会有伴癌综合征，如自发性低血糖、红细胞增多、高钙血症、高脂血症等。

肝癌一旦进入中晚期后，病情进展迅速，在终末期往往还会出现肝性脑病，也就是肝昏迷（图4-33）。

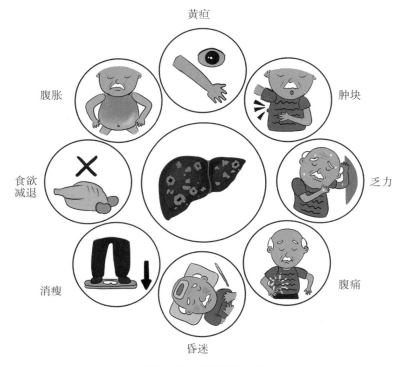

图4-33 肝癌常见症状

五、如何诊断肝癌？

越早诊断发现肝癌并进行治疗，对于患者来说可以取得较为理想的治疗效果，甚至可能治愈肝癌。肝癌的诊断方法主要包括以下检查，其临床价值各不相同（图4-34）。

1. 抽血检查：主要为血液肿瘤标志物——甲胎蛋白（AFP）的检查。AFP是诊断肝癌的特异性标志物，现已广泛用于肝癌的普查和诊断，还可用于肝癌的预后及疗效的评价。AFP > 400 微克/升为诊断肝癌的条件之一，对于 AFP 逐渐升高不降或 > 200 微克/升，且持续 8 周，可结合影像学及肝功能变化综合分析诊断。

不过，正常怀孕的女性，少数肝炎和肝硬化、生殖腺恶性肿瘤患者 AFP 也会升高，但升高程度不如肝癌。另外，有些肝癌患者的 AFP 水平可以是正常的，因此不能单一凭借 AFP 来诊断肝癌，必须同时进行影像学检查来提高准确性。

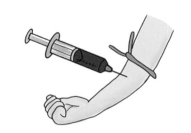

抽血检查

2. 影像学检查：

①超声检查为肝癌筛查的首选方法，可以显示肿瘤的形态及大小和部位，能检测出直径大于 1 厘米的占位病变，且方便又实惠。

②CT 也是非常重要且普遍的检查手段，但对直径小于 2 厘米的肝癌，由于其密度近似正常肝脏，因此 CT 很难发现这类小肝癌。另外，行增强 CT 检查时可以发现肝癌有典型的"快进快出"表现。

CT检查

③核磁共振（MRI）检查对诊断小肝癌及对良性、恶性肝内占位，尤其与血管瘤的鉴别有较大优势，同时由于其无放射性，可以短期重复检查。

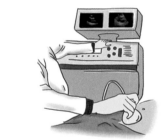

④选择性肝动脉造影：为有创检查，适用于增强 CT/MRI 难以确诊的小肝癌。

超声检查

⑤必要时还可行无创的 PET - CT 检查，用于了解肝癌是否发生肝外转移，有利于临床分期，但价格较昂贵。

3. 病理学检查：超声或 CT 引导下的肝穿刺活检可以取出部分肿瘤组织，病理学检查是确诊肝癌最可靠的方法。

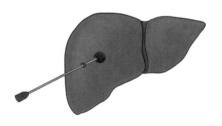

肝组织活检

图 4 - 34　肝癌常见检查方法

综上，满足下列三项中的任何一项，即可诊断为肝癌：①具有两种典型影像学（超声、增强 CT/MRI、选择性肝动脉造影）表现，病灶 > 2 厘米；②一项典型的影

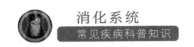

像学表现，病灶＞2厘米，AFP＞400微克/升；③肝脏穿刺活检检测出肿瘤。

六、得了肝癌该如何治疗呢？

早期肝癌经过手术切除后，预后良好。但由于肝癌对放疗及化疗均不敏感，再加上大部分肝癌患者等到症状明显时才就诊，此时往往已处于中晚期，失去手术机会，导致大多数患者总体疗效较差。肝癌的预后与很多因素有关，特别是分期、具体的病理类型及肝脏的基础状况等。早发现、选择合理治疗方案，对于肝癌患者来说至关重要。

肝癌的治疗方法有以下几种：常用的方法有手术切除、肝移植，血管介入，射频消融等。

1. 手术治疗：目前根治原发性肝癌首选的、最好的手段仍是手术治疗，主要包括根治性手术切除术、姑息性手术切除术和肝移植术。

①根治性手术切除术：手术只会将肝脏肿瘤和周围部分的肝脏组织切除，从而尽可能地保留正常肝组织，但往往只适合于肝脏单个小肿瘤或多个肿瘤局限于肝脏某一部分，且无侵袭转移，肝功能较好的早中期患者。凡有手术指征者均应积极争取手术切除，但由于手术切除仍有很高的复发率，因此，手术后宜加强综合治疗与随访。

②姑息性手术切除术：对于已有血管、淋巴结及肝外器官转移的患者，实施姑息性手术切除，可以达到减瘤的效果，即使不能被治愈，但也可以在一定程度上缓解症状，延长生存时间，减轻痛苦，改善生活质量。

③肝移植术：对于不能手术切除的患者，也可选择行肝移植术。但肝移植由于供体、费用和术后护理等问题，目前只占极少的比例。

2. 局部治疗：局部治疗包括射频消融治疗（RFA）、无水酒精注射疗法（PEI）、肝动脉栓塞治疗（TAE）等。尽管外科手术是肝癌的首选治疗方法，但因肝癌患者大多合并有肝硬化，或者在确诊时大部分患者已达中、晚期，大多已失去手术机会，因此局部治疗是目前非手术治疗中、晚期肝癌的常用方法。

射频消融主要是在CT或超声定位引导下，将射频针穿入肝癌病灶，利用高温"烫死"癌细胞，是肝癌治疗中最常用的消融方式，创伤相对较小，对肝脏损害较轻，可反复应用。类似的，无水酒精注射疗法，主要是将无水酒精导入肝肿瘤内，使其凝固坏死，从而杀死肝癌细胞。而肝动脉栓塞治疗属于介入治疗，就是通过向供应肝肿瘤营养的血管内注入药物，堵塞为肿瘤提供氧气和营养的动脉，从而抑制或杀死肝癌细胞。目前，肝癌的介入治疗是非手术治疗肝癌的主要治疗方法之一。

3. 放疗：放疗通过高能射线照射肿瘤进而杀死肿瘤细胞。一般认为肝癌的放疗往往只能起到辅助治疗的作用，只能控制肝癌的局部生长，难以达到治愈的目的。但随着精准放疗的诞生，对于小部分肝癌有时也可能达到手术切除或消融治疗相同的效果。目前临床仍趋向于用放疗联合化疗，若同时结合中药或其他治疗，效果更好。

4. 化疗：肝癌细胞对化疗药物不敏感，所以一般不主张全身化疗，但介入化疗有着较好的疗效。

5. 分子靶向药物治疗：靶向治疗能够针对致癌突变进行治疗，在肝癌的治疗中，晚期患者首选靶向治疗。靶向药物可以单用，也可以和其他治疗方式联合使用，目前临床常用的靶向药物为索拉非尼。

6. 中药治疗：中药也是肝癌治疗的方式之一，可以减轻肝癌放疗、介入、化疗等的毒副作用，改善肝癌患者的免疫功能，此外，中医治疗可改善肝癌患者的消化功能，促进肝癌手术后的恢复。

7. 其他治疗：肝癌的治疗方法还有免疫治疗、生物治疗及综合治疗等。此外，肝癌患者在抗癌治疗的同时，还需针对肝脏本身的基础疾病进行积极治疗，如乙肝病毒感染患者在手术、局部治疗时，均需坚持抗病毒药物的治疗。肝移植患者需终身使用免疫抑制剂。

七、肝癌该如何预防呢？

肝癌的预防主要包括病因预防（一级预防）和早诊早治（二、三级预防）。其中病因预防主要如下。

1. 防肝炎：健康人群要避免肝炎病毒感染，尤其是乙肝病毒，要及时接种乙肝疫苗、定期检查，预防乙肝的发生，从而有效预防肝癌。

2. 戒烟戒酒：吸烟和饮酒都会增加肝癌的发生风险，戒烟、戒酒能降低风险。

3. 改变不良生活方式，维持健康体重：定时、定量进食，按时休息，适当活动、锻炼，避免过度劳累。对于超重和肥胖人群，减重并维持在正常体重，不仅能降低脂肪肝、糖尿病等疾病的发生风险，还能预防肝癌。

4. 远离致癌物质：避免吃可能含黄曲霉毒素的食物（如发霉的花生、小麦、大豆、玉米等），同时也要避免饮用污染水，此外还应远离氯乙烯等致癌毒物。

5. 积极治疗肝脏基础疾病并密切随访：对于存在肝炎、酒精肝、脂肪肝及肝硬化等疾病的人群，积极治疗疾病，能降低肝癌的发生风险，同时应定期随访，至少每6个月复查腹部超声及甲胎蛋白，必要时行增强CT检查，对不能确诊的结节行肝穿刺活检，警惕肝癌发生，争取早发现、早治疗（图4-35）。

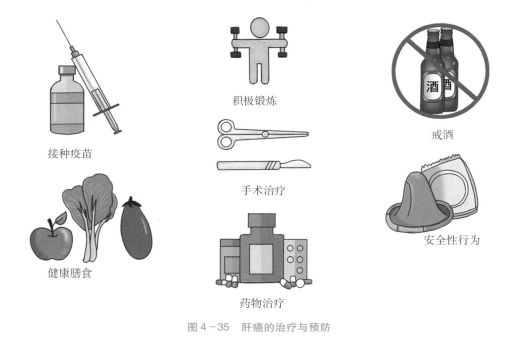

接种疫苗

积极锻炼

手术治疗

戒酒

健康膳食

药物治疗

安全性行为

图4－35　肝癌的治疗与预防

八、肝癌患者该如何进行饮食管理？

肝癌患者往往食欲差，进食量少，总体消耗较大，必须保证有足够的营养，保持膳食平衡。

1. 食物应新鲜、可口、易消化：推荐的适宜食物有脱脂牛奶、酸奶、鸡蛋、豆腐、豆浆、淡咖啡、淡茶、鲜榨果汁、普通的谷类食物（米、面）、全麦面包、各类蔬菜（韭菜、芹菜、茼蒿等除外）、去皮的家禽（鸡、鸭等）、鱼、瘦猪肉、瘦牛肉、瘦羊肉等。

2. 多吃抗癌食物：如茄子、苦瓜、南瓜、地瓜、海带、萝卜、番茄、西蓝花、洋葱等。

3. 多食用护肝食物：如大枣、梨、大蒜、芥菜、花菜、黄瓜、胡萝卜、海椒、李子、葡萄、猕猴桃、豆制品、绿豆、鸡蛋、带鱼等。

4. 宜采用少食多餐的进食方式：肝病患者每日可用4～6餐，除三次正餐外，两次正餐间可进行少量加餐，每餐进食量不宜太多，以减少肝脏负担。

5. 戒烟、禁酒，不宜过多进食的食物有：油炸和油煎食物（烧烤、油饼、油条、炸糕、炸鱼、炸肉等）、香肠、辛辣食品和刺激性调味品（辣椒、芥末等）、腌制食物（泡菜、酸菜等）、干果（瓜子、核桃、花生等）、含食品添加剂多的饮料等。

6. 腹胀时，应少吃产气食物，包括生黄豆及其他产气食物；肝功能损害严重的患者不宜大量进食富含高膳食纤维的食物，包括魔芋、玉米面、韭菜、芹菜、燕麦、荞麦等。

7. 手术后患者需从无脂肪流质饮食开始，以淀粉类食物为主，包括米汤、米粥、藕粉、果汁等，其后，逐渐过渡到低脂半流质饮食和低脂软饭。之后宜选择蛋白质丰富而低脂的食物，包括鱼、虾仁、鸡蛋清、瘦鸡肉、豆腐、豆浆、新鲜蔬菜及水果等，都是此阶段适合的食物种类。

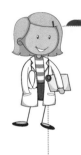

敲黑板，划重点！

肝癌为发生于肝脏的恶性肿瘤，好发于中老年男性，与饮酒、病毒性肝炎、食用霉变食物及遗传等有关，肝癌的预防也应着重从以上方面入手。肝癌患者早期通常无明显症状，晚期则出现肝区疼痛、发热、乏力等症状。早期患者通过手术切除肿瘤有治愈可能，中晚期需结合患者体质、肿瘤转移情况综合选择治疗方案，治疗复杂，效果差异大。因此早发现、早治疗是关键！

一位肝癌患者的故事

孙爷爷在 2020 年春节过后，就时常感到肚子痛，腹泻，但他以为是过年期间吃坏了肚子引起的，就在门诊开了些胃药和止泻药来吃。之后腹泻的症状好些了，但时不时还是会有腹胀、腹痛发生。随后的一段时间里，孙爷爷总觉得自己胃口不太好，吃得越来越少，使原本就比较瘦的身体在 2 个月内变得更加消瘦。于是他去了当地乡镇医院检查，具体检查结果已记不清了，当地医生建议孙爷爷转上级医院诊治。但张爷爷却害怕去医院，怕自己检查出什么大病拖累儿女，就一直拖着没去进一步检查治疗，平时腹痛也就去小药店买点胃药来吃。

一直到 2020 年的 7 月，张爷爷实在是因为肚子痛得忍不住了，才在老伴的陪同下来到医院消化科就诊。在门诊做了 B 超、CT、肝功能和 AFP 检查后，影像学提示，孙爷爷的的肝脏上有十几个大小不等的病灶，考虑肝癌可能性大，于是医生建议张爷爷住院治疗。住进医院后，张爷爷说自己老是腰背痛，于是先后进行了增强 CT、骨扫描、肝穿刺和肝动脉造影等相关检查。检查结果提示，孙爷爷的肺部和骨均存在转移病灶，造影结果显示肝脏的最大病灶有 6.8 厘米×6.2 厘米，而活检组织又做了病理学检查和基因检测。根据检查结果，医生明确了孙爷爷晚期肝癌

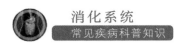

的诊断，已经失去了早期手术治疗的机会。将孙爷爷病情告知了他儿女后，儿女们一致决定不告诉孙爷爷真实病情，并要求医生积极进行非手术治疗来延缓病程进展。对张爷爷病情综合评估后，医生对他进行了介入治疗、靶向药物和一些护肝、强效镇痛及营养支持治疗。经过治疗的孙爷爷症状慢慢好转了许多，之后便出院了。

但出院2个月后，孙爷爷因为严重的腹痛、腹水、肺部感染再次住进了消化科。进行了长时间的抗感染、放腹水、吗啡镇痛等处理后，症状缓解不明显，孙爷爷什么东西也吃不下，精神也大不如从前，神志也时不时地迷迷糊糊。孙爷爷开始变得有些抵触医院，因为家人并没有告诉他真实病情，他就认为在医院那么久也没什么效果，在医院住着也不舒服，情绪很不好。于是，儿女们经过商量后，决定带孙爷爷出院，尽量满足他的要求，只要他舒服高兴就行。最后，张爷爷带着一些止痛、利尿、抗感染等对症治疗的药物，出院回家休养了。

确实如此，对于晚期癌症来说，除了治疗，病人可能更需要的是陪伴，是有尊严地度过余下的时光，愉悦的心情最重要，说不定就会有奇迹的发生。

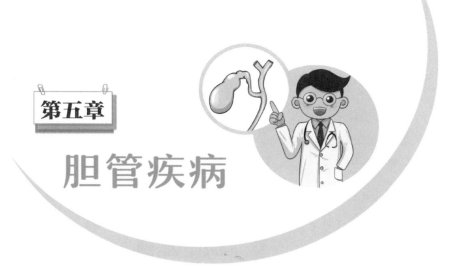

第五章

胆管疾病

一、胆道是什么？

胆道，顾名思义，就是胆汁流通的通道。具体来说就是：肝细胞分泌出的胆汁，长时间一点一滴地积累起来，通过大大小小的一套管道系统来运输，最后排入十二指肠内，这一套管道系统称为胆道。胆道系统主要包括储存胆汁的胆囊和运输胆汁的胆管。总的来说，胆道系统就像是一颗大树，由许多小分支汇合成主干，最后通向十二指肠（图5-1）。

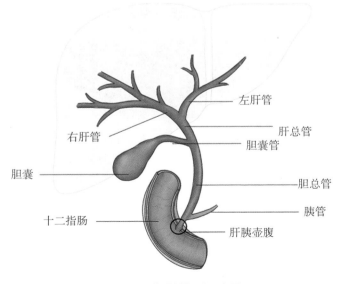

图5-1　胆道"树"形示意图

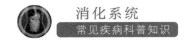

二、胆囊在哪儿？

胆囊是位于右上腹的一个器官，藏在右下叶肝脏的怀抱里，在那里有一个专属于它的胆囊窝。胆囊的形状像一个横卧的小鸭梨或一个小葫芦，是一个空腔器官，长 8 ~ 12 厘米，宽 3 ~ 5 厘米，容量 40 ~ 60 毫升，全身呈现墨绿色。与胆囊毗邻的器官主要有胃窦、十二指肠、横结肠和胰腺等。

三、胆囊是怎样构成的？

胆囊可以分底、体、颈、管 4 部分（图 5 - 2）。

胆囊底是胆囊最膨大且常常从肝脏右前下方漏出的圆润盲端，胆囊底在我们体表投影的位置相当于右锁骨中线与右肋弓交点附近。

胆囊体是胆囊的中间主体部分，与底之间并没有明显界限，向后逐渐变细。

胆囊颈是胆囊体的狭窄延续。胆囊颈迂曲狭细，略作 S 状扭转，即开始向前上方弯曲，继而转向后下方续为胆囊管。在胆囊颈的右侧壁常有一突向后下方的小囊，称为 Hartmann 囊，胆囊结石常在此处滞留。

胆囊管由胆囊颈斜向下延续而来。胆囊管比胆囊颈稍细，长 3 ~ 4 厘米，直径 0.2 ~ 0.3 厘米，与肝总管汇合形成胆总管。

胆囊内面衬以黏膜，其中底部和体部的黏膜呈蜂窝状，而衬于颈部和管部的黏膜呈螺旋状突入腔内，称螺旋襞（Heister 瓣），可控制胆汁的流入和流出。有时较大的结石，也会由于螺旋襞的阻碍而嵌顿于此。

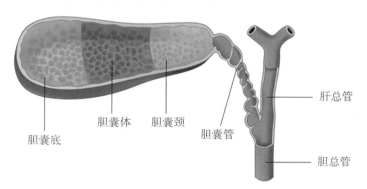

图 5 - 2　胆囊的底、体、颈、管

四、胆管是怎样的？

胆管可分为肝内胆管和肝外胆管。人的胆管从上往下，在出肝脏之前形成如"丫"字上半部分分叉的左肝管和右肝管，医学上将左、右肝管以上的胆管称为肝内胆管；而左、右肝管汇合后出肝脏，在肝脏外汇聚成如"丫"的下半部分的肝总管，医学上将肝脏外面的胆管称为肝外胆管。

胆总管由肝总管与胆囊管汇合而成，一般长4~8厘米，直径0.6~0.8厘米。一般胆总管直径超过1.0厘米，就可以认为是病理状态。

胆总管下行在十二指肠后内侧壁与胰管汇合，形成一略膨大的共同管道，类似于茶壶的肚子，因而称为肝胰壶腹。肝胰壶腹开口于十二指肠大乳头，少数情况下，胆总管未与胰管汇合而各自开口于十二指肠腔。

在肝胰壶腹周围有环形平滑肌包绕，在胆总管末段及胰管末段周围也有少量环形平滑肌包绕，以上三部分括约肌统称为奥狄氏（Oddi）括约肌，它对胆汁和胰液不仅有"闸门"样控制排放的作用，还有"泵"样抽吸和防逆流的作用（图5-3）。

奥狄氏括约肌在不进食时保持收缩状态，使肝脏分泌的大部分胆汁不至于一路向下流入肠道，而是经肝左右管、肝总管、胆囊管后储存在胆囊内；进食时，奥狄氏括约肌舒张，使胆汁自胆囊内经胆囊管、胆总管、肝胰壶腹、十二指肠大乳头，排入十二指肠腔内，同时胰液也排入十二指肠腔（图5-4）。

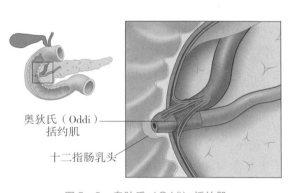

图5-3 奥狄氏（Oddi）括约肌

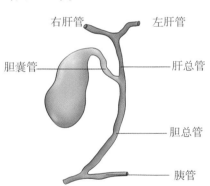

图5-4 胆汁流经通路

五、什么是胆汁？

胆汁是由肝细胞分泌的一种具有苦味的有色体液，也是胆道内的消化液。约75%的胆汁由肝细胞生成，25%由胆管细胞生成。从肝脏刚产生的新鲜胆汁称为肝胆汁，呈金黄色；而存储在胆囊的胆汁称为胆囊胆汁，因胆汁浓缩而呈深绿色（图5-5）。

胆汁大部分由水构成（肝胆汁中水约占97%），在水中溶有许多种物质，包括胆盐、胆固醇、胆色素、肝

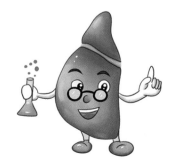

图5-5 胆汁

磷脂和各种无机盐等。胆汁没有消化酶,其消化作用主要靠胆盐。胆盐分子一端亲水,一端亲脂,可以把大块的脂肪分散成许多小型的脂肪微粒,这叫乳化作用。胆盐还可以激活胰脂肪酶,还可以和脂肪酸、脂溶性维生素结合成水溶性复合物,并促进这些物质的吸收。胆汁中的胆色素是血红蛋白分解的产物,包括胆红素和它的氧化物。

肝脏每时每刻不断地生成胆汁,每天分泌的胆汁有 800~1 000 毫升,随着人们的活动、饮食质量及饮水量的不同而略有变化。进食时可引起胆汁分泌增加,其中高蛋白质食物可使胆汁分泌量增加更多。

六、胆管和胆囊的功能有哪些?

在胆汁通路中,不同的结构负责不同的功能。

胆管就是胆汁流动的通路,其主要功能是将肝脏分泌的胆汁收集起来并输送到胆囊或十二指肠。在未进食状态下,胆汁通过胆管运输到胆囊储存起来;消化食物时,储存在胆囊里的胆汁则又通过胆管流入十二指肠帮助消化食物。

胆囊是人体中重要的消化器官,它的主要功能主要有以下几点。

1. 储存胆汁:肝脏一天 24 小时都在不停地产生胆汁,而我们的肠道只在进食消化期间才需要胆汁,因此在非消化期间,胆汁就储存在胆囊内,当消化需要的时候,胆汁从胆囊中排出,所以,胆囊被称为是"胆汁仓库"。

2. 浓缩胆汁:肝脏每天要制造 800~1 000 毫升的胆汁,而我们胆囊的容量却仅有 40~60 毫升,那么小小的胆囊是如何做到存储如此多的胆汁呢?这就不得不说说胆囊的浓缩作用:它可以将金黄色的碱性的肝胆汁中的大部分水和电解质由胆囊黏膜吸收回血液,浓缩成精华,留下主要参与食物消化、吸收的有效成分储存在胆囊内,金黄的肝胆汁也因浓缩变成棕黄色或墨绿色的弱酸性的胆囊胆汁。至此,原本稀薄的胆汁就被浓缩了 40~60 倍。

3. 排泄胆汁:进食 3~5 分钟后,食物会刺激肠道分泌一种叫胆囊收缩素的激素。胆囊收缩素有收缩胆囊和舒张胆总管下端及奥狄氏括约肌的作用,能促使胆汁排泄至十二指肠,以促进食物的消化和吸收。在排出胆汁的同时,胆道内的细菌也被一并排出。

4. 分泌功能:胆囊黏膜每天能分泌约 20 毫升的黏液性物质,这些黏液性物质可以保护胆囊黏膜免受胆汁的侵蚀和溶解,并使胆汁容易通过胆囊管,还能提高胆道系统的免疫能力。

5. 调节胆道内压力:肝脏每天要制造大量胆汁,这些胆汁会持续不断地排入肝外胆管和胆囊,此时胆囊的胆汁储存作用可以很好地调节胆道内的压力。当肝内外胆道压力增高时，胆囊可以容纳和浓缩更多的胆汁，以维持胆道内的压力平衡。

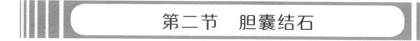

第二节　胆囊结石

一、身体的"定时炸弹"——胆囊结石

胆囊结石是在胆囊内产生的结石（图 5 - 6）。那么为什么胆囊内会长结石呢？这就要从胆汁说起了：胆囊就像是一个"蓄水池"，装满了肝脏源源不断地输送过来的胆汁，进行浓缩。正常情况下胆汁中的胆固醇、胆红素、胆盐等成分处于一种平衡的稳定的溶解状态，不会产生沉淀，但如果这种平衡被打破，胆汁中的某些成分就会析出形成沉淀，并为以后结石的形成埋下隐患，但"魔高一尺道高一丈"，胆囊的扩张与收缩会及时将稠厚的胆汁排出，使带有沉淀的胆汁难以在胆囊沉积太久，起到防微杜渐的效果。然而当胆囊收缩功能下降时，它的工作效率就会大大降低，无法及时排出陈旧的胆汁，久而久之，这些沉淀就像"滚雪球"似地越积越多、越积越大，最终形成结石（图 5 -7）。

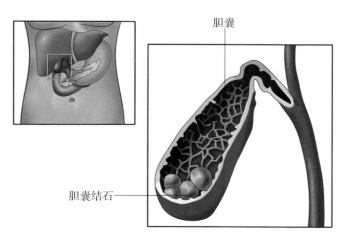

图 5 - 6　胆囊结石

由此可见，胆囊结石的形成其实是一个由量变到质变的过程，所以古人云"流水不腐，户枢不蠹"，流通性好的胆汁才不会孕育结石！

胆囊结石是一种世界范围内的常见病、多发病，其发病率总体呈上升趋势。国内报道，成人胆囊结石的患病率为 2.3% ~6.5%，其中女性胆囊结石的患病率高于男性，男女比为 1:（1.07 ～ 1.69）。一项覆盖 24 个省市的针对体检人群的大型调查显示：20 ～ 29 岁人群胆囊结石的患病率为 1.1%，30 ～ 39 岁人群胆囊结石的患病率为 2.6%，40 ～ 49 岁人群胆囊结石的患病率为 4.4%，50 ～ 59 岁人群胆囊结石的患病率为 8.0%，60 ～ 69 岁人群胆囊结石的患病率为

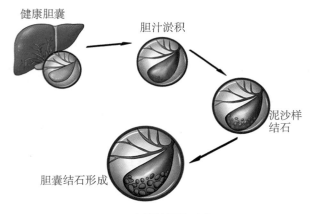

图 5-7　胆囊结石的形成

8.3%，70 岁以上人群胆囊结石的患病率为 11.2%。由此可见，我国胆囊结石患病率随年龄增长而上升，而发病高峰主要为 50 岁以后。

二、胆囊结石的分类是怎样的？

走进胆囊结石的世界，所呈现出的五光十色、千姿百态的结石一定会使你惊叹不已。那颜色，有的洁白如玉，有的漆黑似墨，但常见的结石还是以深黄色或棕褐色多见；那形状，有的似鹿角，有的似棍棒，还有的为三角状、多面形等，但以圆形或椭圆形多见。为了更好地分辨这些光怪陆离的结石，我们按结石所含成分不同，将其分为以下几类（图 5-8）。

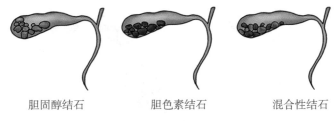

胆固醇结石　　　　　　胆色素结石　　　　　　混合性结石

图 5-8　胆囊结石分类

1. 胆固醇结石：胆固醇结石以胆固醇为主要成分，是由于胆汁中所含的胆固醇过多，溶解不掉而逐渐沉积形成。胆固醇结石往往是单个、较大的结石，质地坚硬，表面光滑，呈圆形或椭圆形，外观呈淡黄色或灰黄色，但 X 线平片检查时往往不能显示出来。

2. 胆色素结石：胆色素结石主要由胆色素、钙盐、细菌、虫卵等组成。胆色素结石的质地柔软易碎，大小不等，小的如泥沙，大的如黄豆大小，外表多为黑色或棕红色，一般数目较多，常常随胆汁的排放而流动，成为胆总管结石。X 线平片

检查时大多也无法显示。

3. 混合性结石：不论是胆色素结石还是胆固醇结石，在结石形成后，又可以在原来的结石外面，再有胆固醇或胆色素、钙盐等的沉积，从而形成胆色素—胆固醇混合性胆石。混合性结石常为多个，大小不一，由于所含成分比例不同，可表现的颜色和形状也就不尽相同，一般多为球形或多面形，颜色可以是灰白色，也可以是黑色。X线平片检查时常可以观察到。

总的来说，胆囊结石主要为胆固醇结石或混合性结石，而胆管结石则以胆色素结石多见。在我国，随着饮食和卫生条件的改变，中国人群中胆固醇结石已占70%以上。

三、胆囊结石病因有哪些？

1. 胆固醇代谢异常：低纤维、高脂肪、高胆固醇的食物，会增加胆汁中胆固醇饱和度，这些过多的胆固醇会在胆囊中结晶、沉淀，形成胆固醇结石，这是胆囊结石形成的重要原因。另外，雌激素与胆固醇代谢、脂类代谢有密切的关系，因此雌激素的代谢变化也容易间接诱发胆固醇结石。

2. 胆汁淤积：饮食不规律、长期不吃早餐会使胆囊中充满胆汁，胆汁的黏稠度增加，由此容易造成胆汁淤积而形成胆泥甚至结石。此外，胆汁淤积的环境有利于细菌繁殖，进而加速胆囊结石的形成。

3. 某些疾病：一些疾病也会间接诱发胆囊结石的产生，比如糖尿病。糖尿病是一种全身性的代谢性疾病，不仅可引起糖代谢异常，还严重影响人体的胆固醇代谢，使胆固醇的分泌、吸收和排泄紊乱，进而导致胆囊结石的形成。此外，胆囊发生炎症时，胆囊壁发炎，使胆囊收缩功能减退，也易导致胆囊结石形成。

四、胆囊结石的高危人群

1. 饭后久坐不动人群：不爱运动、体力活动减少，胆囊括约肌的收缩力也会相应下降，使胆汁排空出现延迟而造成胆汁淤积，这为胆囊结石的形成创造了有利条件。

2. 经常不吃早餐人群：由于空腹时间过长，胆汁长期贮存在胆囊内形成淤积，使水分重吸收增加，胆汁过度浓缩，导致胆汁中的胆固醇在胆囊内沉积，逐渐形成胆泥甚至结石。

3. 肥胖人群：爱吃高脂、高糖食物的直接后果就是发胖，而肥胖是胆囊结石形成的重要因素。经常吃甜食，过量的糖分会刺激胰岛素的分泌，使糖原和脂肪合成增加，胆汁中的胆固醇含量增加，从而易形成结石。过量食用高脂食物，使胆汁中的胆色素、胆固醇含量增加并易发生沉淀，从而逐渐形成结石。

4. 长期素食主义人群：结石的形成固然与脂肪过多、胆固醇过高有关，但更重要的取决于胆固醇的溶解度。正常人的胆固醇与胆盐、卵磷脂以一定的比例混合呈微胶粒状悬浮于胆汁中，当这一比例被破坏，便会形成结石。一些素食者摄入卵磷脂不足，加之素食中过多的纤维妨碍了胆汁酸的重吸收，使胆汁中的胆盐浓度下降，卵磷脂与胆盐不足，导致比例失调，也造成了结石的形成。

5. 中老年、女性人群：中老年人一般运动量减少，身体基础代谢率也下降，控制胆道系统排出胆汁的神经功能也日趋衰退，胆囊、胆管的收缩力减弱，容易使胆汁淤滞，这是主要原因。同时，临床中胆囊结石的病人以 40 岁以上女性多见。因这个年龄段的女性，已逐渐进入更年期，雌激素的代谢发生变化，而雌激素与胆固醇代谢、脂类代谢有密切的关系，因此增加了胆囊结石的风险。

6. 脾气急躁、过度压抑人群：长期的情绪不佳，如脾气急躁、过度压抑等会影响肝胆的代谢功能，胆汁排泄不畅，滞留胆囊内也易形成结石。

此外，长期口服某些药物（如避孕药、降脂药）、多次妊娠、使用不合理的减肥方法快速降低体重、存在胆囊结石家族史及患有甲状腺疾病等人群也容易形成胆囊结石（图 5-9）。

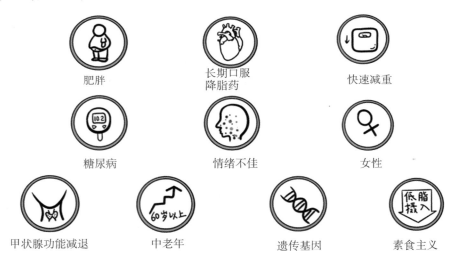

图 5-9　胆囊结石的高危人群

五、胆囊结石有哪些症状呢？

大部分胆囊结石病人可能都没有症状，仅在 B 超体检时发现，称之为无症状胆囊结石。

一旦胆囊结石引发症状，常表现为典型的胆绞痛，但只在少数病人中出现。胆绞痛的发生是由于胆囊结石的移动引起胆囊、胆管或奥狄括约肌发生痉挛性收缩，或胆囊结石卡在狭窄的胆囊颈部或胆囊管，引起胆囊内压力升高所引起。胆绞痛常发生于饱餐、进食油腻食物后或睡眠中体位改变时，疼痛主要位于为右中上腹，呈阵发性，或持续性疼痛阵发性加剧，疼痛也可以放射至右肩部、胸部等（图5-10）。

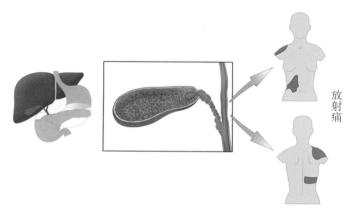

图5-10 胆绞痛可引起放射痛

多数患者在胆绞痛发作的同时常伴有恶心、呕吐、心跳加速，严重者还伴有冷汗、大汗淋漓等，而呕吐后，疼痛常会有一定程度地减轻。另外，如果患者原本就合并有冠心病，胆绞痛发作则可诱发冠心病症状的出现，我们把这种现象称之为胆心综合征。

有的患者还可出现介于无症状和剧烈胆绞痛之间的上腹部的隐痛，常常被误诊为"胃病"，主要表现为消化不良，餐后饱胀、烧心等，尤其是在进食油腻食物后，症状会更显著（图5-11）。

单纯的胆囊结石常常不会引起黄疸，当并发胆总管结石或胆管炎，或胆

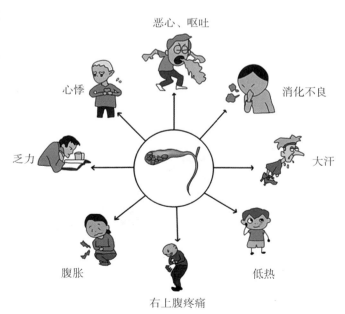

图5-11 胆囊结石常见症状

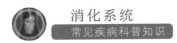
囊结石掉入胆总管引起梗阻时则可出现黄疸，表现为皮肤、巩膜黄染，在排小便时，尿液也深黄等。此外，当胆囊结石并发胆囊炎时，还可有畏寒、发热的表现，并出现墨菲氏征。

六、胆囊结石并发症？

1. 急、慢性胆囊炎：胆囊结石可以因为堵塞胆囊管和细菌繁殖而发生急性胆囊炎，严重时可发生急性化脓性胆囊炎、胆囊坏疽穿孔并导致急性局限性或弥漫性腹膜炎。急性胆囊炎经保守治疗后从急性期转入亚急性期及慢性期，可形成慢性胆囊炎（图 5 - 12）。

2. 胆总管结石：胆囊结石掉落到胆总管可形成胆总管结石，并产生梗阻性黄疸或引发急性胆管炎、急性梗阻性化脓性胆管炎、肝脓肿等（图 5 - 13）。

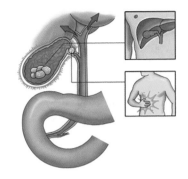

图 5 - 12 胆囊结石引发急性胆囊炎

3. 胆源性胰腺炎：胆囊结石一旦阻塞了胆胰管的共同通路，导致胆汁反流入胰管，则可形成急性胆源性胰腺炎。

4. Mirizzi 综合征：当胆囊管与肝总管伴行过长或者胆囊管与肝总管汇合位置过低，且有较大的胆囊结石嵌顿于胆囊颈部，可压迫肝总管引起肝总管外压性狭窄，出现胆囊胆管疼痛，以及反复发作的胆囊胆管炎、梗阻性黄疸，称为 Mirizzi 综合征（图 5 - 14）。

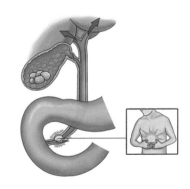

图 5 - 13 胆总管结石

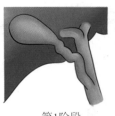
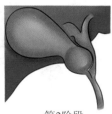
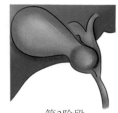

第1阶段　　　　第2阶段　　　　第3阶段

图 5 - 14 Mirizzi 综合征

5. 结石性肠梗阻：较大的胆囊结石经胆肠接口排至小肠可能形成结石性肠梗阻。

6. 胆囊癌：胆囊结石长期刺激还有可能诱发胆囊癌，此为最严重的并发症。

七、胆囊结石该怎样去诊断？

胆囊结石主要依靠病史、典型的胆绞痛症状，并结合辅助检查即可做出诊断。

1. 腹部 B 超检查：为首选的影像学确诊方法，经济又实用，其诊断准确率可在 95% 以上。当存在胆囊结石时，B 超常提示胆囊内有强回声团，并随体位改变而移动，其后方有声影（图 5-15）。

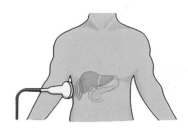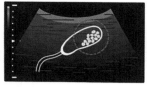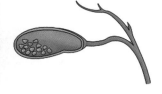

图 5-15　B 超检查胆囊结石

2. 超声内镜（EUS）：对常规腹部超声检查未发现的胆囊微小结石及泥沙样结石有较高的检出率（图 5-16）。

3. CT、核磁共振（MRI）检查：也可显示胆囊结石，但不作为常规检查，仅在腹部超声未查出时作为备选。

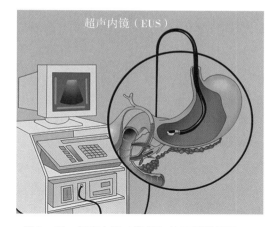

图 5-16　超声内镜（EUS）检查胆囊结石

八、胆囊结石如何治疗？

有些胆囊结石患者在患病初期往往由于症状不严重，而忽略了治疗，后期症状加重才引起重视，但此时治疗的风险和难度常会增加。因此对于胆囊结石患者尤其是有症状的患者，一定要及时就医，以求达到最好的治疗效果。而胆囊结石的治疗主要有以下几种方案。

1. 无症状的胆囊结石：无症状胆囊结石在健康人群中的患病率约为 6%，对于此类患者，一般无需治疗，定期随访、观察即可。推荐每年进行 1 次随访，随访内容包括体格检查、肝功能实验室检查和腹部超声检查。另外，建议对饮食也应做出调整，提倡低脂、低热量膳食，并推荐定量、定时的规律饮食。

2. 有症状的胆囊结石：对于有症状的胆囊结石患者，除需调整自身饮食习惯外，其他的治疗方案主要分为两大类。

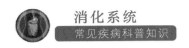
（1）清除结石而保留有功能的胆囊：该治疗方案有并发症少、创伤小的优点，但结石复发率约为5%，且复发率逐年增高。

①药物溶石治疗：部分有症状患者如不宜手术，且经腹部超声检查评估胆囊功能正常、X线检查阴性的胆固醇结石，可选用熊去氧胆酸等药物溶石治疗。溶石的疗程往往在6个月以上，若服用12个月后腹部超声检查或胆囊造影无改善者则应停药，并选择其他治疗方案。总的来说，此疗法疗程长、药费贵，停药后结石复发率高（图5-17）。

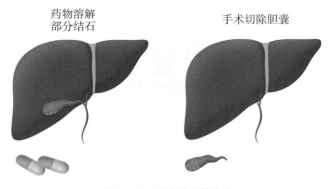

药物溶解部分结石　　　　　手术切除胆囊

图 5-17　胆囊结石的治疗

②体外震波碎石：适用于结石大小为0.5~2厘米，且胆囊收缩功能正常的患者。但可能存在胆绞痛，并发急性胆管炎、急性胰腺炎、凝血功能障碍等不良反应（图5-18）。

③内镜微创保胆取石术：随着对胆囊功能的逐渐重视及现代医疗技术的提高，内镜微创保胆取石术作为一项新技术越来越受到人们的重视。内镜微创保胆取石术在胆道镜的直视下取出胆囊结石，既可保留胆囊及其功能，又能

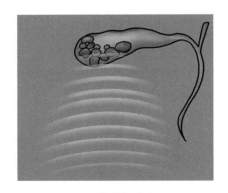

图 5-18　体外振波碎石

取出结石，不仅消除临床症状，更维持了人体的正常生理功能。但在胆囊急性炎症、胆囊壁水肿的情况下，内镜微创保胆取石术操作难度大大增加，术后胆漏风险也增大。同时，内镜微创保胆取石术后还有着较高的结石复发率，复发率为9.76%~10.11%。

（2）手术切除胆囊和取石：对于有症状和（或）伴有并发症的胆囊结石，胆囊切除是目前最有效、最常用的方法。随着现代医疗技术的发展进步，腹腔镜胆囊切除（LC）已作为首选的治疗方式，与开腹胆囊切除相比，LC具有恢复快、创伤

小、疼痛轻、瘢痕小等优点（图 5 - 19）。但在病情复杂或没有腹腔镜条件时，仍可以选择行开腹胆囊切除。

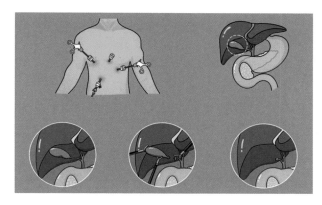

图 5 - 19 腹腔镜胆囊切除（LC）

3. 对症治疗：①胆绞痛治疗。胆绞痛急性发作期间应予以禁食及有效的止痛治疗，常以解痉药止痛为主，包括阿托品、山莨菪碱、匹维溴铵和间苯三酚等。②胆源性消化不良治疗。当胆囊结石患者发生消化功能紊乱时，可补充促进胆汁合成和分泌的消化酶类药物，如复方阿嗪米特肠溶片等，同时也可予以一些利胆药物促进胆汁分泌，如硫酸镁等。③结石性胆囊炎治疗。当胆囊结石并发胆囊炎时，应及时予以解痉、止痛、利胆及可能的抗感染等治疗。

九、如何预防胆囊结石？

1. 规律进食（一日三餐），尤其是按时吃早餐，此外还应做到少吃多餐，"多餐"能刺激胆道，加快胆汁分泌及排泄速度，防止胆囊内胆汁堆积，保持胆道畅通。

2. 多饮水可有效预防胆囊结石，因其可稀释胆汁，并促进胆汁排出。

3. 饮食结构合理，营养适度，并适当限制饮食中脂肪和胆固醇的含量，因其能导致脂代谢障碍且易引起胆囊收缩使胆囊结石嵌顿。

4. 健康的生活方式，适当参与体力劳动与体育锻炼，不仅能防止营养过剩，也能强身健体，提高疾病抵御能力。

5. 定期体检，积极防治容易引发胆囊结石的原发病，早发现、早治疗。

十、胆囊结石患者该如何进行饮食管理？

1. 讲究饮食卫生，多饮水，生吃瓜果菜类一定要洗净，以防吃入蛔虫卵。

2. 养成定时定量、少量多餐的良好饮食习惯。忌暴饮暴食，因其可促进胆汁分泌，胆囊强烈收缩引起发炎、绞痛等。

3. 多吃含有维生素的食物，如绿色蔬菜、胡萝卜、西红柿、小白菜、菠菜、韭菜、玉米、萝卜等；多吃水果，如橘子、苹果、香蕉等。

4. 烹饪方式方面，饭菜宜用植物油烹调，以炖、烩、清蒸为主，少煎、炸。

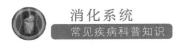

5. 要多吃能促进胆汁分泌和松弛胆道括约肌及利胆的食物，如山楂、乌梅、玉米须（泡水代茶饮）、青椒、南瓜、青菜等。

6. 少吃胆固醇、脂肪含量高的食物，如心、肝、脑、肠、蛋黄、鱼子、巧克力、肥肉、猪油、油煎炸食品，以及油多的蛋糕、糕点等。

7. 少吃辛辣刺激的调味品及食物，如辣椒、辣油、五香粉、咖喱粉及花椒面，麻辣烫、烧烤、火锅等。

8. 忌烟、酒和咖啡，因为这些刺激性食品均可使胃酸分泌过多，刺激胆囊收缩造成胆道括约肌痉挛，胆汁排出困难而诱发胆绞痛（图5-20）。

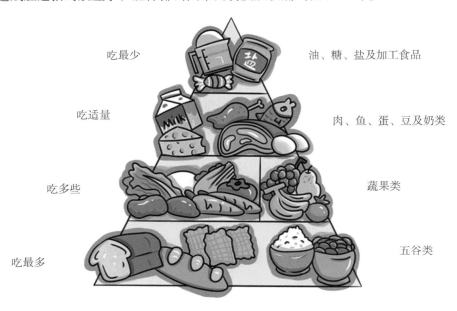

吃最少　　　　　　　　　　　油、糖、盐及加工食品

吃适量　　　　　　　　　　　肉、鱼、蛋、豆及奶类

吃多些　　　　　　　　　　　蔬果类

吃最多　　　　　　　　　　　五谷类

图5-20　健康饮食

敲黑板，划重点！

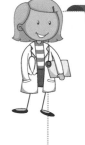

　　胆囊结石是最常见的消化系统疾病之一，胆囊结石就像是藏在身体里的"定时炸弹"，一旦爆发可引起一系列疾病，如胆囊炎、胆管炎、胰腺炎等。胆囊结石通常无症状，有症状时常表现为右上腹中重度疼痛，可放射至肩部，还可伴有恶心、呕吐、腹胀及消化不良等，一旦出现以上症状应尽快就诊并早期治疗，而其治疗则以腹腔镜胆囊切除术为主。最后，建议患者及广大群众日常都做到清淡饮食、规律生活、适度运动、控制体重！

一位胆囊结石患者的故事

小丽是一位 23 岁的女性胆囊结石患者，大学时期便养成了不吃早餐的习惯，喝水也喝得少。最开始是因为什么导致的疼痛她也记不太清了，可能是喝了一瓶凉的冰红茶，也可能是吃了一顿太油腻的饭。据小丽回忆，刚开始大概是一年疼一两次，但最近这段时间，小丽觉得疼得越来越频繁。决定来医院的前几天她经历了一次前所未有的剧烈疼痛，这促使她下定决心去医院解除这个困扰她已久的顽疾。

在医院，做了 B 超才知道原来她有胆囊泥沙样结石，而她长期反复的疼痛都是这些讨厌的泥沙样结石引起的。在了解清楚病因后，医生建议她进行手术将胆囊切除，可小丽一听要切掉一个器官，整个人都焦虑了起来，活了 23 年什么大病都没得过，更没做过手术，平时也不抽烟不喝酒，乐观开朗，从来没想到自己会患需要做手术的病。最重要的是，她还担心自己没结婚，身体留下明显的手术瘢痕会影响美观。

因此，她咨询了很多医疗行业的朋友，有的建议直接切除胆囊，有的则建议做保胆取石术。一开始，小丽还是比较倾向于做保胆取石术。同医生沟通后，医生告诉她保胆取石复发率高，且不适合泥沙样结石，对她来说，腹腔镜下胆囊切除术才是她的最佳治疗方案。并且，医生在了解到她担心手术疤痕的顾虑后，详细地给她解释了腹腔镜胆囊切除术不同于以往的开腹手术，只需在腹部开几个小口来操作，安全性高，恢复快，手术疤痕也不会很明显，已经是一项非常成熟的外科手术。小姑娘一听术后不会留有很明显的疤痕，瞬间就放心多了，再次与医生进行更细致的沟通后，她终于决定进行胆囊切除术。

手术进行了 1 个小时左右，住了 6 天院，由于年轻，小丽术后恢复很快，拆线后基本一切正常了。出院时，医生告诉她一定要改掉以前不吃早餐的习惯，早餐必须吃，同时也要更加注意饮食，要多喝水，少吃油腻食品。小丽也表示自己今后一定要健康生活，远离疾病，并且再有身体不适，一定会尽早去医院进行正规的诊治！

 第三节 胆囊炎

一、"不通则痛"的胆囊炎

胆囊炎是指由各种细菌感染或者化学刺激（胆汁成分改变）引起的发生在胆

囊的炎症（图 5 - 21）。胆囊炎常常与胆囊结石合并存在，两者的关系类似于鸡蛋与鸡，互为因果，当然极少部分胆囊炎也可以在没有胆囊结石时发生，如严重创伤后、血运障碍引起的胆囊炎。根据不同的症状和病程，可以将其分为急性胆囊炎和慢性胆囊炎两种（图 5 - 22）。

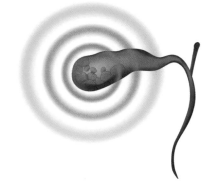

图 5 - 21　胆囊炎

急性胆囊炎是由于胆囊管阻塞和细菌感染而引起的胆囊急性炎症。如果胆囊管阻塞未及时解除，胆囊内压力持续升高，胆囊壁血管受压将导致血供障碍，继而发生缺血坏疽，称为坏疽性胆囊炎，有时在胆囊底部和颈部还会并发穿孔。90%～95% 的急性胆囊炎病人合并有胆囊结石，称为急性结石性胆囊炎；5%～10% 的病人未合并胆囊结石，称为急性非结石性胆囊炎，后者通常病情更严重，更易出现胆囊坏疽、穿孔。

慢性胆囊炎是胆囊持续的、反复发作的炎症过程，可由急性胆囊炎迁延不愈、反复发作转化而来。胆囊炎反复发作，可使胆囊与周围组织粘连，胆囊壁

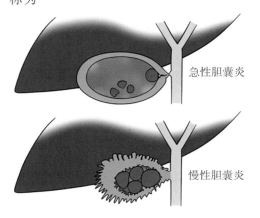

急性胆囊炎

慢性胆囊炎

图 5 - 22　急、慢性胆囊炎

增厚并逐渐瘢痕化，最终导致胆囊萎缩，甚至完全失去功能。同样的，根据胆囊内是否存在结石，可将慢性胆囊炎分为慢性结石性胆囊炎和慢性非结石性胆囊炎，超过 90% 的慢性胆囊炎患者合并有胆囊结石。

急性胆囊炎是仅次于急性阑尾炎的常见急腹症，多见于中老年女性，男女之比约为 1:2。根据流行病学调查结果显示，全球 5%～15% 的人群存在胆道系统结石，其中每年有 1%～3% 的患者因为胆道系统结石而引起急性胆囊炎或急性胆管炎等胆道系统感染。另外，据国内报道，成人慢性胆囊炎患病率为 0.78%～3.91%，且呈逐年上升趋势。

二、胆囊炎的病因及危险因素有哪些?

1. 急性胆囊炎以结石、肿瘤、蛔虫、胆囊扭转和胆囊管狭窄等情况引起胆囊颈或胆囊管梗阻及细菌感染为主要病因。另外，长期过度节食减肥等可引起胆汁淤

积，而高浓度胆汁酸盐具有细胞毒性，这也是致病因素之一（图 5 - 23）。

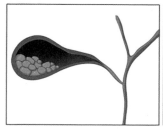 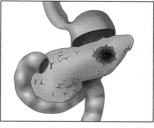 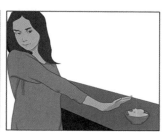

胆囊结石 　　　　　　　肿瘤 　　　　　　　长期节食减肥

图 5 - 23　胆囊炎致病因素

胆囊炎发病的危险因素主要有：妊娠、肥胖、大手术、严重创伤、烧伤、长期肠外营养、糖尿病、脓毒血症及艾滋病等，短期服用噻嗪类、第三代头孢菌素类、红霉素、氨苄西林等药物，长期服用奥曲肽、激素替代治疗等也可诱发急性胆囊炎。

2. 慢性胆囊炎的主要病因为胆囊结石。结石可导致胆囊管反复梗阻，并造成胆囊黏膜损伤，出现反复的胆囊壁炎症反应、瘢痕形成和胆囊功能障碍。而胆囊动力学异常导致的胆汁淤积是引起慢性非结石性胆囊炎最重要的病因。胆囊感染、创伤所致的胆囊长期缺血及局部炎症反应也可引起慢性非结石性胆囊炎。此外，某些原因引起胆汁酸代谢障碍、胆盐长期的化学性刺激、胰液反流也可引起慢性胆囊炎。

胆囊炎的高危人群与胆囊结石的高危人群重合，因为胆囊结石是引起胆囊炎的最主要原因，易患胆囊结石人群就易诱发胆囊炎！

三、胆囊炎有哪些临床表现？

急性胆囊炎多在夜间或饱餐、进食油腻食物或刺激性食物及饮酒后发作，开始时可能仅有右上腹胀痛不适，然后会逐渐发展成上腹部的阵发性绞痛，常伴随右肩、背部及肩胛部的放射痛，以及腹胀、恶心、呕吐、厌食、便秘等消化道症状。若病情继续发展，疼痛的持续时间会延长，疼痛程度也会阵发性加剧，患者常常还会出现发热、大汗、畏寒等，一旦出现寒战、高热，则常表明病情严重。少数患者还可由于胆汁排出障碍而出现轻度黄疸。有时用手按压患者腹部，还能直接摸到肿大的胆囊并有胆囊部触痛（图 5 - 24）。随着疾病的进展，胆囊如果发生坏疽、穿孔，则表现为弥漫性腹膜炎的症状和体征；如果并发胆源性胰腺炎，则可出现急性胰腺炎相应的症状和体征。

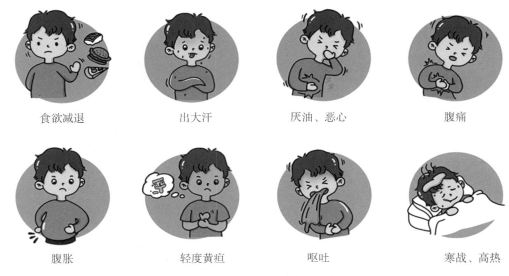

食欲减退	出大汗	厌油、恶心	腹痛
腹胀	轻度黄疸	呕吐	寒战、高热

图 5-24　急性胆囊炎常见症状

发生慢性胆囊炎时，不是所有的患者都有明显腹痛症状，约 70% 的慢性胆囊炎患者无症状或症状轻微。少部分有症状的慢性胆囊炎患者可能也仅表现为饱餐、进食油腻食物或刺激性食物、饮酒后右上腹的闷胀不适或心窝部隐痛，部分患者可能伴有胆源性消化不良，表现为嗳气、饭后饱胀和恶心等症状。正因如此，一些胆囊结石合并慢性胆囊炎的患者，往往因为没有症状或没有典型腹痛症状而忽视了治疗，结果导致慢性胆囊炎在某些危险因素下急性发作，从而表现出急性胆囊炎相应的症状。

四、胆囊炎该如何诊断？

胆囊炎的临床症状与许多疾病相似，因此医生常需要开展一系列的检查，才能得出诊断结果。主要的检查项目包括以下几个（图 5-25）。

1. 血液检查：胆囊炎发生时，白细胞、中性粒细胞比例及 C 反应蛋白等炎性指标常常明显增高。另外还可通过血生化检查评估肝胆功能。

2. 腹部 B 超：超声是诊断胆囊炎最常用的检查，可测定胆囊和胆道的大小、囊壁的厚度、有无结石和胆囊周围积液等情况。急性胆囊炎常常可发现胆囊结石、胆囊壁增厚、水肿等。慢性胆囊炎超声检查则可发现胆囊结石、胆囊萎缩及胆囊壁增厚等。另外，超声内镜对胆囊微小结石的检出有重要意义。

3. CT：对诊断胆囊炎有一定的帮助，其对胆囊炎的诊断价值与 B 超相似，但在并发胆囊穿孔、囊壁内脓肿时诊断价值大大提高。

4. 核磁共振（MRI）：MRI 检查在评估胆囊壁纤维化、胆囊壁缺血、胆囊周围组织水肿、胆囊周围脂肪堆积等方面均优于 CT 检查，主要用于鉴别急性和慢性胆囊炎。在腹部超声检查显示胆囊病变不清晰时，可选用 MRI 检查。

5. 肝胆管胆囊收缩素刺激闪烁显像（CCK - HIDA）：CCK - HIDA 是评估胆囊排空功能的首选影像学检查，可鉴别是否存在胆囊排空障碍。如果无结石患者 CCK - HIDA 检查胆囊喷射指数（＜35%）降低，则高度提示慢性非结石性胆囊炎。

一般根据患者典型的右上腹疼痛伴发热、恶心、呕吐，右上腹的压痛和墨菲氏征阳性等症状和体征，并结合血液检查及影像学证据就可以明确诊断胆囊炎。

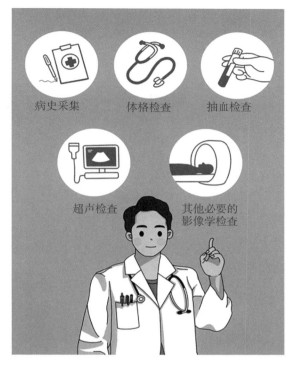

病史采集　　体格检查　　抽血检查

超声检查　　其他必要的影像学检查

图 5－25　胆囊炎的诊断方法

五、胆囊炎该怎样治疗？

1. 急性胆囊炎的治疗：急性胆囊炎是异质性十分明显的一类疾病，患者自身情况决定了急性胆囊炎感染的严重性和其潜在的致命性，在选择治疗方案时，应该考虑患者的一般情况和局部因素。

（1）一般处理：胆囊炎急性期应卧床休息，禁食禁饮，呕吐、腹胀的病人可安置鼻胃管行持续性胃肠减压，并静脉补充营养，必要时还会予以呼吸和循环支持等。

（2）药物对症治疗：①解痉止痛治疗。常用阿托品、山莨菪碱等药物解痉止痛，但不可长期使用，以免掩盖病情变化。②抗感染治疗。若发现患者有感染迹象，应选用适当的抗生素，常常根据病情、年龄等因素及时采取经验性抗感染治疗。③利胆药物。适当加用利胆药物可促进胆汁分泌，抑制胆结石进一步形成，常用的药物有：熊去氧胆酸、消炎利胆片、胆舒胶囊等。

（3）胆囊切除手术：首先结合影像学检查，若患者情况稳定，应尽早（发病时间＜72 小时）行胆囊切除术。越早手术，术后住院时间越短，并发症出现概率越低。对于反复发作、伴有胆囊结石的胆囊炎患者，腹腔镜手术（LC）为首选；

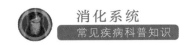
开腹切除胆囊手术仅用于病情复杂的患者（图5-26）。

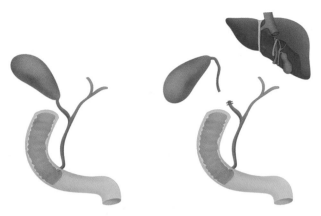

图5-26　胆囊切除

（4）经皮经肝胆囊穿刺引流术
（PTGD）：对于病情危重又不具备
手术条件的胆囊炎患者可先行 PT-
GD，降低胆囊内压力，缓解症状，
急性期过后再择期行胆囊切除手术
（图5-27）。

2. 慢性胆囊炎的治疗：对于慢
性胆囊炎患者，应按是否有症状等
因素进行个体化治疗。治疗目标为
祛除病因、缓解症状、预防复发、
防治并发症。

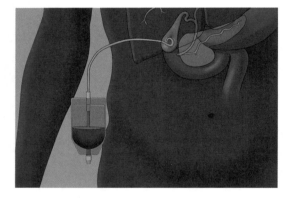

图5-27　经皮经肝胆囊穿刺引流术（PTGD）

（1）饮食治疗：慢性结石性胆囊炎的发病与饮食及肥胖等因素相关。建议规
律、低脂、低热量膳食，并提倡定量、定时的规律饮食方式。

（2）对症治疗：①对有胆源性消化不良症状的患者宜补充促进胆汁合成和分泌
的消化酶类药物，如复方阿嗪米特肠溶片。②胆绞痛急性发作期间应予以禁食及有
效的止痛治疗。③对于合并有不同程度上腹部疼痛的患者，可予以匹维溴铵等药物
缓解症状。④慢性胆囊炎患者通常不需要使用抗生素，如出现急性发作，则可予以
经验性抗菌药物抗炎治疗。

（3）胆囊切除手术：慢性胆囊炎患者在以上治疗的基础上，如出现以下情况，
则需考虑行胆囊切除术。①疼痛无缓解或反复发作，影响生活和工作者。②胆囊壁
逐渐增厚达4毫米及以上或胆囊壁局部增厚或不规则疑似胆囊癌者。③胆囊壁呈陶瓷

样改变。④胆囊结石逐年增多增大或胆囊颈部结石嵌顿合并胆囊功能减退或障碍者。手术一般择期在胆囊炎发作 2 个月后进行，这样可减少胆囊周围的粘连与胆囊水肿。

（4）中医治疗：传统中药在慢性胆囊炎治疗方面有悠久历史，可根据患者不同的临床表现辨证施治，同时可配合其他中医疗法，如针灸、耳穴疗法、药物贴敷等。

六、如何预防胆囊炎呢？

预防胆囊炎的关键在于降低胆结石形成风险，因此以下措施可在一定程度上预防胆囊炎。

1. 有规律地进食，尤其是早餐：规律进食，食物进入十二指肠时反应性地刺激胆囊收缩激素分泌，使胆囊收缩，大量黏稠的、含有胆泥的胆汁被排到肠道内，可以防止结石的形成。

2. 健康饮食，少食多餐：适度的营养，对饮食的质和量都加以一定的限制，要求饮食的质以能全面地提供各种比例合适的营养物质为宜，而食物的量则以能维持人体正常的生命活动为宜。同时适当限制饮食中脂肪和胆固醇的含量，并少食多餐，忌暴饮暴食。

3. 讲究卫生，防止肠道蛔虫感染：养成良好的卫生习惯，饭前便后要洗手，生吃瓜果必须洗净，搞好环境卫生等都是预防蛔虫病的有效措施。一旦发现肠蛔虫症，应及时服用驱虫药积极治疗，以免蛔虫钻入胆道，引起胆道蛔虫症，从而引发胆道结石和胆囊炎。

4. 积极锻炼，控制体重：积极锻炼，增加运动量可以增加对疾病的免疫能力，还能控制体重，降低肥胖患者患胆囊结石的风险，但也要避免过度节食减肥，不合理的过度节食同样会增加罹患胆囊结石的风险，从而诱发胆囊炎。

5. 保持心情愉悦：心身愉悦、舒畅可维持正常的肝胆代谢功能，胆汁排泄通畅就可有效预防结石形成，从而减少胆囊炎的发生（图 5-28）。

七、胆囊炎患者该如何进行饮食管理？

1. 胆囊炎在急性发作期，应短期禁食禁饮，予以肠外营养来维持每日所需的能量。随着病症的消退可逐渐食用低脂肪、低蛋白质、易消化的流食或半流食，如果汁、藕粉、米汤、蔬菜汤等，禁食鸡汤、肉汤、奶制品等含丰富脂肪和蛋白质的饮食。

2. 胆囊炎患者平日应戒烟限酒，以清淡、易消化的食物为主，应做到少量多餐。严格控制含脂肪和胆固醇的食物，如脑花、动物内脏、蛋黄、肥肉、油炸食物、蛋黄等应少吃，可选择瘦肉、鱼肉等低脂肪、低蛋白质的食物。

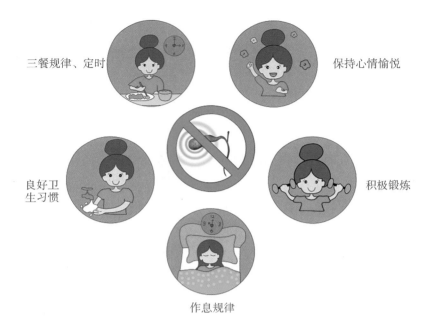

三餐规律、定时

保持心情愉悦

良好卫生习惯

积极锻炼

作息规律

图 5-28　胆囊炎的预防

3. 多吃新鲜蔬菜和水果，补充膳食纤维，如绿色蔬菜、胡萝卜、西红柿、小白菜、菠菜、韭菜、玉米、萝卜等；水果如橘子、苹果、香蕉等。此外，利胆食物如山楂、乌梅、玉米须（泡水代茶饮）等有助于炎症恢复。

4. 少吃辛辣刺激的调味品及食物，如辣椒、辣油、五香粉、咖喱粉及花椒面，麻辣烫、烧烤、火锅等。

5. 合理烹调，宜采用煮、蒸、炖、焖等方法，减少煎、炸、烤等烹饪方式，此外，烹饪用油尽量选用植物油，如花生油、玉米油、葵花子油、橄榄油等。

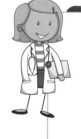

敲黑板，划重点！

　　胆囊炎主要由胆囊结石嵌顿梗阻所致，是典型的"不通则痛"病症。症状多发生于夜间、饱餐或进食油腻食物之后，急性发作时主要表现为上腹部疼痛，可伴发右肩背、肩胛部疼痛及恶性呕吐、厌食等非特异性消化道症状。治疗主要包括解痉止痛、利胆等药物对症治疗及手术治疗等。最重要的预防手段就是预防胆囊结石的形成，因此提醒大家要注意饮食习惯，避免不规律进食、暴饮暴食、高脂饮食及酗酒等。

一位胆囊炎患者的故事

胆囊炎疼起来是个什么感受呢？相信大多数经历过的朋友都是一样的感受：疼到崩溃。

小陈在2年前公司组织体检时猝不及防地检查出了胆囊结石，但由于没有症状，就认为胆囊这个小东西就算有两三块石头也激不起什么大风大浪，就未引起重视。

直到最近半年左右，小陈时不时会在饭后感到腹痛，第一次及前几次腹痛都是当成胃病治，以为是胃痉挛，还去诊所输液，完全没想过会是胆囊的问题。但总的来说，前几次疼痛都还不算特别剧烈，所以在小诊所经过一些基础治疗后，疼痛确实缓解不少。最近的一次疼痛是发生在半夜睡梦中，小陈直接被痛到惊醒，持续剧烈的疼痛让她直不起腰，满头都是豆大的汗珠，还伴随阵发性的恶心感。更可气的是，这次疼痛不仅程度增加，还变着花样的痛：先是抽搐，然后是胀痛，再扩散到后肩胛骨痛。但由于已是深夜，诊所都已关门歇业，想按照以往的经验去诊所输液治疗显然是行不通的，并且这次疼痛来得比以往都要凶猛，于是这才通过急诊来到医院。

B超检查提示急性胆囊炎、胆囊多发性结石，化验单上的胆红素指标也是明显高于正常值，医生便建议小陈择期行胆囊切除术，还告诉她这次发病可能是在睡梦中翻身引起的体位突然改变使得结石移动造成嵌顿从而诱发了急性胆囊炎。于是小陈住进了医院，禁食禁饮了3天并接受了一周左右的镇痛、消炎、利胆等基础治疗，经复查避开急性炎症期后，她终于进行了腹腔镜下胆囊切除术。

腹腔镜手术恢复比较快，第二天小陈便可以下床适当活动了，等肛门通气后，医生便告诉她可以吃一点流质饮食了，并且叮嘱她尽量多下床活动，后面的情况也是一天比一天好，在术后第5天，小陈就办理手续出院，回家休养了。

经过这次手术，小陈表示自己会更加重视自己及家人的身体健康，对于体检报告的异常结果再也不敢视而不见，更不会对其抱有侥幸心理了，一定要尽量将病根扼杀在摇篮里！

第四节　胆囊息肉

一、什么是胆囊息肉？

胆囊息肉就是凸向腔内由胆囊壁长出的赘生物（图5-29）。胆囊息肉分为假性息肉与真性息肉，前者比后者更常见。最常见的假性息肉是胆固醇假性息肉，其次为炎性假性息肉等。假性息肉自身不具有恶变潜能，而真性胆囊息肉则可以是良性或恶性的。最常见的良性息肉是腺瘤，而恶性息肉通常为腺癌。其他罕见的良性或恶性的真性胆囊息肉包括间质肿瘤、淋

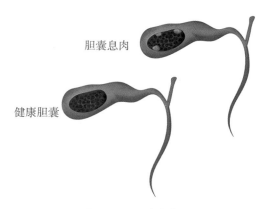

胆囊息肉

健康胆囊

图5-29　胆囊息肉

巴瘤和转移癌等。目前已知某些胆囊腺癌是由原发性胆囊腺瘤发展而来的，因此胆囊腺瘤样息肉具有一定恶变风险，且癌变的风险随患者年龄的增加而增大。

胆囊息肉多发于41～50岁中年男性，而女性发病高峰年龄为50岁左右。几乎在任何年龄阶段，男性的发病率都高于女性，有研究显示，男性胆囊息肉发病风险明显高于女性（约1.843倍）。此外，不同国家和地区胆囊息肉患病率有所不同，有数据报道：西方国家胆囊息肉的患病率为1.4%～6.9%，而亚洲地区胆囊息肉的患病率为2.2%～9.5%。其中日本胆囊息肉的总体患病率为5.3%；韩国胆囊息肉的总体发病率为8.5%；中国胆囊息肉的总体发病率为6.9%。

二、胆囊息肉是什么原因引起的？

胆囊息肉的发生一般与以下因素相关。

1. 代谢异常：由于胆囊息肉中以胆固醇息肉最常见，因此息肉发生的主要原因为胆汁中胆固醇等脂质代谢异常，使析出的胆固醇附着于胆囊黏膜，引起炎症反应和黏膜组织增生，最终形成胆固醇息肉。

2. 慢性炎症刺激：长期反复的局部慢性炎症刺激，会导致在炎症损伤和修复的交替过程中形成息肉，这也是胆囊息肉形成的主要原因。

3. 胆囊腺肌增生：胆囊壁的上皮和平滑肌出现增生可形成胆囊息肉。

4. 遗传因素：胆囊息肉的发生还受遗传因素的影响，尤其是存在腺瘤性息肉家族史。

5. 其他原因：如胆管梗阻导致胆汁引流不畅、长时间的胆汁淤积、浓缩胆汁的刺激、胰液反流及肠道菌群移位、病毒感染均可导致胆囊息肉形成。

三、哪些人易患胆囊息肉？

有以下情况人群易患胆囊息肉。

1. 年龄 >50 岁人群。

2. 肥胖男性，缺少体育锻炼人群。

3. 饮食不规律，尤其不经常吃早餐甚至长期不吃早餐者。

4. 生活不规律，工作、生活压力大，经常熬夜，易怒、易烦躁、易抑郁人群。

5. 长期饮酒、吸烟人群。

6. 喜食油腻、高胆固醇食物，缺乏维生素、全谷物饮食人群。

7. 患有糖尿病、慢性肝炎、高脂血症等人群。

8. 有胆囊息肉家族史人群。

四、胆囊息肉会出现哪些症状？

大多数胆囊息肉患者一般无明显症状或症状轻微，仅在偶然的腹部 B 超检查时才发现。而少数有症状的胆囊息肉患者常与慢性胆囊炎症状相似，表现为非特异性症状，如右上腹疼痛不适，疼痛也向右肩背部放射，还可出现恶心呕吐、腹泻、厌油、食欲减退等症状，但往往没有发热和黄疸。位于胆囊颈部的长蒂息肉，可导致胆绞痛，在炎症感染时也可有急性发作的表现。在一些情况下，胆囊息肉也可引起胆囊炎、胰腺炎，从而表现出相应的症状。

五、胆囊息肉该如何诊断？

由于大多数无症状胆囊息肉患者常在体检时发现，而有症状患者也是缺乏典型的临床表现，因此明确胆囊息肉往往依赖于各种辅助检查。

1. 腹部超声：腹部 B 超是胆囊息肉的首选诊断方法，可明确息肉大小、部位、数量，是宽基底还是窄基底，以及胆囊息肉血流状况等，可以为医生提高较为充足的信息。超声作为一项费用及风险相对较低且在临床使用广泛的技术，对胆囊息肉的检出率可在 95% 以上。

2. 超声内镜（EUS）：EUS 图像相较于普通 B 超会更清晰，并可以明显提高胆囊息肉的检出率，并能对胆囊息肉的良恶性质做出初步判断，但事实上超声检查发现的众多胆囊息肉均为假性息肉。

3. 增强CT：增强CT不作为胆囊息肉检查的首选，对较小的胆囊息肉漏诊率较高。目前仅对较大、不排除恶性可能的息肉行腹部增强CT检查，了解息肉的强化情况，有无周围组织侵犯等。

4. 活检病理学检查：在超声引导下，采用细针穿刺，获取病变组织做病理检查，对息肉和早期胆囊癌进行鉴别诊断。病理检查是诊断胆囊息肉性质的金标准，但一般不作为常规诊断方法。

六、胆囊息肉该怎样治疗？

胆囊息肉和胆囊结石一样，在诱因长期存在的情况下，会持续增大，因此应及时采取有效治疗手段。就医时，常常会依据超声检查结果，结合患者年龄、息肉大小、发生部位及是否伴有胆囊结石等情况，综合制定治疗方案。

1. 保守治疗：当胆囊息肉多发，且<1厘米，且又没有任何症状，可适当服用利胆药物，严密观察、定期复查即可。一般每6个月、1年、2年等逐年超声随访复查。随访期间，若息肉增大≥2毫米或息肉≥1厘米，并且患者愿意接受手术，则建议行胆囊切除术。而在随访过程中如果息肉消失，则可终止随访。

由于胆囊息肉癌变的风险随患者年龄的增加而增大，因此，年龄较大而息肉较小的患者，需要更加规律地随访或行胆囊切除术。

2. 胆囊切除术治疗：据报道直径>1厘米的胆囊息肉癌变率为43%~77%，因此当胆囊息肉>1厘米，或有明显症状，均推荐手术治疗。另外，直径<1厘米的胆囊息肉也是有癌变可能性的，因此，对于无症状的患者，如果有以下危险因素，也应行胆囊切除术（图5-30）。

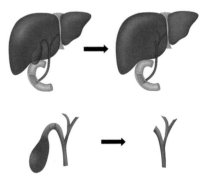

图5-30 胆囊切除手术

评估胆囊息肉癌变风险的重要指标包括：①年龄>50岁；②并发原发性硬化性胆管炎（PSC）；③无蒂息肉（包括局灶性胆囊壁增厚，厚度>4毫米）；④单发的息肉；⑤合并胆囊结石；⑥息肉快速增大等。

需要说明的是：一般的手术治疗并不是单纯切除胆囊内的息肉，而是直接整个将胆囊摘除，且仍以腹腔镜胆囊切除术为主。

3. 内镜微创保胆手术（CGPP）：CGPP理论上对胆囊息肉的诊治具有独特的优势，具体如下。①胆道镜下将胆囊息肉完整取出，能够获得胆囊息肉的病理诊断，几乎可以做到对诊断的绝对准确；②诊断的同时起到治疗作用，尤其对于肿瘤性息肉，切除息肉后杜绝了其以后恶变的可能性；③切除病灶的同时得以保留胆囊功能。

对于 >5 毫米的胆囊息肉，患者如有手术意愿，可考虑行内镜微创保胆手术，术后应用胆宁片有助于术后胆囊炎症水肿的消退及胆囊功能的恢复。但总体来说，常规不推荐保胆取息肉法，因其目前发展仍不成熟，尚需不断改进。

七、如何预防胆囊息肉的发生呢？

以下方式在一定程度上可以起到预防胆囊息肉发生的作用：

1. 生活及饮食规律，合理膳食，三餐按时吃，尤其是早餐，如果不吃早餐，晚上分泌的胆汁无法被排出利用，一旦滞留时间过长，即可刺激胆囊形成息肉或使原有息肉增大。

2. 饮食上减少脂肪及胆固醇的摄入，肥胖人群应积极锻炼、控制体重，主要减少胆固醇息肉的形成。

3. 戒烟限酒，长期的烟酒刺激可直接损伤肝脏功能，引起肝胆功能失调，使胆汁分泌、排出功能紊乱，进而刺激胆囊逐渐形成息肉，此外还会增加胆囊息肉癌变的风险。

4. 适当地参与一些体育锻炼，增强体质，避免过度劳累及经常熬夜，保持平和、愉悦心态，避免烦躁易怒（图 5 - 31）。

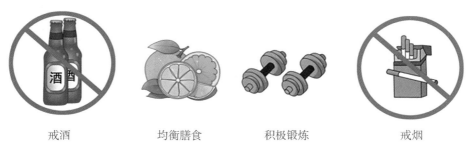

| 戒酒 | 均衡膳食 | 积极锻炼 | 戒烟 |

图 5 - 31 胆囊息肉的预防

八、胆囊息肉患者该如何进行饮食管理？

1. 宜多食各种新鲜瓜果、蔬菜，如香菇、木耳、芹菜、豆芽、海带、藕和鲜豆类及其制品等。

2. 宜用煮、蒸、烩、拌、炖的烹调方法，少用油煎、炸、烤、熏的烹调方法。

3. 饮食宜选用植物油（具有利胆作用），少用动物油。

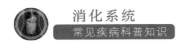
4. 少吃高脂肪、高胆固醇食物，如肥肉、油炸食品、动物内脏、蛋黄、蟹黄等。可选择低脂肪、低胆固醇食品，如瘦肉、鱼肉、兔肉、鸡肉等。

5. 少吃辣椒、生蒜等刺激性食物和麻辣烫等辛辣食品，不吃过冷、过热食物，并戒烟戒酒。

6. 山楂 10 克，杭菊花 10 克，决明子 15 克，煎汤代茶饮或直接饮用绿茶。平时喝水时，也可加入少许山楂、沙棘、银杏等当茶饮用。

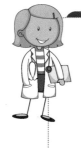

敲黑板，划重点！

胆囊息肉就是胆囊黏膜表面隆起并突向腔内的一类病变，多数是行腹部超声时偶然发现，一般并没什么感觉，少数人会有上腹胀满、右上腹不适等症状，症状通常也很轻微。对于无临床症状且胆囊功能良好者，只需定期随访观察，而早期诊断和早期干预，对于有恶变风险的胆囊息肉患者的预后非常重要。牢记：胆囊息肉不要急，多数都是为良性，好好随诊遵医嘱，该做手术不迟疑！

一位胆囊息肉患者的故事

小李在去年 7 月底体检时查出血清 CA19－9 升高，但他并没有当回事儿，依旧是正常加班吃外卖。但之后的一个月内，连续三位同事都反馈他气色不太好，问他是不是生病了，这才给他敲了个警钟。他立马请假来到医院做了肝胆超声和腹部增强 CT 等检查，检查结果提示胆囊有个 1.1 厘米的息肉，医生便建议小李手术切除胆囊。可小李当时心还很大，觉得胆囊息肉都不叫事，决定过几个月复查超声后再决定是否手术。

可回去后的几个月时间里，小李发现自己肚子时不时会疼痛，家门口小诊所的医生说是慢性阑尾炎，还跟他说胆囊息肉是不会引起疼痛的。小李纠结过后，还是不放心，12 月初去医院复查 B 超，息肉竟然长到了 1.3 厘米，胆囊也比上一次测的要大。小李心想可能是测量误差，但还是找医生看了一下，医生依旧是建议他切除胆囊，也提到有保胆手术这个选择，告诉他保胆有着较高的复发风险。但小李一听，不以为意，心想：这可以呀，肯定选保胆手术，复发的事就等复发了再说吧。于是开了住院单，开始进行术前检查。术前的胆囊收缩功能试验正巧由经验丰富的主任亲自做，主任发现小李还存在胆囊炎和胆囊褶敏，胆囊收缩率为 13.1%（正常的胆囊收缩率是80%以上），主任一边做一边劝他说："小伙子，你这个胆囊收缩功能太差了，在我们医学上叫做陶瓷胆囊了，我建议你狠狠心切掉不要保胆呀。"从检查室出来回病房的路上，小李认真思考了主任刚刚的劝导，下了一个正确的决定——切除胆囊。

之后切除胆囊的手术过程很顺利，并且医生告诉他术中病理检查结果提示为腺瘤，切对了，安慰他不要心疼自己的胆囊了。术后小李继续住院输液，这时术后的活检报告也出来了：胆囊腺瘤，伴低级别上皮内瘤变，局灶性高级别上皮内瘤变，简单来说也就是癌前病变。此刻，小李万分感慨庆幸于自己做了胆囊切除手术，简直不敢想像如果当时没切以后会是什么后果！

出院后的小李感觉浑身轻松，半个月后的复查一切正常，手术刀口也长好了。他想以自己的经历提醒大家：进了医院一定要听医生的建议，他们对病人身体状态利弊权衡的思考远远比病人自己的盲目自信更加可靠！

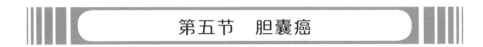

第五节 胆囊癌

一、什么是胆囊癌？

胆囊癌是发生于胆囊（包括胆囊底部、体部、颈部及胆囊管）的恶性肿瘤，当胆囊的细胞生长失去控制，就会形成胆囊癌。胆囊癌发生时，首先常常会通过胆囊累及肝脏，其次可累及胰腺、胃、肠道及腹壁等部位，晚期可出现全身多处转移。虽然早期胆囊癌的预后明显优于晚期胆囊癌，但胆囊癌的总体预后不佳，5年生存率<5%。因此，胆囊癌具有恶性程度高、易早期转移、难以早期发现、远期疗效差等特点（图5-32）。

总的来说，胆囊癌是一种相对少见的恶性肿瘤，在我国排在全身恶性肿瘤第19位。但是在胆道系统恶性肿瘤中却是最常见的类型，居消化道恶性肿瘤第6位，我国胆囊癌发病率占同期胆道疾病的0.4%~3.8%。胆囊癌女性好发，女性发病率为男性的2~6倍。不同族群间胆囊癌的发病率也有明显的差异：高风险群体，如北印第安人和南美原住民，发病率高达27/10万；而低风险群体，如高加索北美人，发病率为1.5/10万，相比较而言，我国处于中等发病率行列，发病率为（1~3）/10万。另外，我国胆囊癌的发病率逐年递增，发病率高于欧美国家，且超过80%的患者为中晚期，预后也明显差于欧美国家。

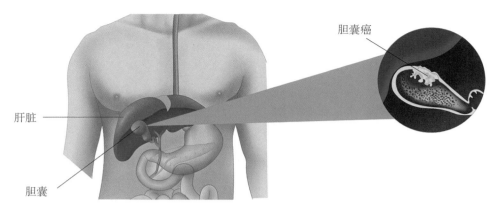

图 5-32　胆囊癌

二、发生胆囊癌的危险因素有哪些?

目前，人们对胆囊癌的发病机制尚未完全了解，多认为与环境、遗传因素相关。大量流行病学调查结果显示，胆囊癌的发生与以下危险因素相关（图 5-33）。

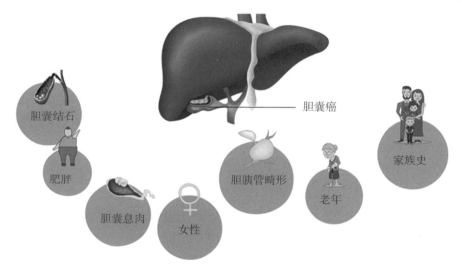

图 5-33　胆囊癌高危因素

1. 胆囊结石：约 85% 的胆囊癌患者合并胆囊结石，胆囊结石患者患胆囊癌的风险远远高于无胆囊结石人群。

2. 胆囊息肉样病变：具有恶变倾向的胆囊息肉有以下特征，①直径≥10 毫米；②合并胆囊结石、胆囊炎；③单发息肉或无蒂息肉，息肉生长速度快（生长速度 > 3 毫米/6 个月）；④腺瘤样息肉。

3. 胆囊慢性炎症：胆囊慢性炎症伴有黏膜腺体内的不均匀钙化或点状钙化被

认为是癌前病变。胆囊壁钙化可进一步形成瓷性胆囊，约25%的瓷性胆囊与胆囊癌发生高度相关。

4. 先天性胰胆管异常：胰胆管汇合异常是一种先天性畸形，胰液逆流入胆囊，长期慢性炎症刺激引起黏膜反复再生和修复，最终导致胆囊恶变。约10%的胆囊癌患者合并胰胆管异常。

5. 胆囊腺肌症：约6%的胆囊腺肌症患者合并胆囊癌。

6. 胆道感染：胆道系统慢性感染会增加胆囊癌的发生风险。

7. 肥胖与糖尿病：肥胖症引起的代谢综合征可增加胆囊癌的发生风险。糖尿病是形成胆囊结石的危险因素，糖尿病与结石协同作用会促进胆囊癌的发生。

8. 年龄和性别：胆囊癌发病率随年龄增长呈上升趋势。女性胆囊癌发病率是男性的2~6倍。月经初潮早、更年期晚、多胎怀孕和生育晚的女性，胆囊癌的发生风险增加，这可能与雌激素促进胆汁淤积、结石形成有关。

9. 有相关疾病家族史：有胆囊癌家族史者，其发病风险增加；有胆囊结石家族史者，胆囊癌发病风险亦增加。

10. 吸烟：吸烟是胆囊癌的独立危险因素，与剂量、吸烟时间呈线性正相关。

三、胆囊癌会有哪些症状呢？

胆囊癌早期一般没有特异性的症状，随着病情进展，大部分患者可能会出现右上腹的持续性疼痛，并可阵发性加剧，可向右肩及腰背部放射，还可伴有腹胀、厌油、嗳气、食欲下降及体重减轻等症状。部分患者还可能出现恶心、呕吐等，如果病变部位较大，有时还可在右上腹部摸到肿块。

随着病程进展，症状更加明显，也预示着疾病已进入中晚期。此时，由于癌组织侵犯胆管或转移肿大的淋巴结压迫胆管可引起胆道梗阻，导致黄疸，表现为皮肤或眼睛发黄，还可能出现黑尿、粪便颜色变浅及难以缓解的皮肤瘙痒等；如继发胆道感染则可出现发热症状。晚期病人多还伴随明显的消瘦，甚至呈现恶病质状态，右上腹或上腹部还可出现肿大的包块，有时因门静脉受压迫还可出现消化道出血、腹水及肝衰竭等表现。少数肿瘤穿透浆膜，可发生胆囊急性穿孔、胆道出血、腹膜炎或慢性穿透至其他脏器形成内瘘等（图5-34）。

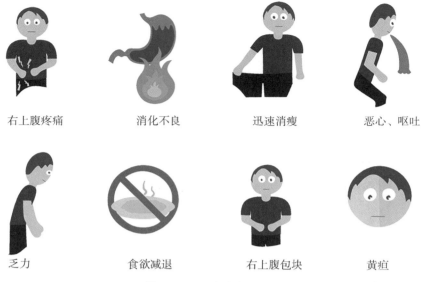

右上腹疼痛　　　消化不良　　　迅速消瘦　　　恶心、呕吐

乏力　　　食欲减退　　　右上腹包块　　　黄疸

图 5－34　胆囊癌常见症状

四、胆囊癌该如何诊断呢？

诊断胆囊癌时，除了通过常规的问诊和查体进行初步判断外，以下检查可在不同方面帮助医生明确诊断。

1. 血液检查：血清 CA19－9 和（或）癌胚抗原升高是最常用的诊断胆囊癌的肿瘤标志物，其次还包括 CA724、CA153 等。合并梗阻性黄疸时，还可出现肝功能指标的异常。

2. 影像学检查：影像学检查是目前最有价值的临床诊断手段，能帮助了解癌症病灶的位置、侵犯区域，还能帮助了解治疗疗效，及时发现复发等。

①超声检查：超声检查是胆囊疾病初步筛查及动态随访观察的首选检查方法，具有简便无损伤、可反复使用等特点，诊断率高，在 90% 以上，能早期发现胆囊壁增厚、胆囊腔内软组织占位性病灶及胆囊结石等情况。

②内镜超声（EUS）：EUS 检查可精确显示胆囊腔内肿块、浸润囊壁结构及深度，以及肝脏、胆道受侵犯的情况。EUS 对胆囊癌及其分期的诊断具有很高的准确性，且 EUS 引导下细针穿刺（EUS－FNA）细胞病理活检可鉴别病变的良恶性质。腹部 B 超诊断早期胆囊癌的准确率仅为 79.5%，而 EUS－FNA 诊断早期胆囊癌的准确率高达 100%。

③CT 检查：CT 扫描对早期胆囊癌的诊断不如超声检查，其诊断准确率为 83.0%～93.3%。但对于超声检查发现疑似胆囊癌的病变，CT 或增强 CT 的检查是

非常有必要的，因其可提供肿瘤位置与大小、组织血供、胆囊壁被侵犯程度、毗邻器官是否受累及、淋巴结转移等情况。而 PET – CT 检查对胆囊癌灵敏度较高，且优于 MRI，可发现胆囊癌早期病变，检出最大直径≤1.0 厘米的转移淋巴结和转移病灶。当 CT 或 MRI 检查有可疑发现时，建议行 PET – CT 检查，但 PET – CT 价格较昂贵，因此一般不作为常规检查。

④核磁共振（MRI）/磁共振胰胆管成像（MRCP）：MRI 一般不作为胆囊癌的首选或必要检查，其准确率为 84.9%~90.4%，一般在需要判定病变是否累及肝脏或出现梗阻性黄疸时可考虑做 MRI，MRI 对于胆囊壁增厚的判断比 CT 更准确。而 MRCP 可清晰显示胰胆管的解剖关系，显示胆管梗阻的灵敏度为 91%~100%，准确度＞90%。动态增强 MRI 联合血管成像可明确肿瘤大小、肝脏侵犯程度、血管侵犯、腹腔淋巴结转移及远处转移等。

3. 活检病理学检查：通过直视下手术活检、胆汁中脱落细胞学检查及穿刺活检术等方式，对取得的组织进行病理学诊断，以达到确诊的目的，是确诊胆囊癌的金标准。

五、胆囊癌该如何治疗呢？

1. 手术治疗。

（1）根治性切除手术：是唯一可能治愈胆囊癌的方法，也是目前治疗胆囊癌最为积极、有效的手段，彻底清除癌组织为患者提供了唯一治愈和长期生存的机会（图 5 –35）。

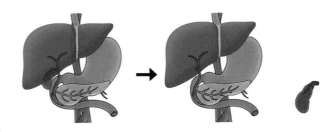

图 5 – 35　外科手术治疗胆囊癌

①单纯胆囊切除术：这类手术通过腹腔镜或开腹手术的方式只切除胆囊，以达到切除肿瘤的目的，但该方法只适用于早期胆囊癌患者。

②胆囊癌扩大根治术：某些情况下，仅切除胆囊，复发的风险会较大。因此对于大多数可以手术的胆囊癌患者，医生往往会选择胆囊癌扩大根治术，除了切除胆囊外，还会切除胆囊周围正常组织、部分肝、肠和胰腺组织及周围的淋巴结等。

（2）姑息性手术治疗：对于部分晚期胆囊癌患者，存在胆道梗阻和消化道堵塞的情况时，可选择姑息性手术治疗解除胆道梗阻和消化道梗阻，以改善患者生活质量和延长生存时间。如减瘤术、胆道内支架置入术等可在一定程度上缓解患者因胆道梗阻导致的黄疸等症状。

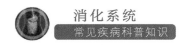
2. 非手术治疗。

（1）化疗：通过静脉输液或局部注射化学药物，抑制或杀死肿瘤细胞。但胆囊癌对化疗不太敏感，单独使用化疗并不能治愈胆囊癌，因此化疗常作为一种辅助疗法来增强其他疗法尤其是手术的疗效。

（2）放疗：通过高能射线杀死癌细胞。胆囊癌对放疗有一定敏感性，为防止和减少胆囊癌的局部复发，可将放疗作为胆囊癌手术的辅助治疗。

（3）免疫治疗和靶向治疗：近年来，胆囊癌的分子靶向治疗、免疫治疗为胆囊癌的治疗提供了新的手段并取得了鼓舞人心的结果。比如，在部分不可切除或复发的胆囊癌患者中使用卡瑞利珠单抗或纳武单抗治疗可能使患者获益。未来胆囊癌的化疗结合靶向治疗及免疫治疗有望为胆囊癌患者带来更大的生存获益。

（4）中医治疗：虽然手术能快速切除肿瘤，但手术切除的只是局部的病灶，肿瘤仍易复发和转移；放化疗等能局部或全身杀死肿瘤细胞，见效快，但也无法根除肿瘤细胞，并且由此造成的全身不良反应较大。因此在胆囊癌手术、放化疗期间，配合中医中药的使用，可减少并发症和不良反应的产生，促进手术康复，增加患者对放化疗的耐受性。

六、胆囊癌的预后如何？怎样进行随访？

1. 如果没有及时接受治疗：若不接受正规治疗，肿瘤不断扩大会侵及毗邻组织，此外肿瘤也易通过淋巴结及血行转移导致全身多处转移，从而严重降低生活质量，甚至危及生命。胆囊癌的 5 年生存率在 5% 以下，80% 患者病逝于诊断后 1 年内。

2. 如果及时接受正规治疗：经过正规治疗后，5 年生存率可在 70% 以上，早期患者有治愈的可能，中晚期患者也可以通过治疗改善腹胀、腹痛、黄疸等症状，从而延长患者生存时间。但由于胆囊癌易复发及转移，因此胆囊癌患者无论接受何种治疗，均应规范随访，以及时了解治疗效果及疾病进展情况，并配合医生及时调整治疗方案，以争取更好的疗效。

随访内容一般包括临床检查、血液检测［包括血常规、生化、肿瘤标志物（CEA、CA19－9）］及胸腹盆腔 CT 或胸部 CT、腹部 MRI 扫描等。根治性术后的患者，2 年以内每 3 个月随访 1 次；2～5 年期间每 6 个月随访 1 次；5 年后随访时间可以延长至 1 年 1 次；放化疗后的患者应每月随访一次，进而及时了解副作用并进行疗效评估。对术前 CEA、CA19－9 升高的患者，若实验室检查发现两者或单一指标升高，可以随时安排临床检查，包括血液检测（包括血常规、生化、肿瘤标志物 CEA 和 CA19－9 等），及胸腹盆腔 CT 或胸部 CT、腹部 MRI 扫描等。晚期患者在接受全身或局部治疗期间，按评价疗效要求或并发症，8～12周随访一次。CA19-9和（或）CEA可用于病情监测。

七、如何预防胆囊癌的发生？

由于胆囊癌的具体病因仍不清楚，因此还缺乏明确有效的预防措施，但针对胆囊癌的相关危险因素，以下几点建议可有一定的预防效果。

1. 保持愉快的心理状态，养成良好的饮食习惯，日常生活中做到勤洗手、注意饮食卫生。

2. 对于存在胆囊结石、瓷样胆囊、胆管囊肿、胆囊息肉、原发性硬化性胆管炎等胆囊癌高危因素的患者，应及时就医或体检，必要时可切除胆囊，降低胆囊癌的发生风险。

3. 超重和肥胖都会增加胆囊癌的发生风险，因此保持健康的体重，对于胆囊癌能起一定的预防作用。

4. 吸烟是胆囊癌的独立危险因素，因此，戒烟可降低胆囊癌的发生风险。

5. 由于女性比男性更易得胆囊癌，且常多发于老年人，因此对于40岁以上的妇女及65岁以上老年人等特殊群体，建议定期体检，一旦发现胆囊结石或胆道疾病应及早进行治疗。

八、胆囊癌患者该如何进行饮食管理？

1. 饮食中供给充足的蛋白质和糖类以保证热量的需要，促进肝糖原的形成，保护肝脏。

2. 严格控制脂类（尤其是动物脂肪）的摄入量，饮食中减少肥肉、油炸和含油多的食物摄入。严格控制胆固醇的摄入量，减少摄入含胆固醇高的食物，如蛋黄、动物脑及内脏、鱼子等。

3. 忌用酒类、刺激性食品、浓烈气味的调味品、坚硬不易消化食物及霉变、烟熏食物等。

4. 深海鱼油富含不饱和脂肪酸，对胆道系统疾病患者有利。因此，如有条件，可遵医嘱服用深海鱼油制品。

5. 多食洋葱、大蒜、香菇、木耳、大豆及其制品等能降低胆固醇的食物。多饮果汁，如橘汁、梨汁、苹果汁、荸荠汁等。

6. 多吃一些具有提高免疫力及抗癌作用的食物，如胡萝卜、西蓝花、苦瓜、茄子、山药、刀豆、芦笋、菇类、桃、大枣、木耳、海参等。

7. 烹制食品时，以炖、焖、烩、蒸、煮为主，味道宜清淡，以少渣易消化的半

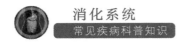
流质饮食为宜。

8. 少食多餐，增加进餐次数和饮水量，每日以 4 ~ 5 餐为宜，这样可以促进胆汁的分泌与排出。

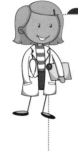

敲黑板，划重点！

胆囊癌具有恶性程度高、容易复发转移、预后差等特点。目前，虽然其发生原因并不明确，但与胆囊结石、胆囊息肉有着密切的关系。胆囊癌早期大多没有特异性临床表现，或只有类似慢性胆囊炎的症状，因此早期诊断困难，一旦出现上腹部持续的疼痛、包块、黄疸等症状，往往预示已进入病程晚期。目前治疗早期胆囊癌以根治性手术切除为主。不过临床上大多数胆囊癌都是晚期才发现，失去了根治性手术治疗的机会，预后多不佳。因此，早期切除合并结石或息肉的胆囊，对预防胆囊癌的发生是非常有必要的！

一位胆囊癌患者的故事

在去年 9 月，魏奶奶就时常说感到腹胀，魏奶奶的老伴王爷爷就带她去看中医，中医说是胃有点问题，开了些中药就回家了。魏奶奶回到家中吃了一天中药后觉得肚子胀得受不了了，在床上哼哼唧唧，说自己胀得像只气球。但由于恰好当时是周末，王爷爷就只好说周一带魏奶奶去医院看看。

周一一大早，王爷爷就带魏奶奶来到医院检查，这个时候魏奶奶人看着就已经有点发黄了，抽了血提示肿瘤标志物 CA19 - 9 明显升高，肝功能指标也是一片红旗飘飘（红色代表异常结果），结合 B 超和增强 CT，魏奶奶被诊断为"胆囊癌，梗阻性黄疸"。诊断结果出来后，王爷爷就给儿女们打电话告知了魏奶奶的病情，于是他们立即来到医院陪同魏奶奶。儿女们为了照顾老人情绪，只得骗她说她得的是胆结石病，需要做手术切除胆囊。住进医院后，魏奶奶先是在局麻下做了经皮胆管引流术，在刚开始一两天引流出大袋的胆汁之后，奶奶说身体舒服多了，也不胀了。10 月初，魏奶奶才接受了"胆囊 + 部分肝脏 + 区域淋巴结切除"的胆囊癌扩大根治术，切下的肿瘤直径有 6 厘米左右，而术后的病理检查也显示：（胆囊）中—低分化腺癌，侵犯全层累及肝组织，区域淋巴结见癌转移。虽然魏奶奶的手术过程很顺利，但术后腹腔感染、肺部感染多种并发症的发生，让魏奶奶又住了近 20 天的重症监护室（ICU）。逐渐地，魏奶奶病情稍微有所好转，终于出了院。虽说回家后魏奶奶仍会断断续续地有些发低烧，但整体恢复得还算不错，饮食也遵医嘱保持着少食多餐的原则，出院不到 2 周就可以和王爷爷一起在小区遛一遛弯儿了。

但今年 4 月份以来，也就是术后的大半年后，魏奶奶发烧频次逐渐增加，且体温一次比一次高，5 月初再一次住进了医院。做了影像学检查后，诊断为"胆囊癌术后局部腹腔多发转移"。此后便正式走上了非手术治疗的抗癌之路。从 5 月初到 9 月底一共使用奥沙利铂、吉他西滨化疗了 6 次，化疗后的效果整体还算不错，就是血小板下降很多。可是好景不长，10 月初开始魏奶奶又开始觉得肚子发胀，一检查已有腹水形成，指标 CA19－9 更是居高不下，复查 PET－CT 显示肿瘤已转移，已经是彻底的晚期癌症。在这样的情况下，放了腹水，魏奶奶又接受了 1 个疗程的化疗，并加用替吉奥治疗。但其实此时，魏奶奶的生活质量已经很差了，饭也吃不下，排便也困难，整个人都很虚弱，腹水也是反反复复。虽说期间一直喝中药、输白蛋白、进行肿瘤辅助治疗等，但魏奶奶症状就是反反复复，时好时坏，夜不能寐。后面几天，魏奶奶整日整夜地说自己肚子胀得实在难受，即使用了吗啡肚子也还是反复地疼痛，灌肠也排不出来任何东西，期间有一天上午还吐了几口黑水。看着魏奶奶化疗反应如此大，儿女们最后决定放弃化疗，开了一些止痛药后就带她签字出院，回家休养去了。

说实话，作为医生，在面对癌症晚期的患者时，真正能做的只有尽人事，听天命，只能在心里祝福魏奶奶和其他所有的癌症患者能够战胜病魔，战胜命运！

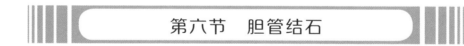

第六节 胆管结石

一、什么是胆管结石？

发生在胆管的结石称之为胆管结石，但由于胆管包括肝内胆管和肝外胆管，因此胆管结石也可分为肝内胆管结石和肝外胆管结石。其中肝外胆管结石主要为胆总管结石，部分有症状的胆囊结石患者同时也会存在胆总管结石，而单纯肝内胆管结石较少见，常常与肝外胆道结石共同存在（图 5－36）。

此外，胆管结石又可分为原发性胆管结石和继发性胆管结石。原发性胆管结石是指在胆管内形成的结石，主要为胆色素结石或混合性结石。继发性胆管结石多指胆囊结石排至胆总管者，主要为胆固醇结石。

肝胆管结石病多见于东南亚地区，以我国西南、华南、长江流域和东南沿海地区为代表的部分区域和农村高发。
我国肝内外胆管结石病患者占各类
胆石症患者的比例高达 38%，国内
报道胆囊及胆总管同时存在结石者
占胆石症的 5%～29%，平均 18%，
而国外报告胆囊结石患者的胆总管
含石率为 10%～15%。由此可见，
原发性胆总管结石多发于东方国家，
而在西方国家少见。

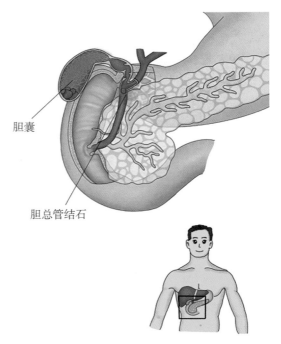

胆囊

胆总管结石

二、胆管结石的常见原因有哪些？

胆管结石病因较多，继发性结
石多为胆囊结石掉进胆管并停留，
原发性结石的病因主要如下。

1. 胆道感染：细菌感染发生时，
尤其是存在胆道的慢性炎症时，炎

图 5-36　胆管结石

性渗出物和细菌团块易形成结石核心，而逐渐形成结石。

2. 代谢因素：胆色素或胆固醇代谢紊乱时，两者比例失调，进而形成结石。

3. 胆汁淤积：胆道动力学改变导致长期的胆汁淤积易产生沉淀，从而形成
结石。

4. 胆道寄生虫：消化道产生蛔虫以后，虫卵进入胆道系统，造成胆管的损伤，
会继发胆管结石。而华支睾吸虫感染也是引起肝外胆管结石的重要因素之一。

总之，胆管内慢性炎症是导致结石形成的重要因素，胆汁淤积是结石形成的必
要条件，因此，胆汁淤积合并有胆道慢性炎症最易形成胆管结石。

三、哪些人容易患胆管结石？

胆管结石的发生与生活水平、饮食习惯、卫生条件等相关，多发生于以下
人群。

1. 不良生活习惯人群：吃饭不规律，特别是不爱吃早餐人群和长期摄入高脂
肪、高胆固醇食物，吸烟，饮酒人群。

2. 短期过度减肥人群：过度节食减肥，易引起胆汁淤积，从而易形成结石。

3. 肝硬化人群：特别是原发性胆汁性肝硬化人群，其胆道结石的形成与发生

胆管损伤有关。

4. 肥胖人群：肥胖人群胆固醇往往偏高，从而易析出胆固醇形成胆固醇结石。

5. 女性：受雌激素影响，当体内雌激素水平较高时会影响胆囊排空，引起胆汁淤积。

6. 体内有寄生虫感染人群：胆道蛔虫及吸虫的虫体和虫卵，均可形成结石的核心，从而易形成结石。

7. 先天或继发胆管畸形人群：胆管的畸形也易形成胆管结石。

8. 长期口服某些药物人群：长期服用避孕药、降脂药等也容易影响脂代谢，从而易形成结石（图5-37）。

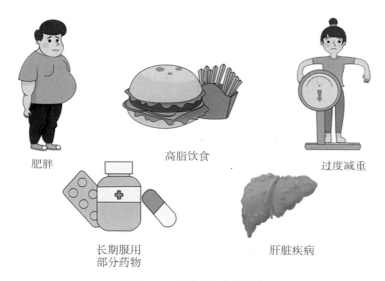

肥胖　　　　　　　高脂饮食　　　　　　　过度减重

长期服用
部分药物　　　　　肝脏疾病

图5-37　胆管结石高危因素

四、胆管结石会有哪些症状？

肝胆管结石病的病程长而复杂，可出现多种严重并发症，故其临床表现是复杂多样的。胆管结石症状的有无取决于结石是否造成胆道梗阻和感染。

当结石未引起胆道梗阻时，患者常常没有任何症状或症状轻微，仅有上腹隐痛不适，常在体检时才被发现。

一旦结石在胆管嵌顿，则可引起上腹部阵发性绞痛，右下腹、剑突下还常存在压痛，之后可逐步进展为持续性剧痛，有时可放射到右肩背部，还可伴有恶心呕吐，以上症状多在进食油腻食物，或在改变体位、身体受到颠簸后诱发。

若结石阻塞胆管并继发感染时，便会导致严重的胆管炎，表现为查科（Charcot）三联征：腹痛、寒战和高热、黄疸。黄疸首先表现为尿黄，接着巩膜（眼白部分）黄染、皮肤黄染，成为一个"小黄人"，有时还会伴有瘙痒等。部分结石嵌顿不严重者，黄疸有时可以自行缓解。若感染持续加重，则后期可能出现神情淡漠、嗜睡、低血压甚至昏迷等。由肝内胆管结石造成的嵌顿、堵塞，还可引起肝脏的肿大和压痛。

五、如何诊断胆管结石？

除了常规的询问病史，医生有时会选择以下检查明确诊断。但是单一的检查常不能获得全面的诊断，往往需要一种以上的影像学检查相互印证才能达到明确诊断的目的（图5-38）。

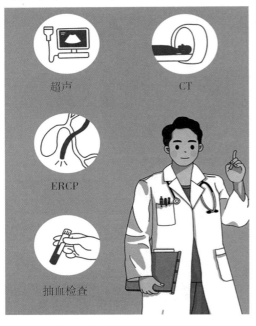

图5-38　胆管结石的诊断方法

1. 血液检查：肝功能检查中常会有酶学的异常，当合并胆管炎时可有白细胞总数及中性粒细胞比例等相关炎性指标的升高。

2. 腹部超声：为诊断胆总管结石的影像学检查，具有价格低廉、操作简便、无创伤、可重复操作等优点，诊断性价比最高。

3. CT：CT对恶性胆道梗阻的鉴别起重要作用，还能全面显示肝内胆管结石分布、胆管系统扩张和肝实质的病变等。尤其是现代薄层CT扫描诊断胆总管结石，敏感度为69%～87%，特异度为68%～96%，但当结石较小或与胆汁密度相似时，诊断准确性会明显降低。

4. MRI结合磁共振胰胆管成像（MRCP）：也是常用的微创检查方法，可以发现结石并明确结石大小，对肝内胆管成像的能力及成本效益都较高。但对胆总管远端结石的诊断率欠佳，对于微小结石漏诊率较高。另外，MRCP不适用于装有心脏起搏器、颅内金属夹、心脏起搏器及密室恐惧等特殊患者人群。

5. 超声内镜（EUS）：EUS诊断胆总管结石的敏感度和特异度均很高，EUS可在患者有颅内金属夹、心脏起搏器、机械心脏瓣膜、幽闭恐惧症和病态肥胖情况下进行。

6. 经内镜逆行胰胆管造影（ERCP）：诊断肝外胆管的阳性率最高，并可以行内镜下奥狄氏括约肌切开和取石术，同时达到诊断和治疗的目的，但不推荐建实施单纯诊断性 ERCP。

7. 经皮肝穿刺胆管造影（PTC）：在透视引导下经体表直接穿刺肝内胆管，并注入对比剂显示胆管系统，可发现胆道梗阻及肝内胆管扩张（图 5 - 39）。

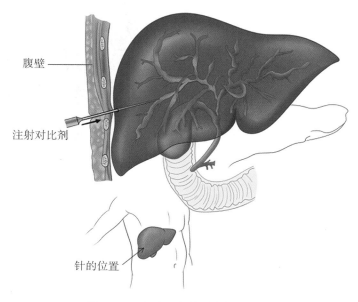

腹壁

注射对比剂

针的位置

图 5 - 39　经皮肝穿刺胆管造影（PTC）

六、胆管结石如何治疗?

1. 肝外胆管结石的治疗。

1）非手术治疗：可作为一般治疗，也可作为术前准备。主要包括：卧床休息、禁食或低脂饮食，并予以解痉止痛、利胆排石、护肝，并发感染时可使用抗生素，同时积极补液进行营养支持等对症处理。

2）手术治疗：肝外胆管结石的手术治疗目前主要以微创手术治疗为主。主要原则为：尽量取尽结石、解除胆道梗阻、保持胆汁引流通畅。

（1）当胆囊已摘除，结石仅存在胆总管内时，首选经内镜逆行胰胆管造影（ERCP）及内镜下乳头括约肌切开术（EST）取石，其具有较高成功率、低风险、并发症发生率低等优点。ERCP首先明确结石大小、位置，再用金属网篮或球囊取出结石后行内镜下十二指肠镜胆道括约肌切开术。

若内窥镜治疗不能达到管道清除目的时，可考虑使用胆道镜引导的液电碎石或激光碎石等方法，然后再进一步取石。

（2）肝外胆管结石与胆囊结石并存者有以下两种治疗方法：

①ERCP及相关经内镜微创手术取石后行腹腔镜进行胆囊切除，可一次性解决胆囊结石和胆总管结石，具有微创、无切口、并发症少、对消化道影响小等优点（图5-40）。

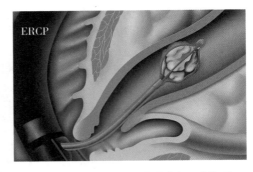

②开腹手术，切除胆囊，再切开胆总管取石，并放入一根形状呈"T"字形的管道引流。放置T管的目的是为了进行胆道减压引流、预防术后胆瘘，同

图5-40 ERCP及相关经内镜微创手术取石

时作为支撑管预防胆道狭窄，此外术后必要时还可经T管行胆道造影或残余结石的复取。但开腹手术术后恢复时间较长，近年来已不作为首选。

T管拔除的前提是安全，安全的前提是窦道形成。一旦窦道形成，即使拔了T管后，胆管的瘘口仍可以通过窦道引流，窦道依然起到T管的作用。窦道在术后3天开始形成，2~4周窦道稳定，因此在术后14天才会考虑拔除T管。拔除T管时可先夹闭T管48~72小时，若患者无腹胀、腹痛、发热、黄疸加重等症状或经T管造影证明胆道十二指肠间通畅、无残余结石，才可将其拔除。若有残余结石，可保留T管至术后6周，并用纤维胆道镜通过T管瘘管再次取石（图5-41）。

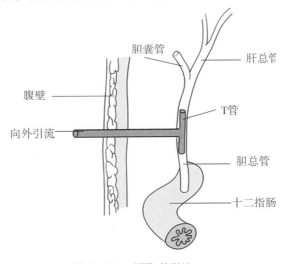

图5-41 "T"管引流

2. 肝内胆管结石的治疗：肝内胆管结石的治疗比较复杂和困难。主要有以下几类情况。

（1）无症状的患者可不手术，定期观察、随访即可。

（2）手术治疗：症状反复发作者可选用手术治疗。手术方法包括胆管切开取石、胆肠吻合术、肝切除术。术中应用胆道造影、超声等影像学辅助，应用胆道镜取石可取得较满意的疗效。手术的具体方法则应根据结石在肝内分布的情况、肝损害的程度和胆管的病理改变来决定。

（3）术后残留结石处理：肝内胆管结石术后结石残留较常见，其治疗方式包括超声、激光、体外震波碎石及经引流窦道胆道镜取石等。

总之，胆管结石的治疗应根据患者的具体情况选择个体化、精准化方案来治疗。

七、胆管结石预后如何，该怎样随访？

胆管结石经积极合理的治疗，一般转归较好，可以被治愈，而一旦出现中毒性休克和胆源性败血症等，如不及时治疗，预后将很差，病死率也大大提高。

另外，在胆管结石术后 3 个月，应进行门诊初始随访，此后每半年通过电话及门诊方式进行随访，复查血常规、肝功能及肝胆 B 超，必要时复查肝脏 CT 和 MRCP。重点了解结石清除或复发情况、是否有胆管炎等相关临床症状、是否需再次住院治疗等。

八、胆管结石该如何预防？

胆管结石的预防与胆囊结石的预防相似，主要有以下几方面。

1. 养成良好饮食习惯：规律进餐，保证早餐摄入。忌暴饮暴食，采取清淡、低脂饮食，少吃油腻、高胆固醇食物，多吃水果蔬菜及利胆食物。

2. 讲究卫生，饭前便后洗手，生吃瓜果必须洗净，防止肠道蛔虫感染。

3. 保持心理健康，心情舒畅，合理运动，避免体重超标。

4. 多饮水，养成良好的饮水习惯，水可以稀释胆汁防止结石。

5. 定期体检，对容易引起胆管结石的疾病或早期微小结石做到早发现、早治疗。

6. 积极预防胆囊炎、糖尿病、寄生虫感染等感染性疾病。

7. 复杂胆管结石患者更应定期复诊，防止结石复发及并发症的发生。

九、胆管结石患者该如何进行饮食管理？

1. 多饮水，以白开水为主，也可喝一些米汤、稀粥、藕粉、豆浆、杏仁茶等清淡饮品。忌浓茶、咖啡、酒等。

2. 多吃利胆食物，如山楂、乌梅、玉米须（泡水代茶饮）、青椒、南瓜、青菜等。

3. 多吃富含纤维素的食物，如菠菜、菜花、胡萝卜、西红柿、玉米等蔬菜，酸枣、柚子、山楂、柑橘、柠檬等水果及一些粗粮。

4. 少吃富含脂肪和胆固醇的食物，如动物内脏、肥肉、蟹黄、蛋黄、巧克力、奶油制品等，肥胖患者更应限制以上食物，同时甜食也尽量少吃。

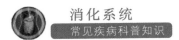
5. 忌食辛辣刺激调味品，如辣椒、胡椒，相应的麻辣烫、火锅等也不宜吃。

6. 忌油煎、油炸、炙烤等饮食，菜肴应以蒸、炖、烩为主。

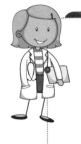

敲黑板，划重点！

　　胆管结石发生于胆管内，但常常与胆囊结石合并存在，其发病常常与胆囊结石、胆管感染、胆汁淤积、寄生虫、胆汁代谢异常等相关。大多数胆管结石患者常常以突发的腹痛、恶心呕吐、黄疸等为主要症状，其治疗以微创手术取石为主，但具体手术方法因人而异。胆管结石经积极合理的治疗，一般转归较好，可以被治愈，但也易复发，且如果合并严重感染时则病死率较高。因此，应在胆管结石早期就足够重视，争取将危险的"定时炸弹"扼杀在摇篮里！

一位胆管结石患者的故事

　　小谢是一位大学毕业参加工作仅一年的职场新人，在一次年休假中，小谢终于回到家。晚上，小谢妈妈给他煮了很大一碗饺子，吃完他就觉得肚子胀得难受，但也没太放在心上，以为自己是吃太多了才胀。随后，他躺着玩了会手机就睡了。半夜小谢起床上厕所，却感觉到解小便异常困难，这使他不得不想起自己小便颜色较以往更黄已经有好一段时间了。返回到床上后小谢突然感到剧烈的腹痛，主要为右上腹及背部肾区的位置呈放射状疼痛。于是凌晨，小谢家人背着小谢来到医院看急诊，在背到医院这个过程中，小谢的腹痛逐步缓解，到达医院后几乎就不疼了。

　　在医院期间做了血液、尿液、B 超、CT 等检查，血液、尿液都正常，影像学检查却提示肝内多发胆管结石（最大为 0.6 厘米×0.4 厘米），医生告诉小谢针对肝内胆管结石，目前并没有很好的特异性诊疗方法。目前药物治疗主要为溶石，扩张胆管，促进胆汁循环等功效，且药物治疗除非长期坚持服用，否则疗效并不会太明显。此外，用药也有一定风险：万一结石掉入并卡在胆总管，不仅会更疼痛，万一卡破胆管出现炎症将会非常危险；而手术治疗主要针对症状反复发作的患者。综合小谢的情况，医生建议他未出现明显恶化症状就暂不治疗，嘱咐他初次疼痛发作的两年内（高发期）每年进行两次或三次 B 超检查，观察结石是否变大或出现其他的问题。

　　医生还说，现在社会得胆系结石的人越来越多，尤其是年轻人群体。根据小谢的表述，医生怀疑该结石可能是因为他以前大学时期长期不吃早饭，饮食不规律，活动量小等众多高危诱发因素综合导致的。因此，医生建议他多跑动，不久坐久卧，另外饮食一定要规律，按时吃早饭。

现在，小谢坚持三餐饮食规律，也增加了每天的运动量，至今都未再剧烈腹痛过，即使睡觉时偶有轻微胀痛，自己也懂得向疼痛的部位（右）侧卧缓解胀痛。现在看来小谢的结石似乎并未影响到他的正常生活，而他仍在坚持随访中。

第七节 胆管癌

一、什么是胆管癌？

胆管癌是起源于胆管上皮的恶性肿瘤，根据解剖位置通常将其分为肝内胆管癌（iCCA）和肝外胆管癌，其中肝外胆管癌又分为肝门部胆管癌（pCCA）和远端胆管癌（dCCA），而肝内胆管癌属于原发性肝癌的范畴（图5-42）。总体来说，胆管癌中以肝门部胆管癌最常见，占所有胆管癌的60%~70%，而肝内胆管癌只占5%~10%，远端胆管癌占20%~30%（图5-43）。

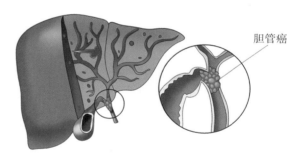

图5-42 胆管癌

胆管癌占所有原发性肝癌的10%~15%，所有消化道肿瘤的3%，全身肿瘤的1%以下，多发于70~80岁人群，男性发病率略高［男：女为（1.2~1.5）：1.0］。

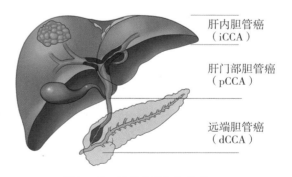

图5-43 胆管癌按部位分类

胆管癌发病隐匿、早期无明显症状或临床症状不典型，患者就诊时多属病程中晚期，整体预后较差，五年生存率<5%，而若不及时接受治疗，整体中位生存时间仅为3~6月。

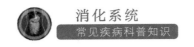
二、胆管癌病因有哪些?

目前胆管癌的发病原因尚不明确,可能与以下因素有关。

1. 胆管长期的结石或炎症:胆管结石、炎症可以引起胆管慢性增生性炎症、胆汁淤积等,容易引起胆管上皮细胞的异常增生,逐步发展为胆管癌。

2. 先天性胆管囊肿:该疾病导致胆汁淤积,易于引起胆管结石、胆道感染,最终引起胆管癌变。

3. 胆道寄生虫:如胆道蛔虫、血吸虫等引起的胆道感染等也是引起胆管发生癌变的常见致病因素。

4. 乙型、丙型病毒性肝炎:肝炎病毒会释放炎症因子,在引起肝纤维化的同时,可能会促进癌细胞的增殖。

5. 肝硬化:肝硬化患者在肝纤维化过程中,也容易促进癌细胞生长,10%~20%的肝硬化患者会发生胆管癌。

三、胆管癌存在哪些高危人群?

1. 患乙型、丙型病毒性肝炎人群。
2. 患有糖尿病及肥胖人群。
3. 患有原发性硬化性胆管炎、胆管结石、先天性胆管囊性扩张症等疾病人群。
4. 长期存在吸烟、酗酒等不良生活习惯人群。
5. 年龄 > 50 岁人群,尤其男性多发。

四、胆管癌有哪些症状?

因肿瘤部位及大小不同,胆管癌的临床表现并不完全一致。肝门部或肝外胆管癌的患者,黄疸较多见,且随着病程延长,黄疸可逐渐加重并伴有陶土样的灰白色粪便、尿色深黄及皮肤瘙痒等,还常会伴有恶心呕吐、食欲减退、倦怠、乏力、体重减轻等表现。而肝内胆管癌患者早期通常没有特殊的临床表现,随着病情的进展,可出现腹部不适、腹痛、乏力、恶心、上腹部肿块、体温升高、黄疸等症状,但黄疸较为少见,一旦出现右上腹痛、畏寒和发热,则往往提示伴发胆管炎(图5-44)。

五、如何诊断胆管癌?

1. 血液检查:主要包括肝功能及肿瘤标志物检查。

胆道梗阻时,总胆红素及直接胆红素水平等相关指标可显著升高。随着胆管癌的进一步发展，因脂溶性维生素吸收减少，还会有凝血酶原时间延长，血清白蛋白水平下降等。

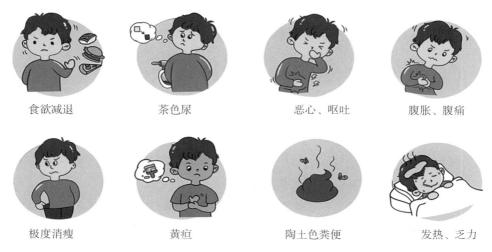

食欲减退　　　　　茶色尿　　　　　恶心、呕吐　　　　腹胀、腹痛

极度消瘦　　　　　黄疸　　　　　陶土色粪便　　　　发热、乏力

图 5-44　胆管癌常见症状

胆管癌目前没有特异性肿瘤标志物，CA19-9、CA125 和 CEA 有一定的诊断价值。约 85% 的患者可伴有 CA19-9 升高，但其他原因引起的胆道梗阻也可以导致 CA19-9 升高。

2. 影像学检查：是目前胆管癌的主要诊断手段。超声、CT、MRI、超声内镜、PET-CT 等都有助于胆管癌的定位、定性诊断及肿瘤分期。

①超声：超声是诊断胆管癌的首选方法，其优势在于能够鉴别结石和肿块，判断胆管周围组织及门静脉是否受到侵犯，必要时还可根据肝内外胆管是否扩张判断梗阻部位并引导经皮肝穿刺胆道引流，但无法对肿瘤做出有效的定性诊断。

②超声内镜（EUS）：EUS 对明确肿瘤是否合并胆道结石、胆管囊状扩张等具有诊断价值。EUS 引导下细针穿刺抽吸术（EUS-FNA）诊断胆管癌的敏感度很高，具有重要的诊断价值，可以提升高度怀疑胆管癌而 ERCP 细胞刷检阴性患者的检出率，对鉴别诊断远端胆管癌与胰头癌、壶腹癌的价值较大。

②CT：能显示肝内胆管癌的特有征象、扩张的胆管，并提供如肿瘤位置与大小、胆管梗阻水平与范围、血管侵犯及区域淋巴结转移及远处器官转移等信息。其中 PET-CT 对于诊断肿瘤淋巴结转移或远隔器官转移具有更高的价值，但不建议常规应用于早、中期肿瘤的检查。

③MRI：是诊断胆管癌的最佳方法，它能清楚地显示肝脏和胆管的解剖结构和肿瘤范围，判断是否有肝脏转移。其中 MRCP 可较好地显示胆道分支，反映胆管的

受累范围。超声初步确定梗阻部位后，可选用 MRCP 对胆管受累范围进行全面的评估。

④经内镜逆行胰胆管造影/经皮肝穿刺胆管造影（ERCP/PTC）：ERCP 和 PTC 为有创性检查手段，对胆管癌的诊断各有优缺点。ERCP 适用于了解梗阻部位以下的胆道情况，而 PTC 则适用于了解梗阻部位以上的胆道情况。两者均可取胆汁样本做细胞学检查，然而阳性率仅为 30% 左右，并且细胞学阴性并不能排除肿瘤。

3. 病理学诊断：胆管癌的病理学诊断是目前最有价值的临床确诊手段，对制定临床治疗方案也有着十分重要的意义。ERCP 下刷检脱落细胞检查是胆管癌首选的病理学诊断方法，然而活检和刷片的敏感性较低，当结果为阴性或者不能明确时，可以考虑超声内镜引导的细针穿刺。但由于活检对可根治性切除的患者有引起肿瘤种植的风险，一般不推荐术前穿刺活检。

综上，根据典型的胆管癌影像学特点，就可做出临床诊断，而活检做病理学检查有助于明确诊断。

六、胆管癌该如何治疗？

近年来，对于胆管癌的诊疗模式已由单一的外科治疗转变为多学科协作（MDT）评估及手术联合辅助治疗为主导的综合诊疗模式，可有效地改善胆管癌患者的预后（图 5－45）。

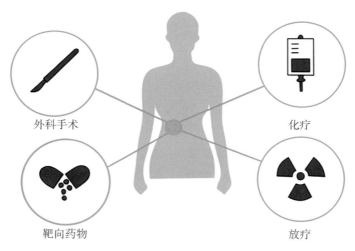

图 5－45　胆管癌的治疗

1. 手术治疗。

①根治性手术：根治性手术切除是治疗胆管癌的首选方法，为患者提供了唯一可能治愈和长期生存的机会。手术应尽可能切除受影响的肝外胆管、部分肝脏、胰

头、十二指肠、血管等，并进行完整的肿瘤切除及彻底的区域淋巴结清扫，以及合理可靠的消化道重建（图5-46）。

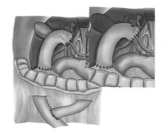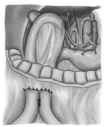

图5-46　手术治疗胆管癌

只要患者全身情况能够耐受手术、无远处转移，均应积极争取根治性切除。手术治疗的疗效与手术切缘、血管侵犯和淋巴结转移有密切联系，但是术后还是存在较高的复发及转移风险。

②姑息性手术：姑息性手术是以解除胆管癌引起的胆管堵塞而设置的手术，对于不能行根治性手术切除的患者，必要时可选择姑息性手术，其主要包括姑息性肿瘤切除术、胆道引流等。

姑息性肿瘤切除术可在一定程度上缓解症状、改善生活质量并提高存活率。胆道引流的主要目的是减轻黄疸和改善肝功能，主要包括

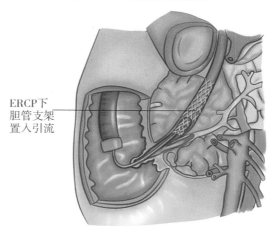

ERCP下胆管支架置入引流

图5-47　胆道支架引流

ERCP下胆道支架引流、胆肠吻合、PTCD穿刺引流等，其中前两者为内引流（图5-47），后者为外引流。内引流与外引流相比，具有无电解质丢失、体表无引流管、患者生活质量较高的优势，所以一般优先考虑内引流治疗，仅在患者无法耐受内引流的情况下才考虑外引流。

2. 非手术治疗。

①化疗：通过口服或静脉注射化疗药物杀死癌细胞，有助于降低癌症复发的可能，通常将其作为一种辅助治疗。对于不能行手术切除或出现转移的患者，采用新的术前辅助化疗方案，有可能使肿瘤降期以获得手术切除的机会；而术后的辅助化疗及中晚期的姑息性化疗有助于改善病人的症状，提高生活质量并延长晚期患者的生存期。一般推荐吉西他滨联合铂类药物的化疗方案。

②放疗：放疗的主要目的是提高其他治疗手段的效果。医生可能会在手术前后，采用放疗作为辅助治疗手段。对于无法手术的患者，放疗也有助于控制病情进展，但由于胆管癌对放疗不敏感，因此治疗效果欠佳。

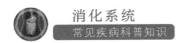

③靶向治疗药物：靶向药物可使肿瘤细胞死亡，而不波及肿瘤周围其他正常组织。常用的药物有西妥昔单抗、帕尼单抗、曲妥珠单抗等（图5-48）。

④中医治疗：中医在胆管癌的辅助治疗中也发挥着很大的作用。手术后的患者通过中药辅助治疗，可以改善消化功能、提高免疫功能，促进手术康复。化疗、放疗后的患者结合中药治疗可以减轻放化疗的毒副作用，增加耐受性。

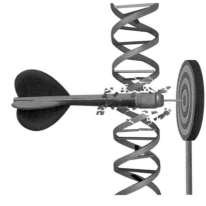

图5-48　靶向治疗

总的来说，由于大部分确诊患者病程都已进入晚期，而晚期的肝门部胆管癌患者存在长期严重的梗阻性黄疸，肝功能、凝血功能、营养情况和全身情况一般较差，往往难以耐受放化疗。因此，对每位患者进行评估并个体化处理是非常有必要的，比如先通过姑息性减瘤术或者胆道引流减轻黄疸、改善肝功能，同时予以营养支持，待全身情况改善后再予以放化疗，在确保安全的情况下，尽可能提高患者生活质量，延长生存期。

七、胆管癌术后患者该如何随访？

胆管癌由于其生长部位的特殊性，很难达到真正意义上的根治，医学上所谓的肝门胆管癌根治术是相对的，手术后仍然可能有较高的复发率。因此，手术后患者仍然需要定时进行随访，以便能早期发现可能复发或转移的病变，及时采取补救治疗。一般要求2年内每2~3个月复查一次，2年以后如无复发或转移，可每半年复查一次，随访5年后无异常可以延长至每年1次。随访项目应包含临床检查、实验室检查（包括肝功能试验和乳酸脱氢酶）、肿瘤标志物（CEA，CA19-9）及胸腹部和盆腔CT扫描等。

八、胆管癌该如何预防？

胆管癌的具体发病机制尚不明确，无法精准预防其发生，但以下措施有助于降低胆管癌的发病风险。

1. 戒烟限酒，保护肝胆良好功能。

2. 保持身心愉悦，养成良好的生活习惯，均衡营养。

3. 适当进行体育运动，不仅可以控制体重还可提高身体抵抗力。

4. 接种乙肝、丙肝疫苗，降低病毒感染风险。

5. 患有肝硬化、胆囊炎等疾病的人群，需要积极治疗原发疾病，定期复查。

6. 男性及超过 50 岁的人群，首先需要避免相关危险因素，同时需定期体检，例如每年 1 次，如发现异常情况要及时与医生沟通。

九、胆管癌患者该如何进行饮食管理？

1. 多饮水，少食多餐，这样可以促进胆汁的分泌与排出。

2. 饮食上应清淡、多样化，宜食用低脂肪、富营养、少刺激、易消化的食物，如菠菜、山药、胡萝卜、冬瓜、茄子、番茄、白米粥、藕粉、粳米、鱼肉、蛋清及精细面粉食品等。

3. 多吃含有维生素的蔬菜、水果等食物，并且生吃瓜果类食物时，一定要洗净。

4. 限制摄入高胆固醇、高脂肪食物，如核桃、鸡蛋黄、油炸食物、肥肉、动物内脏等食物少吃。

5. 忌辛辣刺激及腌制食物食物，忌烟、酒、浓茶和咖啡。

6. 术后饮食一定要清淡、循序渐进，先从最软的吃起，如藕粉、米汤、稀饭、面条等，随后逐步过渡到正常饮食。

7. 多吃一些提高免疫力及具有抗癌作用的食物，如胡萝卜、西蓝花、苦瓜、茄子、山药、刀豆、芦笋、菇类、桃、大枣、木耳、海参等。

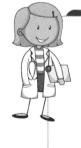

敲黑板，划重点！

胆管癌是起源于胆管上皮细胞的恶性肿瘤，相对少见，其发病原因尚不明确，可能与胆管慢性炎症、结石及先天性胆管囊肿等有关。腹部疼痛不适、黄疸是其最常见的症状。但由于深藏体内、起病隐匿，并且恶性程度高，患者就诊时多已为晚期。胆管癌的治疗早期以根治性手术切除为主，不过对于大多数的患者，由于病变已处于晚期，需综合性治疗，以期达到最佳治疗效果，且治疗后仍有复发和转移的可能。

一位胆管癌患者的故事

孟先生今年已经 57 岁了，2020 年 9 月份前后一段时间他觉得自己变得容易疲劳，并且经常在餐后容易感到饱胀，尤其是入院前几天亲戚朋友都觉得他脸色发

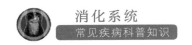
黄，这才来到医院检查。这不查不知道，一查真不得了，孟先生被查出肝外胆管癌，但是还好还没有远处的转移扩散，还可以进行手术治疗。医生建议孟先生马上手术，不能拖，如若肿瘤侵犯血管，到时候想做手术都没办法了。经过术前检查排除手术相关禁忌症后，医生立即为孟先生做了手术，术后病理活检印证了胆管癌的诊断，并且显示周围淋巴组织也有侵犯。总体来说，孟先生的整个手术过程是很顺利的，手术切除了三分之一的肝脏、胆囊及周围淋巴组织和病变的胆管，并将剩下的胆管改道至十二指肠。

出院后孟先生回家休养了一个月便开始了辅助化疗。第二次化疗开始前，复查了肿瘤标志物，那时候指标已经正常，并且化疗期间孟先生精神和全身状态都保持在较佳的水平，体重不减反增，于是坚持规律地做完了六次化疗。虽说到了后期化疗时，复查白细胞偏低，但打了升白针后，孟先生还是挺了过来，在2021年春节之前完成了化疗。

到现在，孟先生已经结束化疗疗程3个月了，每个月都会去医院复查随访1次，复查结果显示除了肝功能指标有些异常，其他指标如肿瘤检查标志物都很正常了。医生告诉他做了化疗之后一两年肝功能都有可能恢复不了，所以肝功能检查不正常也是正常的情况，因此孟先生也一直长期口服保肝药积极配合治疗。

最后，孟先生表示从确诊癌症到现在，大半年来的个中心酸和心境变迁，别人是很难体会的。从最开始的不敢置信和不甘心，到化疗时碰到些病友，看到他们有的人为了药钱发愁，还有的人即使有钱却为时已晚。在和他们的对比之下，孟先生就觉得自己算幸运的，至少自己还能手术，还能治疗，而自己家庭也还有余钱去治疗。现在的孟先生保持着健康积极的心态，吃嘛嘛香，喝茶、爬山、打麻将一样都不落下，天天笑口常开。同时，孟先生家属的想法也很简单，在保证孟先生生活质量的情况下，积极治疗、努力治疗，尽可能地延长他的生命。

抗癌是条漫漫长征路，癌症最大的摧毁力往往不体现在身体上，而是绝大部分人得知自己得了癌症之后，精神上首先垮掉了，而这种精神压力也是常人难以体会的。因此，对于广大癌症患者来说，除了多听听医生的专业意见，更多的还是患者自己的心态调整，要以积极的心态去与癌症抗争，而不是自怨自艾，不良心态对于癌症的治疗百害而无一利。

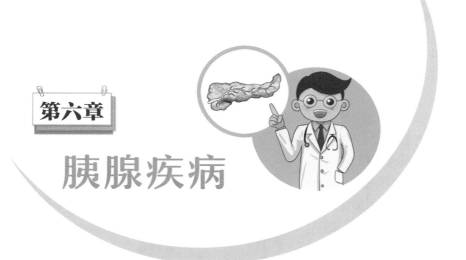

第六章

胰腺疾病

第一节　胰腺的解剖与生理功能

随着现代生活方式的改变，胰腺疾病的发生率越来越高，急性胰腺炎、慢性胰腺炎、胰腺癌，这些都是胰腺的高发疾病。一说起胰腺疾病，有些人可能就会立刻为之色变，无缘由地产生恐慌，而恐慌往往来源于未知，因为相比其他器官我们对于胰腺的认知少之又少，在我们的身体器官中可能很难感觉到胰腺具体位置的存在。但是，胰腺在消化系统及血糖调节中都占有非常重要的地位，更是人体第二大的消化腺（第一大消化腺为肝脏）。因此，基于"知己知彼，百战不殆""战略上藐视敌人，战术上重视敌人"及"运筹帷幄，决胜千里"的战略指导方针，笔者将在本章中对胰腺最常见的疾病进行全面、细致的讲解，希望能为大众人群及胰腺病病友答疑解惑，并用于指导日常生活及身体康复。

一、胰腺在哪里？

胰腺藏在腹腔深处，呈长条形、棱状的三面体，质地柔软，呈灰红色，其位置位于胃和脊柱之间，横卧于腹后壁，右端被十二指肠环抱，左端直抵脾脏。为了方便大家更形象化地认识胰腺的形态及位置，可以伸出右手做以下姿势：右手拇指与小指接触，另外三根手指并放在一起且伸直，然后把手放在腹部中央，肋骨下方，手指指向左侧，此时你的手就是胰腺大概的位置及形状（图6-1）。

正是由于胰腺在腹腔的位置较深，因此当发生胰腺病变时，腹壁早期的体征往往不会很明显，从而增加了诊断的困难性。比如胰腺的肿瘤就很难在体表被触摸到，也无法通过内镜直接观察到，这也解释了为什么胰腺癌长得足够大直至影响胰腺功能，或对周围的胃、十二指肠、肝脏及胆囊等器官产生压迫影响时才出现一些显性症状。

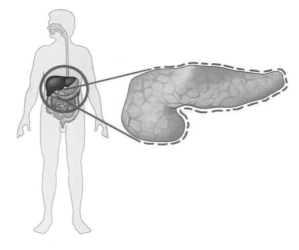

图 6-1　胰腺解剖及位置

二、胰腺是怎样构成的?

胰腺长 14~18 厘米，可划分为头、颈、体、尾 4 部分。

胰头部在腹部的右侧，是胰腺右端最膨大的部分，被十二指肠环抱。在上述用手类比胰腺的姿势中，手掌就像是胰头的位置。其中胰头部伸向腹后方的部分称为沟突，围绕了腹部重要的两条血管——肠系膜上动脉和肠系膜上静脉。同样的，沟突就像是接触的右手拇指和小指。

胰颈是胰头与胰体之间最狭窄扁薄的部分，类比之下，胰颈就像是上述姿势中的第一指关节。

胰体是胰颈和胰尾之间的部分，占胰的大部分，由于胰体后方便是第一腰椎，因此会略微向前凸起，胰体部就像是上述姿势中的手指中部。

胰尾是腹腔左侧较薄的尖端部分，与脾脏很近，胰尾就像是上述姿势中的食指、中指和无名指的指端部分。

胰管位于胰腺实质内，接近胰腺的后面，主胰管直径 2~3 毫米，贯穿整个胰腺，沿途收集各胰腺小叶的分支胰管。副胰管一般由主胰管分出，多弯曲弓状走形于胰腺内（图 6-2）。

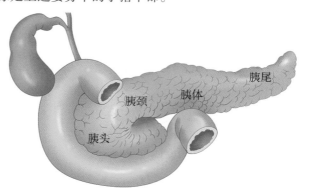

图 6-2　胰腺的各部位

三、胰腺的功能有哪些？

别看胰腺体积不大，但作用却不小（图6-3）。作为人体重要的消化器官之一，它能产生一种特殊的消化液，促进消化，使营养物质从食物中流出被我们身体吸收所用。胰腺分泌的消化液主要含有水、碳酸氢钠和消化酶。碳酸氢钠可以中和胃里本来就有的酸，这样消化酶才能在后续中产生作用：脂肪酶分解含脂肪的物质；蛋白酶分解食物中的蛋白质；淀粉酶将碳水化合物分解为高能量的糖，所有的这些营养物质大多在小肠被吸收进血液中，为人体提供丰富的营养。以上称之为胰腺的外分泌功能（图6-4）。

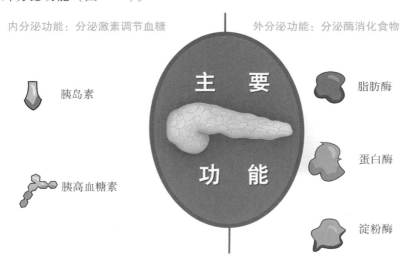

图6-3　胰腺的功能

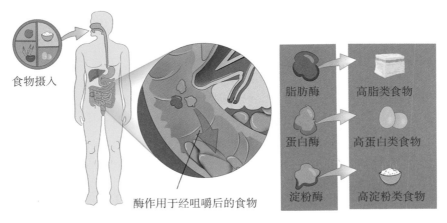

图6-4　胰腺的外分泌功能

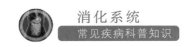

当进行上述工作时，胰腺还在进行着另外一个重要的内分泌功能：通过胰岛素和胰高血糖素来控制着血糖含量。这两种激素由一特殊的细胞群产生，这种细胞群就像散落在海面的一座座大小不等的岛屿，星罗棋布地分散在胰腺中，因此将这种特殊的细胞群称为胰岛。

体内糖分过多或过少都会威胁到生命，所以胰腺必须时刻保持警惕。一顿丰富的食物过后，大量糖分融入血液，此时胰岛释放胰岛素，使我们的血糖含量回到正常水平，过量的糖进入细胞作为能量源被储存起来供之后使用，此外胰岛素也向肝脏发出信号，让其停止生产糖。另一方面，如果血糖含量低，胰岛则释放胰高血糖素，并向体内的细胞和肝脏发出信号，释放储存的糖，使其回到血液中。正因为有胰岛素和胰高血糖素的相互作用，才保持了机体血糖浓度的平衡（图6-5）。

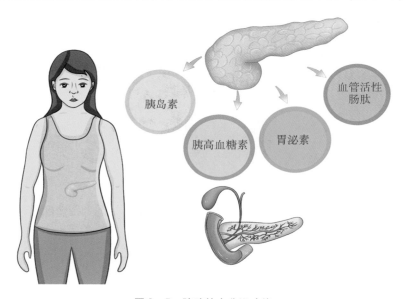

图6-5　胰腺的内分泌功能

四、哪些因素易引起胰腺疾病？

有胆道疾病、高脂血症、肥胖、高血糖等病史的朋友们可要引起重视了，以上因素都与胰腺疾病的发生密切相关。此外生活中一些不良的习惯，如酗酒、吸烟、暴饮暴食、不良的生活作息等也会引起胰腺相关的疾病。而胰腺疾病有很多种，不同的疾病，其病因也是有所差异的，比如对于我国急性胰腺炎患者来说，胆道疾病、高脂血症、酗酒等为较常见的病因；而胰腺肿瘤的发生，目前具体发病原因尚不清楚，普遍认为是由多致病因素引起，与遗传、环境、基因等各方面都有关系（图6-6）。

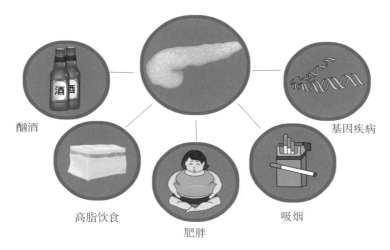

图 6-6 引起胰腺疾病的高危因素

五、胰腺功能受损后会怎么样?

当多数胰腺发生疾病后,早期往往是没有明显症状的,少部分患者可能会有上腹隐痛、饱胀嗳气、腹泻等消化不良症状,但这些症状并不是胰腺疾病所特有,其他消化系统疾病也可引起相似的表现,因此需要及时就医进行诊治排查。另一方面,胰腺的正常功能也会因疾病影响而减弱甚至消失,如助消化能力的降低,使得食物中的营养物质不能再很好地被身体吸收利用,从而导致食欲不振、营养不良及体重下降等;同时胰腺产生胰岛素的能力也会减弱甚至消失,最终引起常见的糖尿病或加重原有的糖尿病,严重影响患者的生活质量(图 6-7)。

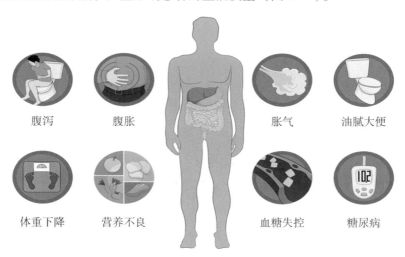

图 6-7 胰腺功能受损表现

第二节　急性胰腺炎

在电视剧《急诊科医生》里，有一位中年大叔令人印象深刻，这位大叔患急性重症胰腺炎捂着肚子被送入急诊室，得知大叔"天天喝酒、天天喝大"以后，医生直接说了一句"喝酒和死选一样吧"。也许观众会心想：一个急性胰腺炎有这么夸张吗？说得这么恐怖，医生大概是吓唬病人吧。但是笔者想告诉大家的是，急性胰腺炎虽听起来普普通通，但却是消化系统疾病中的"三高疾病"——"高复发率""高死亡率"及"高费用"，它可是所有消化科医生从来不敢怠慢的危重急症。说实话，笔者还觉得剧中的大叔演技略显拙劣，真正的胰腺炎，尤其是重症胰腺炎发起病来，可比这位大叔演的严重多了。接下来，就让我们一起揭开急性胰腺炎的神秘面纱吧。

一、不走寻常路的自残性炎症

生活中常见的炎症，如尿道炎、阴道炎、肺炎、脑膜炎等，大都是由于机体相应部位被某种细菌感染，进而导致以红、肿、热、痛为主要表现的疾病，一般使用合理剂量、合理疗程的敏感抗生素后，以上炎症基本可以很快好转。而急性胰腺炎却是一种不走寻常路的炎症，它可不是由细菌感染所致的普通炎症，简单来说，它的发生是由于胰腺里的胰酶被异常激活，引起胰腺水肿、出血、坏死，即胰腺把自己当成食物一样给消化掉而引起的一种无菌性化学炎症（图6-8）。

值得一提的是，虽然胰腺炎前期为无菌性炎症，但并不是说胰腺炎的整个病程中都无菌。一旦胰液从破损的胰腺流出，就像打开了潘多拉的魔盒，周围的组织器官无一幸免地都会被胰液所侵蚀，逐步

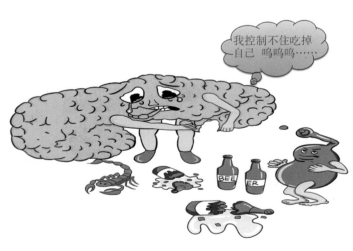

图6-8　急性胰腺炎

坏死，满目疮痍。而那些坏死物、组织液等，又会成为细菌定居生长繁殖的温床，为后期的感染及胰周、腹腔的脓肿等提供有利的条件，逐渐侵蚀着我们的身体。

在美国，每年有超过 275 000 例患者因急性胰腺炎住院，每年粗略总费用超过 26 亿美元，发病率为 5/10 万 ~ 30/10 万，且有证据表明发病率逐年升高。而在我国，急性胰腺炎的年发病率为（13 ~ 45）/10 万，发病率在急腹症中比较靠前，也呈逐年升高的趋势，并且女性发病率大于男性，男女比例为 1:（1.34 ~ 2），总体病死率约 5%，但重症病人死亡率约 15%。

二、急性胰腺炎的幕后黑手

引起急性胰腺炎最常见的病因主要有胆石症、高脂血症与酗酒，在我国以胆石症为主，占 50% 以上，西方国家则以酒精为主。同时，高脂血症和酒精又是男性急性胰腺炎患者更为常见的病因，尤其是中青年；而胆石症是女性患者更常见的原因，老年患者尤为突出（图 6 - 9）。

1. 胆石症是怎样引起急性胰腺炎的？

胰腺和十二指肠连接处有一个小孔，医学上称做十二指肠大乳头，我们可以把它想像成一道小门。在胆管中流动的胆汁与在胰管中流动的胰液，就是共用这道小门进入肠道，消化食物。当发生胆结石时，在胆囊收缩

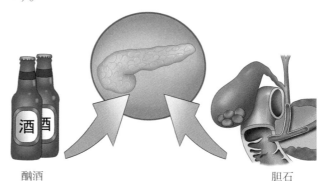

酗酒

胆石

图 6 - 9　急性胰腺炎病因

等情况下，结石可能就会掉下来，并恰好卡在这道门上，胆汁和胰液的正常通道就被堵塞了。此时胰管和胆管内因胰液和胆汁无法排出而积聚过多，导致管内压力急剧升高，就可能使胆汁慌不择路，错误地反流进入胰管，激活胰液中的消化酶后开始自我消化，从而诱发急性胰腺炎。

2. 血脂高是怎样引起急性胰腺炎的？

当患者血脂过高超过正常值时，则会导致各种有害物质堆积在患者的血管、肝脏等部位，不能及时地代谢排出。当血脂大量堆积在胰腺时，有害物质同样会损伤到胰腺细胞，加上脂类微血栓的形成又会影响到胰腺的血液微循环，从而导致高脂血症患者出现急性胰腺炎。

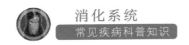

3. 酒精又是怎样引起急性胰腺炎的?

酒精可以直接损伤胰腺组织。酒精还会导致胰管内形成很多蛋白栓,造成胰管梗阻,此外酗酒及暴饮暴食都会刺激胰腺大量分泌胰液,这些原因都会导致胰管内压力的增高,胰液流出引起自身消化,从而发生急性胰腺炎。所以,有很多急性胰腺炎是在酗酒或饱餐后发病,是名副其实的"祸从口入"。

其他相对少见的可以引起急性胰腺炎的原因还包括手术或检查过程所造成的胰腺损伤、长期服用一些糖皮质激素等药物损伤胰腺、腮腺炎病毒感染等,当然也有部分急性胰腺炎至今未找到病因。

三、得了急性胰腺炎,会有哪些症状呢?

大部分人都存在的首发症状就是突然发作的剧烈腹痛,常在饱餐和饮酒 1~2 小时后发生。由于胰腺横贯于上腹部,因此典型的腹痛部位为上腹部,有束带感,如同"收紧的皮带"一般。又因为胰腺靠近后背,所以有时可放射至后腰背部,引起疼痛。

同时还常常会伴有腹胀、恶心呕吐、吐后疼痛不缓解等症状。另外,发热、心悸也是大部分急性胰腺炎患者会出现的症状。少部分患者还可能在发病 2~3 天后出现轻度的黄疸,表现为眼睛及全身皮肤发黄(图 6-10)。

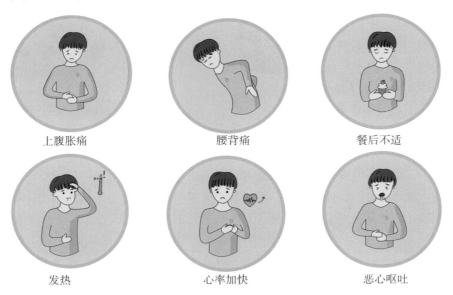

上腹胀痛	腰背痛	餐后不适
发热	心率加快	恶心呕吐

图 6-10 急性胰腺炎常见症状

随着疾病的进展,部分严重的病人可能还会出现因皮下出血而引起两侧腰部、下腹部皮肤出现大片不规则的青紫色淤斑,以及一些循环、呼吸、肾脏及肝脏等的相关并发症，如血压的降低，休克，呼吸困难，尿少甚至没有尿，精神失常，昏迷甚至猝死等（图 6 - 11 ~ 图 6 - 13）。

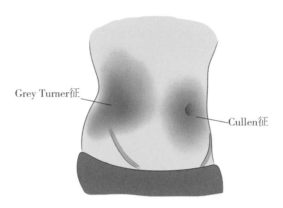

图 6 - 11　严重急性胰腺炎可出现特殊腹部表现

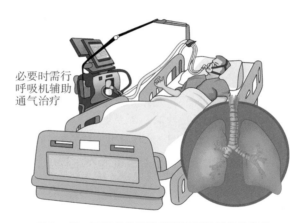

图 6 - 12　严重急性胰腺炎可有呼吸相关并发症

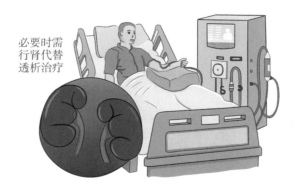

图 6 - 13　严重急性胰腺炎可有肾脏相关并发症

四、如何诊断急性胰腺炎？

虽然胰腺炎的上述症状很明显，但由于胰腺这个器官不太被人们熟悉，所以很多患者在患病初期都会以为是胃肠方面的问题，最终延误诊治。胰腺炎的诊断方法主要有以下几方面。

1. 血液检查：血淀粉酶、血脂肪酶测定是诊断急性胰腺炎最常用的指标（图6-14）。

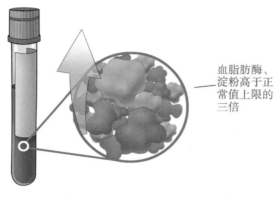

血脂肪酶、淀粉高于正常值上限的三倍

急性胰腺炎发作后，血中的淀粉酶、脂肪酶会升高，当血淀粉酶、血脂肪酶高于正常值上限的三倍时，即对急性胰腺炎有重要的诊断作用。但其实，当看到检验单上淀粉酶和脂肪酶超出正常范围十万八千里时，不必太担心，这并不代表病入膏肓，因为淀粉酶和脂肪酶的升高程度和疾病本身的严重程度是毫无关系的。

图6-14　血淀粉酶、血脂肪酶测定

其他检查，如白细胞的升高、血甘油三酯及胆固醇的升高、血糖的测定等也可以帮助诊断急性胰腺炎。另外血清标志物中C反应蛋白（CRP）、尿素氮、肌酐、血钙和降钙素原等的测定还可以反映急性胰腺炎的严重程度。

2. 影像学检查：CT是最具诊断意义的影像学检查，腹部B超常用于辅助诊断（图6-15）。

腹部CT是最有诊断价值的影像学检查，可以判断急性胰腺炎的严重程度及附近器官是否受到影响。增强CT还可以了解有无胰腺坏死并判断坏死和渗出的范围。腹部B超可以看到胰腺的大小有没有变化，胰内及胰周回声有无异常，还可以了解胆囊及胆道的情况，对急性胰腺炎的诊断有一定的意义。

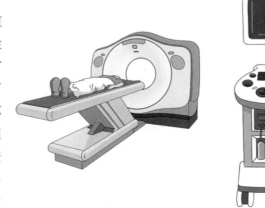

CT/MRI

超声

图6-15　影像学检查

另外，超声内镜（EUS）在部分急性胰腺炎患者中有助于明确有无胆道微结石或胆泥的淤积。

总的来说，急性胰腺炎只要满足以下2条及以上就能做出诊断。

①典型的腹痛症状（上腹、左上腹疼痛，可放射至背部、胸部或两侧）。

②淀粉酶或脂肪酶高于正常值上限的三倍。

③B超、CT等影像学检查提示有胰腺炎表现。

五、得了急性胰腺炎该如何治疗呢？

按照急性胰腺炎的严重程度，常常将它分为轻度、中度和重度胰腺炎。轻度是指不伴有器官功能衰竭及局部或全身并发症；中度介于轻度与重度之间，伴有一过性器官功能衰竭（48小时内可自行恢复），或伴有局部或全身并发症；重度是伴有持续性器官功能衰竭（持续48小时以上、不能自行恢复的呼吸、心血管或肾脏功能衰竭，可累及一个或多个脏器），病死率较高（图6-16）。

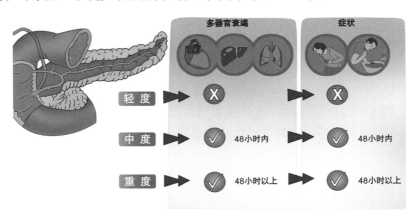

图6-16 急性胰腺炎严重程度分度

当然大多的急性胰腺炎都是轻度的，以胰腺水肿为主，只要治疗及时，一般5～7天即可恢复，不留后遗症（图6-17）。但依然有10%～20%的患者会出现中重度或重症急性胰腺炎，需要更长时间的住院治疗，甚至住进ICU进行救治。此类患者，若不马上采取有效的措施控制住病情，3～5天或最多一周就会丢了性命，甚至是在24小时内猝死（图6-18）。

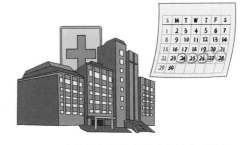

图6-17 大多数急性胰腺炎患者治疗时间短

急性胰腺炎的整个治疗过程常需要急诊、内科、外科、重症医学科、影像医学科、放射介入科、营养科、中医科等多学科医师的通力合作。最主要的治疗方法常分为非手术治疗（一般治疗及药物治疗）和手术治疗（内镜手术及外科手术），治疗的主要目的是控制症状，预防并发症的发生。

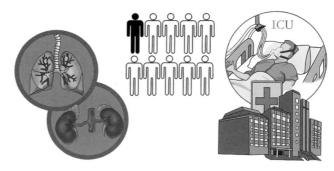

图6-18　少部分急性胰腺炎患者需长时间治疗

1. 一般治疗：如禁食、禁饮、营养支持及早期补液等。

禁食、肠胃减压可预防呕吐，减轻腹胀感。因为进食会产生反射，导致呕吐，也会刺激分泌胰液，加重胰腺及周围组织器官的坏死感染，所以，患者需要长期禁食，但长期禁食又会引起胃壁水肿，甚至胃部的萎缩。因此这种情况下患者大都需要依靠鼻胃管或鼻腔肠管进行肠内营养支持，这时患者连吃一碗白粥都会是一种奢望。

2. 药物治疗：主要使用质子泵抑制剂、生长抑素及一些蛋白酶抑制剂等药物，达到减轻症状的效果；同时由于胰腺炎容易继发感染，通常也会使用抗生素来控制感染；疼痛时可适当使用哌替啶、杜冷丁等缓解疼痛症状；另外还可选用中药芒硝、生大黄等做辅助治疗（图6-19）。

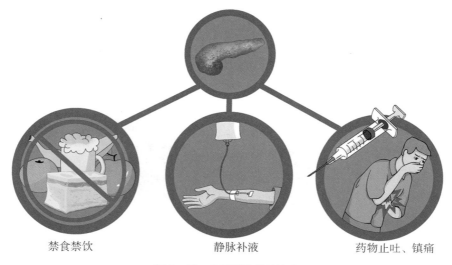

禁食禁饮　　　　　　　静脉补液　　　　　　药物止吐、镇痛

图6-19　急性胰腺炎的治疗

3. 内镜手术治疗：胆源性胰腺炎时，应在入院后的 72 小时内，严重者甚至需在 24 小时内进行内镜手术治疗（ERCP）。该治疗方法可以清除胆管结石，恢复胆汁的正常流动，使病情迅速改善并减少复发，成功率可在 90% 以上，创伤小，恢复也较快（图 6 - 20）。

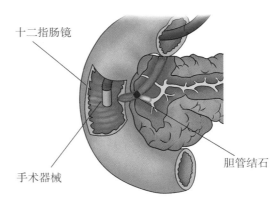

图 6 - 20　ERCP 清除胆管结石

4. 外科手术治疗：一般不会常规进行外科引流或坏死组织切除术，只针对于以上治疗都无法缓解症状的患者，或伴有梗阻、穿孔及脓肿等并发症患者，才必须尽早接受外科手术治疗。手术目的是将坏死组织清除，避免坏死病灶进一步扩大及身体对内部毒素的继续吸收（图 6 - 21）。

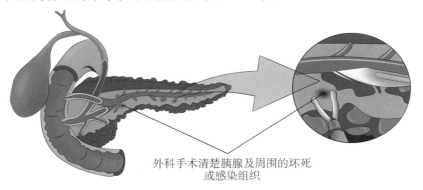

外科手术清楚胰腺及周围的坏死或感染组织

图 6 - 21　外科手术治疗

六、急性胰腺炎的治疗并不是一劳永逸的，还得提防复发

急性胰腺炎并不是出院就康复了，还得注意治疗后的调理和随访。尤其是重症胰腺炎发生之后，胰腺的内、外分泌功能往往存在不同程度的损害，恢复起来是一个长期的过程，在恢复的过程中还可能会出现胰腺的假性囊肿等并发症，因此建议至少出院后 18 个月内应每 6 个月随访评估 1 次患者胰腺的外分泌功能和内分泌功能。

同时，急性胰腺炎还存在较高的复发风险，就像机器一样，短期的超负荷可能不会有问题，长此以往，说不定哪天我们的胰腺就又罢工了。而识别并处理潜在病因是预防急性胰腺炎复发最有效的手段，比如胆囊切除术既作为胆石症急性胰腺炎治疗的一项重要措施，又可显著减少胰腺炎的复发。未去除病因的胰腺炎最容易复发，在反复长期的炎症刺激下，胰腺可能就会逐渐地纤维化，进而演变为慢性胰腺

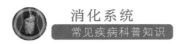
炎。所以对于急性胰腺炎出院后的调理和随访千万不能疏忽大意，一定要从一开始就引起足够的重视。

七、急性胰腺炎的高危人群有哪些?

有以下危险因素或诱因的人群，更容易发生急性胰腺炎。

1. 患有胆结石人群。

2. 患有胆道感染的人群。

3. 肥胖、超重人群。

4. 患有高脂血症人群。

5. 长期饮酒、吸烟人群。

6. 糖尿病患者。

八、急性胰腺炎该如何预防呢?

早预防是避免患上胰腺炎的最有效方式，因此建议大家应该做到以下几点。

1. 定期体检，发现问题及时就诊，积极治疗胆道疾病、高脂血症等原发疾病。

2. 戒烟、限酒对维持胰腺正常功能极为重要。

3. 健康、均衡饮食：养成良好饮食习惯，少量多餐，以清淡易消化的食物为主，避免暴饮暴食，避免长期进食高脂肪、高胆固醇食物及辛辣刺激物。

4. 积极运动锻炼，维持健康体重，防止超重和肥胖。

5. 作息规律，保证充足的睡眠，避免劳累、熬夜、情绪激动，劳逸结合，保持好心情（图6－22）。

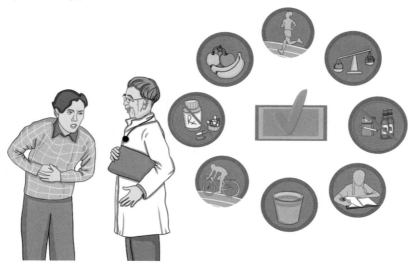

图6－22 良好的生活方式预防急性胰腺炎

九、急性胰腺炎患者该如何进行饮食管理?

1. 急性胰腺炎患者在急性发作期应禁饮禁食,以免促进胰液的分泌,这个时期,医生会对患者给予肠外营养来维持每日所需的能量。

2. 病情好转进入缓解期后,可进食柔软的流质饮食,从易消化的去脂高糖类流质饮食开始,如果汁、藕粉、米汤、蔬菜汤等,禁食鸡汤、肉汤、奶制品等含高脂肪和高蛋白质的饮食。两个星期到一个月内禁止吃油腻食物,同时蛋白质的量也要有所控制,不宜过多,比如1天1个鸡蛋即可,而且要把蛋黄去掉。

3. 痊愈后的急性胰腺炎患者,应当在相当长时间内禁食肥肉、油炸食品、奶酪等高脂类油腻食物和辣椒、咖啡等刺激性食物,并且绝对禁止饮酒。

4. 对于完全恢复正常饮食的患者,仍应禁止大量饮酒,对高脂类食物也必须严加控制,如核桃、鸡蛋黄、油炸食物、肥肉、动物内脏等食物少吃,应多摄入富含维生素的低脂类食物,如绿豆芽、土豆、山药、胡萝卜、冬瓜、茄子、番茄、玉米等。对菜肴的烹调方法也应尽量少用油炒和煎炸,多采用蒸、炖、煮、烩等。同时要做到少食多餐,每顿不宜吃得太饱,吃七八分饱即可,避免加重胰腺的负担(图6-23)。

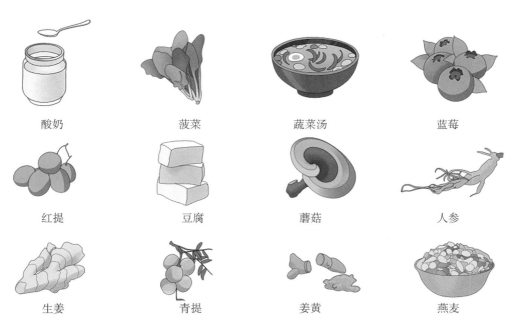

酸奶	菠菜	蔬菜汤	蓝莓
红提	豆腐	蘑菇	人参
生姜	青提	姜黄	燕麦

图6-23 急性胰腺患者炎应多吃的食物

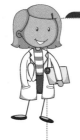

敲黑板，划重点！

急性胰腺炎是非常常见的一种急腹症，最常见的病因为胆道疾病、酗酒及高脂血症，以剧烈腹痛、腹胀、恶心呕吐等为早期的主要临床表现，病情严重者甚至会有生命危险，必须及时采取积极有效的治疗措施。治疗主要以禁食禁饮、补液及抑制胰液分泌的药物为主。为了防止急性胰腺炎的发生，大家在生活中一定要积极防治胆道疾病；避免暴饮暴食，尤其是高脂类食物；避免酗酒等。当发生不明原因的剧烈腹痛时千万别吃东西和喝水，也别胡乱吃止痛药，赶紧叫救护车去医院急诊！

一位急性胰腺炎患者的故事

大年三十刚过，30岁的郑先生就在正月初三的晚上因剧烈腹痛急诊入院，经过询问，郑先生既往没什么健康问题，就是生活方式极其不健康。郑先生常年和爱人在大城市打拼，生活和工作的快节奏带给他极大的压力，每当这个时候他就特别喜欢吃甜食、炸鸡、薯片等，以此作为解压方式，加之他又不喜欢运动，导致体型肥胖。过年回家后他一直吃大鱼大肉，就诊前三天就在饭后出现腹痛症状，以右上腹为甚，同时伴有恶心、呕吐，但他当时也没太放在心上，想着自己年轻，休息几天就好了。但2天过去了，郑先生的腹痛仍未见好转，并出现了腹胀、接连几天都未排气排便和呼吸急促的症状，这才挂急诊来到医院。

急诊CT提示急性胰腺炎。抽血检查就更不得了，正常人的血大家都知道呈鲜红色，但郑先生的血抽出来，呈现出一种"牛奶血"样的乳糜状，明显可以看到白花花的一层油浮在最上层，血压也明显升高。当时的化验结果显示血淀粉酶、脂肪酶严重超标，血甘油三酯更是高达24.6毫摩尔/升，而甘油三酯正常标准为不高于1.7毫摩尔/升，郑先生的血脂超了正常上限的十几倍。急诊科确诊了急性胰腺炎后，郑先生马上被转入消化科进行进一步的救治。

郑先生在消化科一共住了16天，禁食禁饮了10天，每天靠静脉补液维持所需能量。在积极地给予了抑制胰酶活性、抑酸护胃、促进肠道功能恢复、补液、降脂等一系列对症治疗后，郑先生终于病情好转出院。出院时医生告诉他：今后必须要彻底改变以前不健康的饮食和生活习惯，必须严格控制高脂饮食，并禁烟禁酒，否则再次发生急性胰腺炎时可能就会有生命危险了！

目前郑先生已经戒除了很多不良的饮食和生活习惯，一个月左右就瘦了好几公斤，迄今恢复良好，未再有何不适，定期随访中。

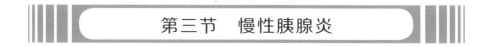

第三节 慢性胰腺炎

"温水煮青蛙"的故事相信大家都听过，就是将青蛙投入40℃的水中时，青蛙因受不了突如其来的高温刺激立即奋力从水中跳出，得以成功逃生。但当把青蛙先放入装着冷水的容器中，然后再缓慢加热（每分钟上升0.2℃），结果就不一样了，青蛙在温度缓慢变化的水中泰然处之，后期当青蛙发现无法忍受高温时，却已经心有余而力不足了，慢慢地被煮死在热水中。慢性胰腺炎就类似于这样一个过程，它与急性胰腺炎不同，慢性胰腺炎一旦发生，即便去除致病因素，其病理变化及对胰腺功能的损害仍会一直存在，不能被治愈，并且会呈进行性发展状态直至相关并发症的出现，最终也死于并发症。因此，针对其难根治而患者痛苦程度又高这一特点，认识和早诊断慢性胰腺炎尤为重要（图6-24）。

一、缠缠绵绵的慢性胰腺炎

慢性胰腺炎是各种原因导致胰腺在已有损害的基础上局部或弥漫性的慢性进展性炎症，伴随胰腺内外分泌功能的不可逆损害。其病理特征为胰腺进展性的纤维化。另外还要指出的是，反复发

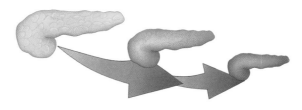

图6-24 慢性胰腺炎

作的急性胰腺炎并不是慢性胰腺炎，而称之为复发性急性胰腺炎。

在全球范围内，慢性胰腺炎的发病率为9.62/10万，死亡率为0.09/10万，患者中以男性为主，其数量约为女性的2倍；美国成人慢性胰腺炎发病率为24.7/10万，患病率为91.9/10万；日本慢性胰腺炎发病率为14/10万，患病率为52.4/10万；印度慢性胰腺炎的患病率最高，达到125/10万；我国2003年慢性胰腺炎患病率约为13/10万，并呈逐年增长的趋势。

二、慢性胰腺炎的病因有哪些呢？

慢性胰腺炎的发病原因很复杂，涉及众多的致病因素，而慢性胰腺炎主要有以下几类病因：酗酒、吸烟，胆道系统疾病，遗传因素，特发性及其他因素。

酗酒不仅会导致急性胰腺炎，它与慢性胰腺炎的关系也逐步进入人们的视线。酗酒是慢性胰腺炎最主要的致病因素之一，目前认为酒精是发达国家民众慢性胰腺炎的首要引发因素，且酒精摄入量、饮酒时间都与慢性胰腺炎的发病率密切相关，一般每日摄入量＞150克容易致病，但每日摄入 75～100 克就能对胰腺产生损伤作用，这种胰腺的永久性损伤会促进慢性胰腺炎的发生。这类患者多有长期饮酒史，至少为 4～5 年，且主要是 30～40 岁的青壮年男性。

另外，有研究报道，吸烟人群患慢性胰腺炎的风险会增加，同时也使慢性胰腺炎的诊断年龄提前，此外它还和胰腺钙化及糖尿病发生有关，但一旦戒烟后，慢性胰腺炎的发生风险就可下降。所以，酗酒、吸烟对身体真是百害而无一益！

胰管堵塞梗阻，使胰液流出受阻，随后逐渐缓慢发展为慢性胰腺炎。胰管梗阻是慢性胰腺炎常见发病原因之一。同时，家族遗传因素在慢性胰腺炎的发病中也起着重要作用，而特发性慢性胰腺炎则是指部分目前无法查明病因的慢性胰腺炎。

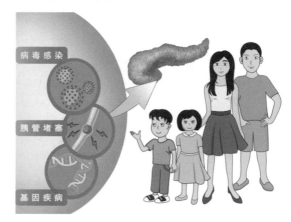

图 6－25　慢性胰腺炎部分病因

另外其他因素如病毒感染、自身免疫因素、营养不良与代谢因素等也能引起慢性胰腺炎，但都较少见（图 6－25）。

三、慢性胰腺炎会有哪些症状呢？

慢性胰腺炎的病程缓慢，常存在一个进行性演变的过程。因此在早期大多数患者无明显症状或仅有轻微嗳气等消化不良症状，随后可能出现间歇性的反复上腹疼痛，中晚期则出现持续性上腹痛和胰腺内外分泌功能不全的症状（图 6－26）。

疼痛常发生在饮酒、饱食或进食高脂食物之后，在平躺时疼痛感加重，前倾坐位、弯腰及侧卧蜷腹时可减轻，疼痛部位也并非局限于上腹部，可累及全腹部弥漫性疼痛，

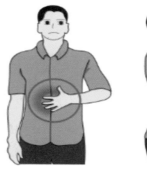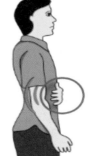

中上腹疼痛　　　腹痛引起腰背痛

图 6－26　慢性胰腺炎引起腹痛

也可以引起背部和前胸疼痛。随着后期胰腺外分泌功能的不断下降，疼痛程度可能会减轻，甚至是消失。此外，对于长期反复疼痛的慢性胰腺炎患者，突然发生难以忍受的剧烈疼痛时，往往可能就是慢性胰腺炎急性发作了。

而慢性胰腺炎引起的外分泌功能不全的症状主要表现为食欲减退、餐后上腹饱胀、营养不良、嗳气、腹泻、大便恶臭、脂肪泻等消化不良症状。脂肪泻是指大便表面有油腻状或泡沫状物质，甚至大便还可能漂浮于便盆上。脂肪吸收障碍则会使患者营养不良、日渐消瘦，还常常引起维生素 A、D、E、K 缺乏症，如夜盲症、皮肤粗糙、肌肉无力和出血倾向等。胰腺内分泌功能不全则可能引起新发糖尿病或加重原有的糖尿病，严重影响患者以后的生活质量（图 6 - 27）。

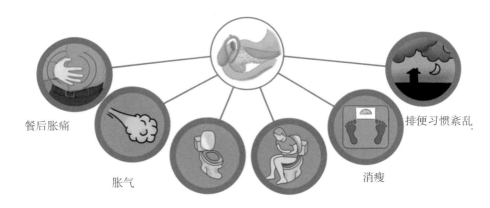

餐后胀痛　　胀气　　大便油腻、恶臭　　频繁腹泻、大便失禁　　消瘦　　排便习惯紊乱

图 6 - 27　慢性胰腺炎引起外分泌功能不全

由于胰腺持续性损伤或长期疼痛，患者还可能出现精神或心理疾病，如焦虑、抑郁等。

四、如何诊断慢性胰腺炎呢？

慢性胰腺炎常见检查项目主要如下。

1. 血液检查：淀粉酶值的升高可以反映胰腺细胞的破坏，还可以通过白蛋白、胆红素及胆固醇等呈现出的低值反映营养不良。

2. 影像学检查：X 线腹部平片可观察到胰腺部位的结石或钙化灶；腹部超声用于慢性胰腺炎的初筛检查，可以发现扩张的胰管、胰管结石等；腹部 CT 和磁共振（MRI）则可以看胰腺大小、轮廓的改变、胰腺钙化、胰管扩张等；而磁共振胰胆管成像（MRCP）可显示胰管扩张的程度、病变范围及程度和结石的位置（图 6 - 28）。

针对以上众多的影像学检查，首选的还是胰腺 CT，CT 扫描可疑患者可再进一步行 MRI/MRCP 或内镜检查。

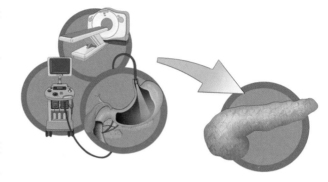

3. 超声内镜（EUS）由于探头更接近胰腺，诊断的敏感性较高，在早期慢性胰腺炎诊断中具有优势，对慢性胰腺炎和胰腺癌也能提供更准确的信息。

图 6-28　各类影像学检查综合诊断慢性胰腺炎

4. 经超声内镜引导细针穿刺（FNA）取活检做病理学检查，对慢性胰腺炎和胰腺癌的鉴别有重要价值。

5. 胰腺内、外分泌功能的测定：如血糖测定、糖耐量试验及血胰岛素水平等可反映胰腺内分泌功能，常常可见血糖的升高，尿糖也可出现阳性。而对于胰腺外分泌功能的测定，由于直接测定为侵入性检查，且成本较高，导致临床应用有限，因此经常使用粪便检测、呼气试验及尿液试验等间接测定法来评估外分泌功能（图6-29）。

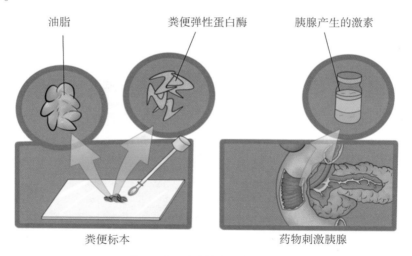

油脂　　　粪便弹性蛋白酶　　　胰腺产生的激素

粪便标本　　　　　　药物刺激胰腺

图 6-29　胰腺外分泌功能测定

6. 基因检测：对于特发性、青少年（起病年龄低于 20 岁）及有胰腺疾病家族史的慢性胰腺炎患者，可行基因检测。

慢性胰腺炎的诊断主要依据临床表现和病史，加上典型的影像学表现或典型的病理学检查之一就可诊断，胰腺内、外分泌功能检测可以作为诊断条件的补充。

五、慢性胰腺炎如何治疗呢?

慢性胰腺炎的治疗原则为:去除病因,控制症状,改善胰腺内、外分泌功能不全,防治并发症及提高患者生活质量。主要有以下几方面的治疗。

1. 一般治疗:戒烟戒酒,少食多餐,调整饮食结构,避免高脂饮食,补充每日必需的脂溶性维生素及微量元素,保证每天摄入足够营养,防止体重的大幅度降低。而在其急性发作期则与急性胰腺炎一致,必须禁饮禁食,静脉输注营养(图6-30)。

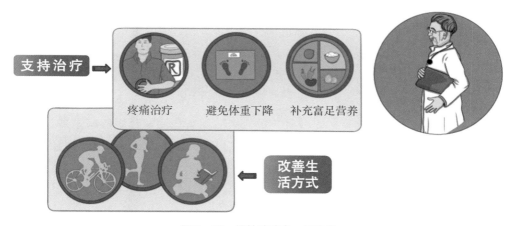

图 6-30 慢性胰腺炎一般治疗

饮食及作息规律,适度运动,调整心态,消除负面消极情绪,积极面对疾病等生活方式和心态的改变都可帮助延缓慢性胰腺炎的进程。

2. 疼痛治疗:根据患者的具体情况选用合适的镇痛药,可选择口服胰酶制剂、皮下注射奥曲肽或服用止痛药。由于慢性胰腺炎病程长,在长期服用止痛药的过程中,一定要防止药物成瘾。对于由胰管结石引起的腹痛,则首选 ERCP 下取石。如以上方法止痛效果都不佳时,则可选择 CT、EUS 引导下的腹腔神经阻滞术。解决疼痛的最后一道防线便是手术治疗。

3. 内镜逆行胰胆管造影(ERCP)相关治疗:对于由胰管结石引起的慢性胰腺炎,首选 ERCP 下取石,如果结石较大,还可采用体外冲击波碎石法(ESWL)进行去除。而当胰管狭窄时,还可行 ERCP 下支架置入治疗。

4. 替代治疗:发生了胰腺内外分泌功能障碍的患者,则需要补充高活性的胰酶来进行替代治疗。胰酶建议于进餐时服用,并可联合质子泵抑制剂(PPI)提高药物的疗效。另外,针对胰腺内分泌功能不全引起糖尿病的病人,就需用糖尿病饮食,并尽量选择口服降糖药物代替胰岛素治疗(图6-31)。

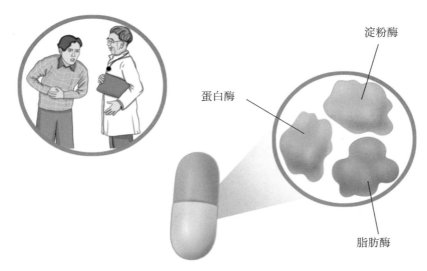

淀粉酶

蛋白酶

脂肪酶

图6-31 胰酶替代治疗（PERT）

5. 手术治疗：手术的目的是减轻疼痛，解除胰管梗阻，延缓疾病进展，提高生活质量，但不可逆转疾病过程。根据病因及患者的具体情况采取不同的治疗方式，如引流手术或切除手术。有时适当的早期手术治疗更能使患者获益，以达到最佳的长期缓解疼痛效果。

六、慢性胰腺炎的预后如何？

慢性胰腺炎的预后受原发的致病因素、并发症、患者自身情况及治疗方案等多种因素的影响。

目前，有效的内科治疗可以改善患者的营养状态，从而延长生存期，而外科治疗则可以协助改善患者生活质量。但总体来说，慢性胰腺炎是不易治愈的，由于其迁延不愈、症状顽固，常需终身治疗，晚期病人多死于并发症。虽然慢性胰腺炎目前不能被完全治愈，长期折磨着众多患者，但只要坚持良好的生活习惯，积极治疗，大部分的患者完全可以有一个良好的生活质量。

另外要提醒大家的是：慢性胰腺炎是有转变为胰腺癌的可能的，并且发生胰腺癌的风险是正常人的13倍，因此一旦发现体重突然快速下降、疼痛加重及胰腺功能下降明显时，就应及时就医进行胰腺癌筛查。建议3个月随访1次，进行肿瘤指标、影像学等检查，若未见明显异常，可适当延长随访时间（图6-32）。

同时，积极有效的心理调节也对疾病的预后极为重要，不要觉得自己很脆弱，像被疾病折磨一样，而要找人倾诉忧虑，努力发现生活的美好，同时充分了解疾病，知己知彼，并积极的治疗。这样，维持治疗的患者和健康人没什么两样，相信早晚会有柳暗花明的一天。

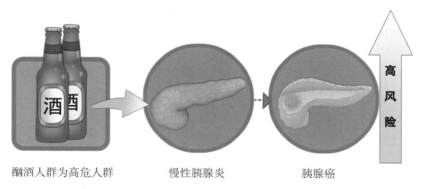

酗酒人群为高危人群　　　　　慢性胰腺炎　　　　　胰腺癌

图 6 - 32　慢性胰腺炎有癌变风险

七、如何预防慢性胰腺炎？

慢性胰腺炎的预防，与急性胰腺炎大同小异，主要包括以下几点。

1. 首要任务就是戒烟、戒酒，低脂饮食，保持健康的生活方式。

2. 饮食要定时、定量，做到规律性，避免暴饮暴食。

3. 积极锻炼，维持健康体重，防止超重和肥胖。

4. 定期检查身体，发现问题并及时就诊治疗（图 6 - 33）。

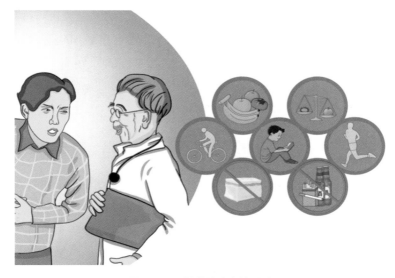

图 6 - 33　慢性胰腺炎的预防

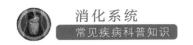

八、慢性胰腺炎患者该如何饮食管理?

1. 戒烟戒酒:饮酒、吸烟都是引起慢性胰腺炎急性发作或迁延不愈的重要原因。

2. 少食多餐,避免暴饮暴食:慢性胰腺炎患者,饮食要定时、定量,保持规律性。营养不良的患者每天宜 5～6 顿小餐进食高蛋白质、高能量的食物,不能过饱,吃七、八分饱即可,这样可减少对胰腺的刺激,使炎症趋于稳定。

3. 多吃营养丰富的食物:慢性胰腺炎患者由于消化不良易导致营养不良,因此应选择富含营养的食物,如瘦肉、鱼、虾、豆腐等。新鲜蔬菜也要多吃,如菠菜、南瓜、花椰菜、萝卜等,但必须煮熟吃,要将蔬菜中的纤维煮软,避免高纤维饮食,防止增加腹泻。水果可选桃子、香蕉等没有酸味的水果。黄豆、蚕豆及豌豆等易产气导致腹胀的食物则少吃或者不吃。米及面等碳水化合物也要适度多吃,但合并有糖尿病者,则要控制碳水化合物的摄入。总体饮食中宜少吃煎炒,多吃蒸炖,以利于消化吸收(图 6-34)。

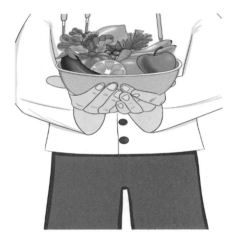

图 6-34　慢性胰腺炎患者的饮食

4. 低脂饮食、清淡饮食:餐食中不宜多盐,多则可能增加胰腺充血水肿,调味品也不宜太酸、太辣,因"重口味"饮食,会增加胃液的分泌,加重胰腺负担。而肥肉、油炸食物等高脂肪食物也可以引起慢性胰腺炎急性发作,因此对脂肪泻难以控制的患者,必须严格限制饮食中的脂肪。

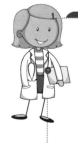

敲黑板,划重点!

　　慢性胰腺炎是各种原因导致的慢性进展性胰腺炎症反应,一旦发病是很难根治的,同时病发时会伴随着程度不一的疼痛,长期还有可能发展为胰腺癌。慢性胰腺炎的发病和生活习惯有着密切的联系,最主要的病因为长期酗酒。治疗上主要以改善生活方式,合理饮食及外源性胰酶替代治疗为主,并要学会有效的心理调节,与疾病和平共处。预防的关键在于戒烟戒酒、少摄入高脂肪食物,并养成和维持良好的饮食和生活习惯,做到防患于未然!

一位慢性胰腺炎患者的故事

以下是小王作为慢性胰腺炎患者的原话："所有没得过这种病的人都没资格说出感同身受这四个字，只有亲自得过这种病的人才知道这个病是多么折磨人。急性痛的时候感觉失去求生欲；慢性痛的时候什么都不想做，什么也不能吃，呆呆地望着天花板熬过每一分每一秒；不痛的时候又担心什么时候会再痛。"

小王就诊时是一名只有 22 岁的年轻大学生，他 17 岁左右就因腹痛于当地县医院就诊，那个时候应该就是急性胰腺炎，但当地医院可能没有经验，反复住院好几次一直当胃病治疗，胃镜等各种检查都做过，就是找不出病因，大概那个时候就拖成了慢性胰腺炎。后来，小王来到城市上大学，反复发作时的疼痛变得逐渐不能忍受，终于来医院做了各项检查，确诊为慢性胰腺炎，当时他瘦得医生都怀疑他是不是得了糖尿病。

目前在医院经过碎石和 ERCP 支架植入后，腹痛已很少复发，偶尔复发时也只有一点点疼痛的感觉。并且在远期随访过程中，他表示："医生叮嘱的不能吃或者尽量少吃的东西都没有再吃过，从来不喝酒，油炸食品从确诊到现在已经几年了，几乎没碰过，都忘记什么味了。"他说，"之所以自己能长期坚持得这么好，是因为被以前没治好时的疼痛疼怕了，而且自己也交了一些学医的同龄小伙伴，通过与他们的交流，对这方面疾病简单的医学基础知识有了一定的了解，变得更加珍惜自己的身体！"

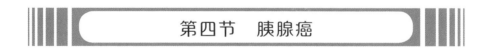

第四节　胰腺癌

胰腺癌在我国曾经是一个罕见病，然而近年来却屡屡登上新闻，还时常和一些名人的名字联系在一起，比如世界三大男高音歌唱家之一的帕瓦罗蒂就是因罹患胰腺癌而去世。虽然随着现代医学技术的不断进步，大部分癌症的生存率都得到明显的提高，但胰腺癌却是个例外，它仍旧是早期诊断最困难，生存时间短，治疗效果也最差的肿瘤之一，因此授予它"癌中之王"的称号是当之无愧的。接下来就一起了解一下令人闻风丧胆的胰腺癌的"庐山真面目"吧！

一、"癌中之王"——胰腺癌

通常来说，胰腺癌是一种起源于胰腺外分泌部导管腺细胞的恶性肿瘤，具有病程短，进展快，侵袭性高，治疗效果及预后都极差等特点。不同癌症的恶性程度不一，而胰腺癌可以说是所有癌症中最穷凶极恶的。胰腺癌可以根据肿瘤生长的部位不同，分为胰头癌、胰体尾部癌等，但主要以胰头癌为主，占胰腺癌的 70%~80%（图6-35）。

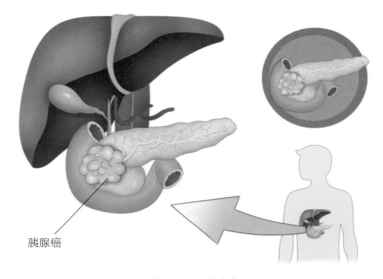

图6-35 胰腺癌

据报道，胰腺癌的中位生存期仅为4~6个月，5年生存率仅为5%左右。全球每年有20多万人死于胰腺癌。相比起其他癌症，胰腺癌的发病率较低（约9/10万），但发病率却一直呈快速上升趋势。2017年美国癌症协会发布的数据显示，美国胰腺癌新发病例数男性列第11位、女性列第8位，居恶性肿瘤死亡率第4位。中国国家癌症中心最新统计数据也显示，胰腺癌位居中国城市男性恶性肿瘤发病率的第8位，居北京市和上海市人群恶性肿瘤死亡率的第5位。胰腺癌发病年龄以40~65岁多见，男女之比为（1.5~2.1）:1，城市发病率高于农村。

二、如何看懂病历里的胰腺癌分期？

在平时的临床工作中，医生通常为了更好地了解及评估胰腺癌的进展情况和严重程度，会对其进行分期，大多采用的是TNM分期法，也就是根据肿瘤的大小、生长部位、淋巴结被侵犯程度、是否有远处转移来确定的临床分期。

胰腺癌的进程共分为4期：Ⅰ期、Ⅱ期、Ⅲ期和Ⅳ期，其中Ⅰ期是早期胰腺癌，Ⅳ期是晚期胰腺癌。准确的分期既有利于医生制订治疗方案，还有助于对疾病预后的判断。早期胰腺癌的5年生存率约为34%，一旦侵犯周围淋巴结，5年生存率会下降到 12%，如果远处转移，5 年生存率将仅为 3%。因此分期越晚，病情越严重，同时治疗难度也越大。

Ⅰ期指病灶局限在胰腺内，没有淋巴结或远处的转移，肿瘤的最大直径小于 4 厘米，其中小于 2 厘米的称为ⅠA期，大于 2 厘米但小于 4 厘米的称为ⅠB期。

同样Ⅱ期也分为了ⅡA期和ⅡB期，ⅡA期指胰腺病灶在胰腺以内，无淋巴结或远处的转移，但肿瘤最大直径大于 4 厘米；ⅡB期指存在了 1～3 枚淋巴结转移但无远处的转移，此时无需再考虑肿瘤的大小（图 6-36）。

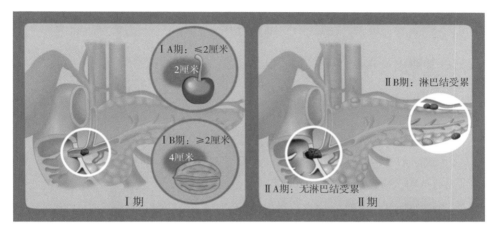

图 6-36　胰腺癌的分期（Ⅰ、Ⅱ期）

Ⅲ期指胰腺的恶性肿瘤突出了胰腺组织，累及周围的腹腔干、肠系膜上动脉和（或）肝总动脉，可以有或者没有区域淋巴结的转移，但不存在远处的转移，或者是出现了 4 枚及以上区域淋巴结转移，但没有远处转移的情况（图 6-37）。

最后，只要出现了远处转移，无论肿瘤的大小或有无淋巴结的转移，都可以直接定为Ⅳ期的胰腺癌（图 6-38）。

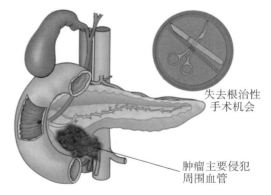

图 6-37　胰腺癌的分期（Ⅲ期）

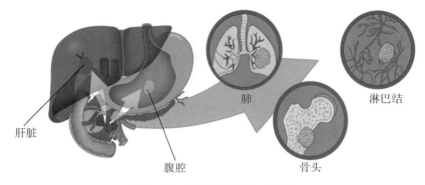

肝脏

腹腔

肺

淋巴结

骨头

图6-38 胰腺癌的分期（Ⅳ期）

三、胰腺癌最喜欢"找"哪些人?

目前，胰腺癌的病因尚未明确。但以下都是公认的胰腺癌的高危因素或人群。

1. 长期大量吸烟、饮酒。吸烟不止会诱发肺癌，香烟中的有毒物质一旦被吸收入血，还很容易损伤胰腺，而饮酒与胰腺疾病的密切关系就不用再赘述了吧。

2. 不健康的饮食习惯（暴饮暴食，喜食高脂食物）导致的肥胖、BMI指数［体质指数BMI指数＝体重（kg）／身高（m）^{2}］过高。

3. 男性和绝经后女性。

4. 长期接触毒物及重金属者。

5. 慢性胰腺炎，特别是家族性胰腺炎病人。

6. 糖尿病病史超过10年。

7. 家族中有多位直系亲属50岁以前罹患胰腺癌或存在某些遗传综合征，如家族性腺瘤息肉病等（图6-39）。

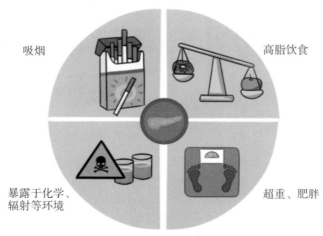

吸烟

高脂饮食

暴露于化学、
辐射等环境

超重、肥胖

图6-39 胰腺癌的部分高危因素

四、胰腺癌会有哪些症状呢？

由于胰腺癌位置隐蔽，因此常常起病隐匿，早期都没有明显的特异性症状，出现明显症状时往往已进入晚期。腹痛为最常见的首发症状，疼痛多呈持续性并可进行性加重，夜间明显，仰卧与脊柱伸展时疼痛加剧，而俯卧位或蜷膝侧卧位可使腹痛减轻。疼痛的发生多与长大的肿瘤压迫周围的神经或器官有关。

根据胰腺癌发生的部位不同，疼痛部位及其他症状也相应地有所差异。比如胰尾部癌，常常引起左下腹的疼痛，部分病人还会有腰部及左肩部的疼痛，同时还可能会有消化不良、恶心呕吐、食欲减退、消瘦等症状（图6-40）。

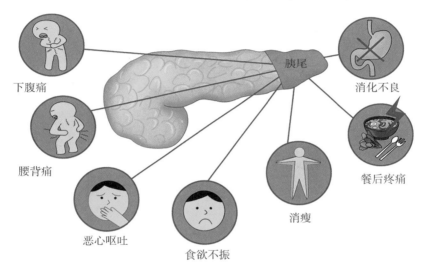

下腹痛
腰背痛
恶心呕吐
食欲不振
消瘦
餐后疼痛
消化不良
胰尾

图6-40 胰尾部癌常见症状

胰体部癌引起的腹痛常常位于上腹部，也可有腰背部的疼痛，对大多数患者来说，发生在胰体部的癌痛程度是比较剧烈的（图6-41）。

而胰头癌最为常见，除了可以引起腹痛和腰背部疼痛外，约90%的病人病程中还会出现黄疸，表现为眼巩膜发黄及全身皮肤发黄，尿色也深黄，甚至后期的尿色还可能变得像酱油色一样，大便颜色反而越来越浅，最后浅至近乎灰白色。同时大部分患者还可能会伴有全身皮肤瘙痒等症状，此外还常常并发腹泻、恶心呕吐、明显消瘦等（图6-42）。

由于大多数病人都会存在食欲缺乏、恶心呕吐、嗳气等消化不良症状，导致病人长期缺少进食或即使进食也无法正常吸收到食物营养，从而引起晚期消瘦、体重明显减轻并呈现出恶病质状态。后期大部分患者还可能会由于体内蛋白质的不足，导致血管里锁不住水分，最终大量液体聚集于腹部，形成顽固性的腹水。

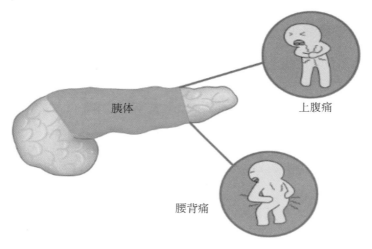

图 6-41　胰体部癌常见症状

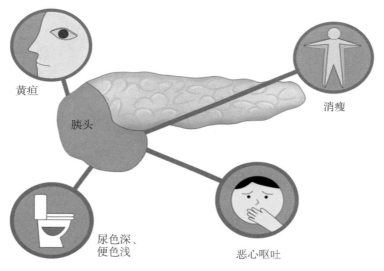

图 6-42　胰头部癌常见症状

另外，胰腺癌患者还常常伴随胰腺内分泌功能损害，导致血糖异常。据调查，有50%的胰腺癌病人在诊断时伴有糖尿病，对应的糖尿病患者患胰腺癌的概率也比较高。新发糖尿病往往可能是本病的先兆表现，需警惕。

其他还可能出现的症状，如：病程中不同程度的发热；因长期腹痛、消化不良、失眠导致患者的个性改变，焦虑及抑郁等；15%～25%的患者还会出现血栓性静脉炎，以下肢的血栓性静脉炎多见。

需要提醒大家的是，出现上述症状的一种或多种并不代表一定发生了胰腺癌，因为胰腺癌的症状都无特异性，很容易与胆囊炎、肝炎等混淆，一旦出现以上的症状，需立即就医查明原因。

五、如何诊断胰腺癌？

对于胰腺癌的诊断可以通过上述的一些症状（图 6 - 43）再结合以下检查来明确诊断。医生常常会选择的检查如下。

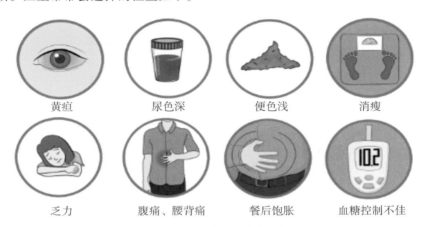

| 黄疸 | 尿色深 | 便色浅 | 消瘦 |

乏力　　　腹痛、腰背痛　　　餐后饱胀　　　血糖控制不佳

图 6 - 43　系列症状可协助诊断胰腺癌

1. 血液检查：主要包括肝功能及肿瘤标志物检查。肝功能检查能帮助医生了解胆红素水平及肝功能情况；而发生胰腺癌时肿瘤标志物中常常会发现血清 CA19 - 9 的升高，晚期胰腺癌检出的阳性率可达 75% 以上，是重要的诊断指标（图 6 - 44）。同时 CA125 及癌胚抗原 CEA 也对胰腺癌的辅助诊断有重要意义。另外，血糖的波动有时也可能是胰腺癌的前兆。

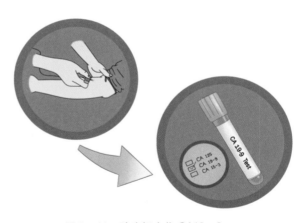

图 6 - 44　肿瘤标志物 CA19 - 9

2. 影像学检查：临床上诊断胰腺疾病的三大利器有 CT、磁共振（MRI）和超声内镜（EUS），这些影像学检查可以帮助了解癌症病灶的位置、大小、有无转移，同时还能评估疗效等（图 6 - 45）。

CT 可显示 >2 厘米的胰腺癌和大血管受压、淋巴结或肝转移等征象，还可以行 CT 引导下穿刺抽取活检。而增强三维动态 CT 薄层扫描是目前诊断胰腺癌最常用的

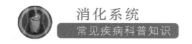
手段。PET－CT 检查不仅可以了解胰腺的病灶情况，还能了解是否存在其他部位的转移，但耗费较高。

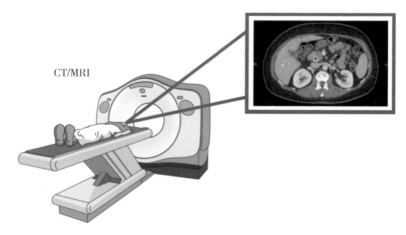

图 6－45　影像学检查

MRI 除显示胰腺肿瘤解剖学特征外，还可清晰地显示胰腺旁淋巴结和肝脏内有无转移病灶。而 MRI 中专门针对胰腺的磁共振胰胆管造影（MRCP），不仅无创，还无需造影剂就可以清楚地显示胰胆管系统，效果基本与 ERCP 相同。

3. 超声内镜（EUS）：腹部超声发现的胰腺癌多已晚期，因此超声内镜的优势就凸显出来了，超声内镜图像不仅清晰，特别是 EUS 引导细针穿刺活检（EUS－FNA），可以提高检出率，已成为胰腺癌定位和定性诊断最准确的方法（图 6－46）。

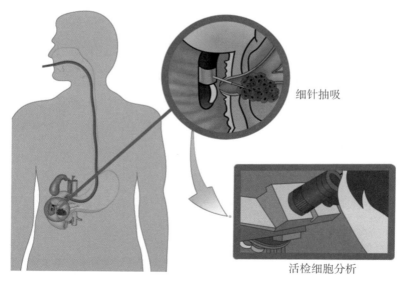

细针抽吸

活检细胞分析

图 6－46　超声内镜引导细针穿刺活检（EUS－FNA）

4. 内镜逆行胰胆管造影（ERCP）：ERCP能直接观察是否存在胰管和胆管的阻塞、变窄或扩张，十二指肠壁和壶腹部是否被癌肿浸润，并直接收集胰液做细胞学检查及取病变部组织做病理检查，提高诊断率。必要时还可同时放置胆道内支架，引流以减轻黄疸，为后期手术做准备。

5. 选择性动脉造影：该检查对诊断胰腺癌也有重要意义，可发现胰腺肿块和血管被推压移位等，能帮助医生判断病变范围和手术切除的可能性。

6. 病理学检查：在超声内镜、经腹壁超声等的引导下穿刺活检；在剖腹探查中取活检或腹水的脱落细胞学检查等都可用于组织病理学或细胞学检查，确诊率高，是诊断的"金标准"。

7. 基因检测：由于部分胰腺癌与家族的相关遗传有关，因此胰腺癌患者可进行基因检测以了解是否存在遗传基因的突变，但并不推荐健康人群常规做此检查来筛查胰腺癌。

六、为什么胰腺癌早期诊断困难？

虽然有以上众多的检查手段，但胰腺癌的早期诊断在世界范围内仍是很困难的，主要有以下原因。

1. 胰腺癌的早期症状与普通的消化道疾病相似，不具有特异性，容易被患者和医生忽视或混淆，症状明显时往往已是晚期。

2. 由于胰腺深藏在腹腔深处，并且为实质性器官，不像胃、肠等空腔脏器可以通过胃镜、肠镜直接观察病变部位获取信息。它只能通过影像学检查间接观察，而目前的检查手段对于早期胰腺癌的诊断还是有所限制的。

3. 胰腺的血供丰富没有包膜，一旦发生肿瘤很容易累及周围组织器官或转移入血，直接进入晚期。

4. 少部分胰腺癌影像学表现也不典型，穿刺活检也可能呈假阴性。

正因为胰腺癌早期诊断困难，因此，对40岁以上、近期出现下列临床表现者，应及时就医进行一些重要检查以排查胰腺癌并长期随访：①持续性上腹不适，进餐后加重伴食欲下降；②不能解释的进行性消瘦；③新发糖尿病或糖尿病突然加重；④多发性深静脉血栓或游走性静脉炎；⑤有胰腺癌家族史、大量吸烟、慢性胰腺炎患者。

七、胰腺癌该如何治疗？

胰腺癌常见的治疗主要包括根治法和非根治法，后者也被称为姑息治疗。

1. 根治法：目前来说，手术是治愈胰腺癌的唯一希望，因此根治法指手术切

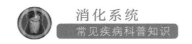

除治疗，但只适用于早期病灶较小且局限的肿瘤，根治术后常常还会给予化疗或放疗，帮助清除体内或胰腺内剩余的癌细胞。

由于胰腺癌多发于胰头部，因此切除胰头肿瘤的手术最常见，称之为胰十二指肠切除术（Whipple 术）（图 6 - 47）。Whipple 术涉及胰头、远端胆管与部分小肠的切除，以及后续的重建术，术后一般需要留院观察 7 ~ 10 天（图 6 - 48）。

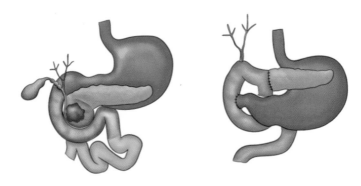

图 6 - 47　胰十二指肠切除术（Whipple 术）

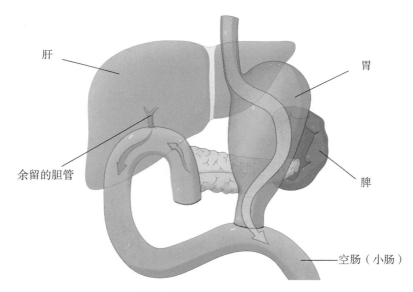

图 6 - 48　Whipple 术后重建

当肿瘤位于胰体或胰尾时，则需实施远端胰腺次全切除术（胰体尾切除术），常常将胰腺体尾部连同脾脏一并切除，切除后还需将胰腺切口末端缝合（图 6 - 49）。

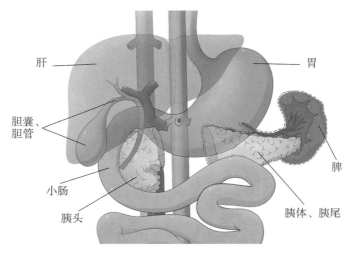

图 6-49 胰体尾切除术

遇到罕见的大肿瘤或多发肿瘤时，常会对整个胰脏连同胆囊、部分胆管、十二指肠及部分胃部与脾脏进行切除（全胰切除术）（图 6-50）。切除术完成后，将剩余胆管和胃部与小肠重新连接（图 6-51）。

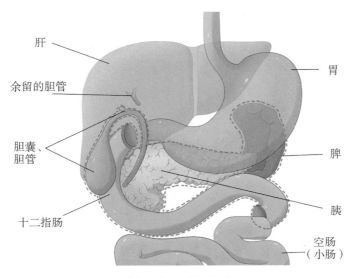

图 6-50 全胰切除术

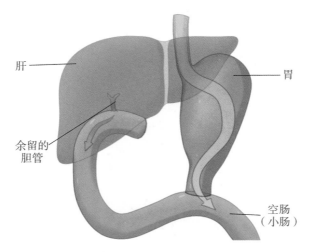

图 6 - 51　全胰切除术后重建

　　根治术后的恢复过程比较漫长，感染与胰瘘是恢复过程中常见的并发症，并且由于部分器官和组织被切除，对应的机体功能也会丧失，但这部分功能的丧失往往都可以通过相应的对症治疗得以改善。如手术后的患者常常会出现食欲降低、腹部胀满、恶心呕吐等症状，最终导致营养不良，术后 3 ~ 4 周一般还会出现体重减轻的情况，这是由于术后胃部清空速度的变慢从而影响身体对营养物质的吸收所引起（图 6 - 52）。当然这些症状可以随着时间得到改善或通过胰酶替代治疗（PERT）来改善消化吸收功能；而胰腺的部分或全部切除则可引起血糖水平失调导致糖尿病，此时则必须口服降糖药甚至注射补充胰岛素来控制血糖，个别情况下，还可实施全胰切除联合自体胰岛移植术，就是将胰岛从胰腺分离后，移植到肝脏，自体胰岛的移植可以降低或解除后期胰岛素注射的需求；此外，对于切除脾脏后的患者，其血小板计数也会出现变化，患者也更容易被感染，因此更需要接种相应的疫苗（图 6 - 53）。

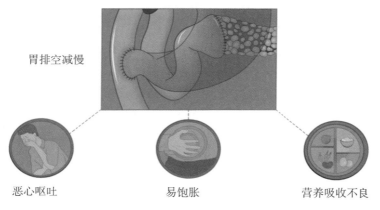

图 6 - 52　胰腺手术后胃排空减慢

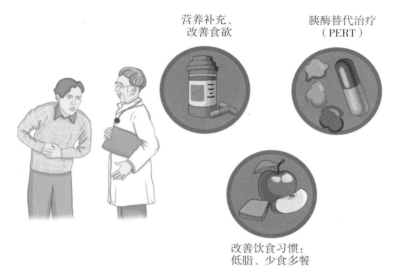

营养补充、
改善食欲

胰酶替代治疗
（PERT）

改善饮食习惯：
低脂、少食多餐

图6-53 胰腺手术后改善功能治疗

由于胰腺的位置深，而且毗邻重要血管，这种"唇亡齿寒"的关系导致胰腺手术成为普外科中难度最大、风险最高的手术。因此，胰腺手术的安全有效实施需要患者有很好的耐受能力，对患者的年龄及基础身体条件等都有着较高的要求。另外，要告诉大家的是，实施根治性手术虽然能达到治愈胰腺癌的目的，但总体的治愈率较低（5%~20%），并且根治术治疗后的长期效果因人而异，即便手术和放化疗都很成功，胰腺癌的复发率也是极高的，复发的胰腺癌可根据具体情况考虑再次手术切除（图6-54）。

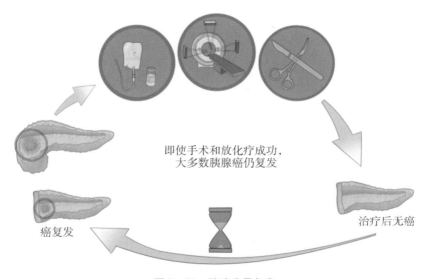

即使手术和放化疗成功，
大多数胰腺癌仍复发

癌复发

治疗后无癌

图6-54 胰腺癌易复发

2. 非根治法：也称之为姑息治疗，由于80%以上的病人确诊胰腺癌时已失去手术切除机会，此时常选择姑息性治疗。姑息治疗的目的在于控制癌症扩散，减轻症状，并维持生活质量而非疾病的治愈。主要有以下几种常见的治疗方法。

①姑息性手术：对于晚期肿瘤患者，手术切除所有可见病灶或采用减瘤术来降低肿瘤负荷等方法可以改善部分患者的预后。

②消融和栓塞治疗：消融治疗可以"烫死"或"冻死"癌细胞，主要有射频消融、微波消融、冷冻消融、酒精消融。而栓塞治疗则指动脉内灌注化疗栓塞术，是将药物直接注射入肿瘤血管，减少或阻断肿瘤生长所必需的血供，使得肿瘤组织短时间内大面积坏死，从而快速缓解症状或一定程度减少肿瘤负荷（图6-55）。

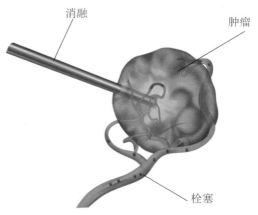

图6-55　消融和栓塞治疗

③放射性粒子植入：放射性粒子植入是近年来提出的一种治疗胰腺癌的新方式，尤其适用于不能手术切除的晚期胰腺癌患者。可能大家对这种治疗方式还比较陌生，它是指在CT、超声或外科手术指示下，利用特殊穿刺针将放射性的粒子植入肿瘤内或受肿瘤浸润侵犯的组织中，通过粒子射线持续释放的功效在一定时期内连续不间断地作用于肿瘤，抑制和杀灭肿瘤细胞，从而使局部肿瘤得到有效的控制。目前最常用的粒子为^{125}I。

放射性粒子植入与传统的外放疗相比，具有低剂量、近距离、持续性照射的优势，对肿瘤细胞的杀伤力强，对正常组织的损害较轻。但要注意粒子植入4个月内，与患者接触的人要采取一定的防护措施，儿童、孕妇不能与患者同住一个房间。

④支架置入：当不可切除胰腺癌继发梗阻性黄疸时，可采取胆管支架置入来缓解堵塞，达到减轻黄疸症状的目的（图6-56）。而合并十二指肠梗阻时，

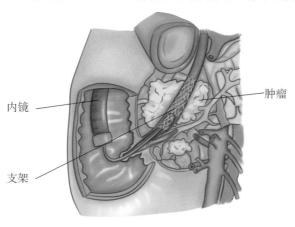

图6-56　支架置入解除梗阻

则可考虑行消化道支架置入或胃空肠吻合术。

⑤止痛治疗：当发生顽固性腹痛时，可给予相应的药物镇痛治疗，必要时可选择行腹腔神经丛注射或交感神经节阻滞疗法、腹腔神经切除术，也可于硬膜外应用麻醉药缓解疼痛（图6-57）。

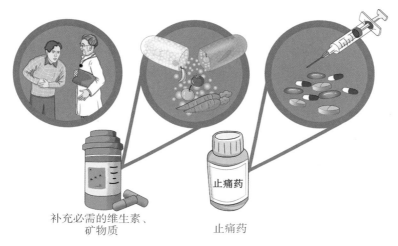

补充必需的维生素、矿物质　　止痛药

图6-57　止痛治疗

3. 化疗及新辅化疗：放疗主要通过高能射线杀死癌细胞，而化疗则通过化疗药物杀死癌细胞或阻止其继续生长。对于手术没能将病灶切除干净时，可在术后进行化疗进一步杀死残存的细胞。而对于已经出现转移的胰腺癌患者，化疗也可以治疗转移灶。

此外，当肿瘤病灶较大无法用手术完全切除时，术前进行新辅助化疗可以缩小病灶，从而创造根治手术的机会，并提高手术的成功率。

4. 营养支持及对症治疗：不论采取何种治疗方式，都应该根据患者的具体情况选择肠内营养或肠外营养来进行充足的营养及能量支持，防止体重大幅度的降低，而对于可进食的患者应采取少食多餐制，避免增加胰腺负担。

5. 其他治疗：如靶向药物治疗、免疫治疗、生物疗法及中医中药等。

总之，胰腺癌的治疗要根据患者的病情、病期、全身情况、患者经济情况及治疗意愿等，通过以外科为中心，包括肿瘤科、消化内科、影像科和病理科等在内的多学科专家对患者进行全面的评估，个体化制订合理的综合治疗方案，来最大限度地提高胰腺癌的治疗效果，减轻症状，改善生活质量及延长生存时间。

最后，有些患者可能会害怕切除胰腺，认为它毕竟是自己身体的一个器官，切出胰腺后害怕会对日后的生活有极大的影响。患者的担心也不无道理，医生也可以理解，但总体而言，手术的好处胜过手术引起的部分功能丧失，因为这些功能的丧

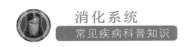
失是能够通过上述治疗方法中的一些手段得到有效恢复，可不能因小失大，任由癌细胞在体内肆虐发展。

八、胰腺癌的预后及随访

由于大部分患者查出胰腺癌时已经处于晚期，而对于晚期胰腺癌患者，即使医生尽力治疗，病人及家属也努力配合治疗，治疗效果及预后往往还是不尽如人意。但完全不接受治疗的胰腺癌患者生存期仅为半年左右，而对于能够早期诊断早期采取手术治疗的患者，其两年生存率甚至五年生存率还是有所提高的。

胰腺癌随访的目的是综合评估患者的营养状态和肿瘤发展情况等，及时调整综合治疗方案。因此建议患者术后第 1 年内，每 3 个月随访 1 次；第 2~3 年，每 3~6 个月随访 1 次；之后每 6 个月随访 1 次。晚期或合并远处转移的胰腺癌患者，应至少每 2~3 个月随访 1 次。随访项目主要包括血常规、生化指标、CA19-9、CA125、CEA 等血清肿瘤标志物，超声、X 线、胸部 CT、上腹部增强 CT 等。

九、如何预防胰腺癌的发生？

由于目前胰腺癌的病因仍不明，针对病因来预防的具体措施也就暂时缺乏。但以下举措，能在一定程度上最小化胰腺癌的风险发生。

1. 戒烟、适度饮酒：吸烟的危害有目共睹，必须严格戒烟；饮酒适度，不可贪杯。

2. 减少高脂肪食物和肉类的摄入，多吃新鲜水果、蔬菜。

3. 保持健康的体重，适量运动。

4. 避免长期接触毒物及某些重金属物质。

5. 高危人群建议每年做一次腹部影像学检查，尽量做到早发现、早诊断、早治疗（图 6-58）。

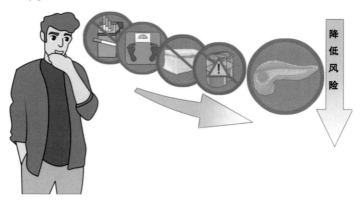

图 6-58　胰腺癌的预防

因此，针对胰腺癌的发生，遗传易感因素虽然由不得我们选择和改变，但改变不良生活习惯完全掌握在我们手中，必须要行动起来，防病大于治病！

十、胰腺癌患者该如何进行饮食管理？

1. 戒烟、戒酒，清淡饮食，宜少吃多餐，忌暴饮暴食。

2. 食物应多样化，不能偏食：主食可食用面条、小米粥、面包、馒头类，忌食肥腻和燥热刺激食物，如油炸肉类、肥肠、烧炙食物、麻辣火锅等。

3. 推荐食用富含各种维生素的食物：胰腺癌患者应摄入低脂低胆固醇的优质蛋白质，如较瘦的牛肉、鱼、虾、蛋、豆制品等。同时推荐莴苣、萝卜、芹菜、白菜、南瓜、豌豆、豆芽等蔬菜及海藻、海带、海蜇、海参等海货和新鲜瓜果，还可以多吃一些抗癌食物，如西蓝花、洋葱、香菇、番茄、大蒜、西柚、茄子等。忌食咸鱼、熏制肉、咸菜、泡菜、臭豆腐等烧焦、发霉、熏制食品。

4. 推荐食用柔软、易消化食物，忌食大饼、油条、油饼、炸花生、炸牛排等粗糙食物。

5. 胰腺癌手术后的饮食，应食用补益气血、健脾和胃的食物，如糯米、山药、枸杞、无花果、大枣等。很多胰腺癌患者为术后尽快恢复体力，经常吃些人参、甲鱼等补品，但这样胡吃海喝补品是不当的，应进补适量，避免造成营养过剩（图6-59）。

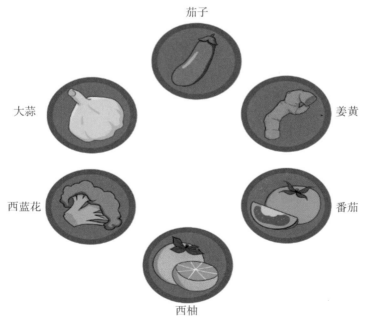

图 6-59　抗癌食物

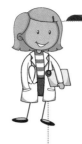

敲黑板，划重点！

胰腺癌是所有癌症中最凶残的，记住它"癌中之王"的称号！它早期通常没有特殊症状，所以很难被发现，发现时往往已是晚期，它转移扩散快，存活期通常以"月"计，病死率极高。一旦出现腹痛、黄疸、消瘦和血糖突然升高中的一种甚至多种症状，就要高度警惕胰腺癌，一定要及时前往医院进行详细的检查。治疗则主要以根治性手术切除或姑息性治疗为主。目前尚没有针对病因的具体预防措施，只能积极体检，早发现，早治疗！

一位胰腺癌患者的故事

马先生是一位 58 岁有癌症家族史的胰腺癌患者，爸爸因肺癌去世，表哥在他入院期间也查出了肺癌，而他平时吸烟、喝酒、吃烧烤、熬夜等一样都没落下。

在 2020 年 4 月初，马先生就感觉自己腹部时常疼痛，食欲也有所减退，以为是胃病，便自己在小诊所拿了些治胃病的药吃，自我感觉腹痛略微有所减轻，但还是会经常性地疼痛。1 个月后，马先生实在难以忍受持续的腹痛，便去了当地医院就诊。做了相关检查后，医生怀疑是胰腺癌，建议他转至本院进一步诊疗。

在医院住院期间，经过增强 CT、血清 CA19－9、PET－CT、组织病理学等的检查，结合马先生的病史明确诊断为胰头癌。医生们对其进行了积极的肿瘤切除手术辅以化疗等综合性治疗方案。

但不幸的是，在马先生出院后的短短 8 个月内竟还是发现了肝脏和腹腔的癌转移，并且伴随着更加明显的腹痛、食欲降低、黄疸等症状。无奈之下，医生只能对马先生采取姑息性治疗方案，但总体治疗效果差强人意。最后，马先生还是没能战胜胰腺癌，在不到 1 年的时间里，彻底与这个世界说了再见。

对于胰腺癌患者，他们的身体每天都在痛苦里挣扎，精神在血与泪中冲洗，最终能打赢抗癌这场战争的患者屈指可数，大部分癌患都和马先生一样，在胰腺癌面前败下阵来。马先生在去世前对自己曾经不规律的生活方式悔恨不已，他表示：健康是无价的，赚多少钱都买不来健康的身体，自己以前为了赚钱，用糟糕的生活方式透支了身体，本来就有家族癌症史，但仍然没有给自己敲响警钟，当自己也"中招"了才明白健康的重要性！如果时光倒退 20 年，一定会健康生活，远离吸烟喝酒等坏习惯啊！

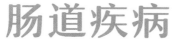

第七章

肠道疾病

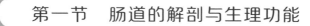

第一节　肠道的解剖与生理功能

一、"九曲十八弯"的肠道

人类的肠道可分为小肠和大肠两部分，按照食物的移动顺序，食糜离开胃幽门进入小肠，依次经过十二指肠、空肠、回肠，通过回盲瓣就意味着来到了大肠的"地盘"，再经过盲肠、结肠、直肠、肛管，最终成为粪便"再见天日"。小肠是所有消化管道中最长的一段，成人的小肠长度可以有 5～7 米。但是一个成年人的身高一般低于 2 米，于是就只能委屈小肠每隔一段就盘曲一下了，再通过"绳索"把小肠固定起来，这些

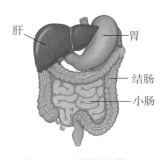

图 7 - 1　肠道的位置

"绳索"被我们称为肠系膜，这就保证了小肠不会像乱毛线一样缠绕打结。大肠则围成了一个"门"字的形状，将小肠圈起来（图 7 - 1）。

二、能量和营养的工厂——小肠

胃部作用后的食糜，通过胃的收缩蠕动，将食糜推送到小肠。小肠承担着重要的消化吸收功能，利用各种消化腺分泌的消化液各显神通，肉类中的蛋白质被分解

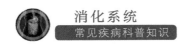

为氨基酸而在小肠内被吸收，去组建成肌肉、骨骼或转化成糖类；复杂的糖类食物，如大米、面包、土豆等逐渐消化分解成简单的糖，进而被吸收；脂肪的消化则依靠肝脏分泌的胆汁，通过胆道排入肠道后与脂肪结合，进而把脂肪分解成更小的分子再吸收。食物中不能被消化的部分如纤维素，或没有得到有效消化的糖类、脂肪等，就直接被排入大肠。

三、便便生成器——大肠

大肠的吸收功能不如小肠，小肠的内容物进入大肠后，结肠会吸收其中的水、盐、维生素。结肠最主要的作用就是形成我们最终版的大便。食糜在小肠末端时，营养物质被消化吸收后，还含有很多水，此时它的外观还是稀稀的，颜色偏淡。于是结肠将和它的"常驻居民"肠道菌群共同进行接下来的处理，当大部分的水分和盐分被吸收后，剩余的残渣混合着肠黏膜的分泌物、脱落的肠上皮细胞及大量的细菌组成了终极版大便。结肠的结构像是一个个口袋，结肠壁的肌肉运动将上一个口袋的内容物送至下一个口袋，或是一段结肠的多个口袋一起运动将内容物送到下一段结肠，结肠则通过这些运动将大便向前推进至直肠，大便进入直肠后会刺激直肠，这个刺激会被传到大脑，从而产生便意。

四、肠道内的常驻居民

肠道内部生活着 300～500 种细菌，它们与病毒和真菌等一起形成了所谓的肠道菌群。就像指纹一样，每个人的肠道菌群都是独一无二的。一部分细菌取决于出生时所处的环境，它们随着吃奶、喝水等动作在肠道内安家，另一部分细菌取决于我们的饮食和生活方式。它们会影响我们的新陈代谢、情绪、免疫系统等。与我们常有的认知不同，这些菌群并不都是有害的，当我们身体状况良好时，

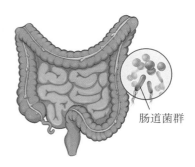

肠道菌群

图 7-2　肠道菌群

"好细菌"比"坏细菌"多，它们相互依存、相互制约，处于平衡状态，成为维护人体健康的天然防线。目前已知的肥胖、Ⅱ型糖尿病、炎症性肠病、结肠癌、焦虑、抑郁和自闭症等许多疾病都与肠道菌群密切相关。

五、人体第二大脑——肠道

有研究表明，抑郁的最核心根源是肠道菌群失调，因为肠道分布着上亿个神经细胞及复杂的神经网络。肠道的神经网络与大脑直接关联，形成脑—肠—菌轴连接

通路，通过肠道菌群代谢，影响神经系统，传递喜怒哀乐，肠道的变化与大脑的活动息息相关。

第二节　肠易激综合征

肠易激综合征的名字或许令人比较陌生，但遇到考试就拉肚子、喝冷饮就腹痛腹泻、一着急就突然肚痛且无法忍耐，这些情况，许多人一定是深有体会。许多人也并不重视，认为是自己肠胃不好，做了胃肠镜检查也没有什么异常。殊不知，它们都可能归咎于肠易激综合征这一功能性肠病。

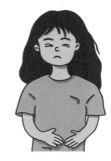

图 7-3　肠易激综合征

肠易激综合征是一种以腹痛、腹部不适、排便习惯、粪便性状改变为特征，但胃肠道本身不存在病变的胃肠道功能紊乱性疾病，也就是上面提到的所谓功能性肠病。总体来说，我国的发病率为 1%～11%，患者以中青年（18～59 岁）居多，女性略多于男性。但由于对疾病的认识不足，仅有 25% 的肠易激综合征患者到医院就诊。

一、肠易激综合征从何而来？

肠易激综合征的病因和发病机制尚不清楚，目前认为是多种因素的共同作用。

1. 内脏高敏感：肠易激综合征患者对刺激更加敏感，这也是导致腹痛、腹部不适等症状的主要原因。

2. 胃肠动力学异常：胃肠道运动增加表现为腹泻，减弱则表现为便秘。

3. 肠道感染：部分患者发病前有肠道感染，各种细菌、病毒感染均可引起炎症因子的释放，从而导致肠道功能紊乱。

4. 精神心理因素：肠易激综合征患者常伴发焦虑、抑郁等表现，病情变化和其情绪变化有着密切的联系。

二、肠易激综合征的症状

肠易激综合征的症状反复发作，可长达数年至数十年，精神、饮食等因素常诱使其复发或加重。最主要的临床表现是腹痛或腹部不适、排便习惯和粪便性状的改变。

1. 腹痛和腹胀：是肠易激综合征的主要症状，可发生于腹部任何部位，可为隐痛、胀痛、烧灼痛及痉挛样疼痛，疼痛程度也各不相同。多数病人腹痛和腹胀症状可在排便后缓解，但通常不影响睡眠，不会出现"痛醒"的情况。

2. 排便习惯和粪便性状改变：部分患者表现为腹泻，粪便呈糊状或稀水样，一般每日 3~5 次，少数严重发作期可有 10 余次，可带有黏液，但无脓血；部分患者则表现为便秘，大便干结，含水量少，呈球状和颗粒状，常伴排便不尽感；部分患者腹泻与便秘交替发生。由此可分为腹泻型肠易激综合征、便秘型肠易激综合征、混合型肠易激综合征和未定型肠易激综合征 4 种类型。

3. 消化不良症状：许多患者有厌食、恶心、呕吐、反酸、嗳气等消化不良症状。

4. 肠外症状：部分病人有不同程度的心理精神异常表现，如焦虑、抑郁、紧张、头晕、头痛等；也可出现疲乏、背痛、心悸、呼吸不畅感、尿频、尿急、性功能障碍等症状（图 7-4）。

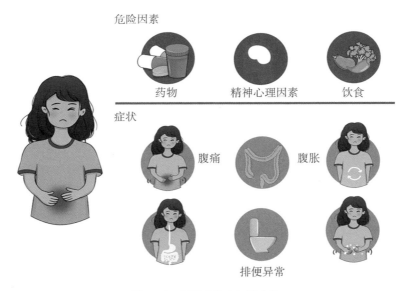

图 7-4　肠易激综合征的症状

三、肠易激综合征的诊断

肠易激综合征的诊断主要依据症状，我们可以对比着自行初步鉴定。腹痛、腹胀、腹部不适反复发作，并具备以下任意 2 项或 2 项以上：①与排便相关；②伴有排便次数改变；③伴有粪便性状或外观改变。症状出现至少 6 个月，近 3 个月符合以上标准。

下面的症状不是诊断必需的，但出现越多越支持诊断：①排便频率异常：每周少于3次或每天多于3次；②粪便性状异常：硬粪、糊样粪或水样粪；③排便费力；④排便急迫感、不尽感；⑤排出黏液；⑥腹胀。

需注意的是，当出现年龄＞40岁、便血、粪便隐血试验阳性、夜间排便、贫血、腹部包块、腹水、发热、非刻意体重减轻、结直肠癌和IBD家族史等情况时，需要警惕其他肠道疾病如恶性肿瘤、炎症性肠病等的发生。

四、肠易激综合征的治疗

肠易激综合征的治疗目的是改善症状，提高生活质量，消除顾虑。

1. 一般治疗：首先要做的是寻找发生因素，并设法予以去除；其次要解除顾虑、树立信心，明确肠易激综合征的性质，它是可以治愈的，癌变概率和正常人没有区别；并且要建立良好的生活习惯，树立积极向上的心态，消除精神和心理上的障碍。

2. 药物治疗。

①解痉药：可作为缓解腹痛的对症治疗，如匹维溴铵、山莨菪碱、东莨菪碱等。

②止泻药：可以有效改善腹泻症状，如蒙脱石、药用炭、洛哌丁胺、地芬诺酯等，但不宜长期使用。

③泻药和促动力药：针对便秘的患者可以酌情使用，改善排便情况。

④抗抑郁药：对腹痛症状重、上述治疗无效且精神症状明显者可试用。

⑤肠道微生态制剂：可纠正肠道菌群失调，对腹泻、腹胀有一定疗效，如双歧杆菌、乳酸杆菌、酪酸菌等制剂。

3. 心理和行为疗法：有的病人症状严重而顽固，经一般治疗和药物治疗后无明显改善，应考虑予以心理行为治疗，包括心理治疗、认知疗法、催眠疗法和生物反馈疗法等。

五、肠易激综合征的优良生活要点

1. 保持有规律的生活习惯：按时作息，按时饮食，保证充分的睡眠，防止过劳。养成运动的习惯，锻炼身体。

2. 良好的饮食习惯：吃不给肠道增加负担的食物，避免酒精、辛辣香料等强刺激食物。

3. 避免心理障碍：意识到精神压力的成因并积极面对压力，有能专注做的事或爱好，必要时接受医学心理干预。

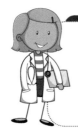

敲黑板，划重点！

由于多数患者目前对肠易激综合征还比较陌生，以为自己只是偶感不适，所以肠易激综合征的就诊率相当低。当然也不要对它产生畏难情绪，心理治疗很重要，肠易激综合征也能治愈。

一位肠易激综合征患者的故事

李先生今年50岁了，20多年前他曾因患急性肠胃炎住院治疗。虽然那次的症状明显改善了，但此后20多年，他常常感觉肚子痛，疼痛的部位又并不固定，但小肚子痛出现的频率比较多，都出现在白天，当李先生上完厕所后疼痛能缓解；也常常会出现拉肚子，便意往往来得又急又快，大便却是稀散不成形的。也是因为这，李先生是吃也吃不好，睡也睡不好，都有点抑郁了。医生给他开的乳酸菌素和黄连素刚开始还有点作用，最近这几次就不管用了。李先生越想越怕，害怕自己得了绝症，赶忙来看医生，结果胃镜、肠镜、抽血、大便的结果全都没有问题。医生告诉他，他这是肠易激综合征，要保持开朗的心态，配合药物治疗，这也不是绝症，能治好的，李先生才放下心来。

 第三节　肠道寄生虫病

肠道寄生虫病是指寄生虫在人体肠道内寄生而引起的疾病。由于生活习惯等不同，我国农村的发病率高于城市。人体肠道寄生虫的种类有许多种，以下对常见种类作一一介绍。

一、钩虫病

钩虫病是由十二指肠钩口线虫和（或）美洲板口线虫寄生于人体小肠所致的疾病，是我国五大寄生虫病之一，钩虫的感染率为2.62%。钩虫的虫卵能在温暖、潮湿、疏松的土壤中迅速发育为杆状蚴，再发育成为具有侵袭能力的感染性丝状蚴。丝状蚴侵入人体皮肤或黏膜后，并最终到达小肠，发育为成虫，这一段时间需耗时4～7周。

临床表现包括：①幼虫侵入皮肤所致的钩蚴性皮炎：感染处有奇痒和烧灼感，

继而出现小出血点、丘疹或小疱疹，7～10 天皮肤可愈合；②幼虫移行至肺部导致呼吸系统症状：咳嗽、喉痒、声哑等，重者有痰中带血、剧烈干咳和哮喘等症状；③成虫在小肠寄生导致消化道症状：有上腹部不适、隐痛、恶心、呕吐、腹痛腹泻、顽固性便秘或大便潜血等症状，有些患者喜食生米、生豆，甚至泥土、碎纸等，通常称为"异嗜症"；④贫血等全身症状：贫血为钩虫病的主要症状，重度贫血患者皮肤蜡黄，黏膜苍白，并可导致头昏、乏力、心悸、水肿等心功能不全症状。

粪便检查是诊断钩虫感染的主要方法，胃肠镜检查有时可以直接看见活的虫体，呈细长线条状，长度约 1.0 厘米，粗 0.05～0.1 厘米，呈血红色（吸血后）或半透明状（未吸血）。

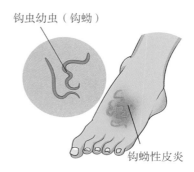

图 7-5　钩蚴性皮炎

治疗：①钩蚴性皮炎。局部皮肤可用左旋咪唑涂肤剂或 15% 阿苯达唑软膏涂擦。皮炎广泛者口服阿苯达唑，用于止痒和杀死皮内钩虫幼虫（图 7-5）。②驱虫治疗。包括口服阿苯达唑/甲苯达唑、噻嘧啶、左旋咪唑、三苯双脒等驱虫药。③对症治疗。补充铁剂，改善贫血。贫血严重者可考虑输血治疗，并给予蛋白质和维生素等含量丰富的饮食。

二、蛔虫病

蛔虫是我们最熟悉的一种肠道寄生虫，它长 15～35 厘米，形状像蚯蚓，平均寿命约 1 年。蛔虫病是人体摄入感染性蛔虫卵后引起的寄生虫病。我国蛔虫病的感染率为 1.36%，儿童的发病率高于成人。蛔虫分布于世界各地，人体经口摄入感染性蛔虫卵后，虫卵在小肠黏膜上孵育出幼虫，幼虫按照小肠→肝脏→右心→肺脏→气管→食管→胃肠道的游走顺序最终又回到小肠发育为成虫（图 7-6）。

在这个过程中，蛔虫会对我们

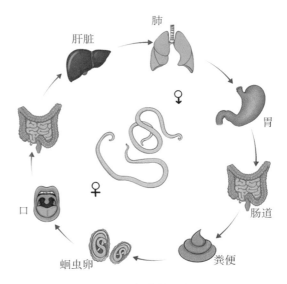

图 7-6　蛔虫的一生

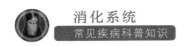

的肠道造成损伤，引起腹泻、腹痛、食欲不振、恶心、呕吐及便秘等；蛔虫具有钻孔的特性，喜欢在我们的消化管道中钻来钻去，从而出现肠梗阻、胆囊炎、阑尾炎等情况，导致病人出现剧烈腹痛、呕吐等。严重感染者，特别是儿童，常可引起营养不良、智能和发育障碍。有时可出现精神不安、烦躁、磨牙、瘙痒、惊厥等。部分患者可出现过敏反应，如血管神经性水肿、顽固性荨麻疹等。

蛔虫病的诊断常通过粪便检查可以明确，在粪便中可以直接找到蛔虫卵或虫体。B超检查典型表现为小肠腔内平行高回声光带及"环靶征"。内镜下不仅可以直接看到活虫体，还可以直接取虫治疗。

蛔虫病的治疗以驱蛔杀虫为主：阿苯达唑为首选药物；甲苯咪唑为儿童首选驱虫药物。噻咤啶为孕期首选驱虫药。

三、蛲虫病

蛲虫是一种乳白色线头样的肠道寄生虫，可以引起蛲虫病。蛲虫成虫寿命为2~3个月，雌虫喜爱趁人熟睡时在肛门外大量排卵，排出的卵黏附在肛周外的皮肤上，主要引起肛门和会阴部皮肤瘙痒，以及因此而引起的继发性炎症。因此患者常有夜间惊醒、烦躁不安、失眠等表现。如果雌虫在肛门外产卵后进入阴道、子宫、输卵管、尿道或腹腔、盆腔等部位，即可引起阴道炎、子宫内膜炎、输卵管炎及其他炎症。如果用手抓挠肛周，受污染的手会将虫卵带至口部，导致全身感染。由于肠腔中没有虫卵，粪便检查对蛲虫病没有太大的价值；通常是使用透明胶带粘贴肛周皮肤收集虫卵后，在显微镜下观察胶带上的虫卵，蛲虫虫卵呈扁平不对称"豆状"外观（图7-7）。

因为蛲虫的寿命短，如能避免重复再感染，则可自行痊愈，从一定程度上来说，蛲虫是无害的。治疗方法包括驱虫治疗和局部治疗。对于多重或反复出现感染症状的家族，其家庭成员均应接受治疗。①驱虫治疗常用的驱虫药物有：阿苯达唑、甲苯达唑。②局部治疗：便后和睡前用温水清洗肛门，感染者应清晨沐浴，沐浴可以清除大量的虫卵，清洁肛周皮肤，防止继发感染。

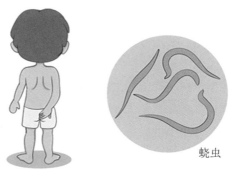

蛲虫

图7-7 蛲虫在肛门产卵导致肛门瘙痒

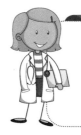

敲黑板，划重点！

肠道寄生虫病虽然种类多样，但是目前已经有了有效的驱虫药物，要避免患病，最主要的还是需要注重个人卫生，不吃脏东西，饭前便后要洗手。

一位感染寄生虫的患者的故事

最近 17 岁的女孩小刘经常感到腹痛腹泻，而且已经持续 2 个月左右了。小刘已经辗转去了两个医院，都没有改善。为了明确原因，小刘选择了住院治疗，小刘告诉医生她最近拉肚子，一天大概五六次。在做好充分准备之后，医生为小刘进行胃肠镜检查。发现其肠腔内布满了寄生虫，多条虫体甚至咬住了肠黏膜，引起肠道损伤出血。这把医生都吓了一跳，在随便一个镜头下面都能看到有五六条，小刘的贫血也是非常严重，经过一系列驱虫、输血治疗后，小刘康复出院了。至于小刘为什么会感染寄生虫，医生表示，有可能是因为其长期食用生的食物导致。因为据小刘回忆，她喜欢吃生冷的东西，比如生鱼片，一个月能吃 1~2 次。而生冷食物处理清洗不到位的话，就会导致病从口入。

第四节 肠道憩室病

许多人对肠道憩室病这个病已经不太陌生了，但"憩室"这个词具体是什么意思，大部分人都不太明白。我们的肠道就像弯曲的车道一样，曲折迂回，一些人的肠道平整光滑，而有些人的肠道则出现了凹陷的小坑，这就叫憩室。憩室的外观像一个鼓起来的小包，从大肠内部观察憩室，它就像是一个凹进去的小坑。举个例子来说，用力吹气球时，正常的气球会变成丰满的圆形。但如果气球壁上存在比较薄的部位，就会出现凸起，而憩室就是那个凸出来的小包（图 7-8）。

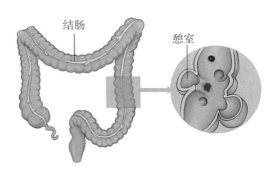

图 7-8 肠道憩室病

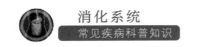
同样的，对于我们的肠道来说，如果管壁的局部比较薄弱，经过肠腔内容物的挤压就容易向外膨出形成小室，这就是肠道憩室。肠道的任何部位都可能发生憩室，十二指肠憩室是我国最常见的肠道憩室，我国尸体解剖时十二指肠憩室的发现率可高达22%，而西方国家以结肠憩室最常见。当然，回肠末端也可以形成憩室，我们称之为梅克尔憩室，这是最常见的先天性憩室。

一、肠道憩室病的发生机制

憩室的发生原因与确切机制尚不清楚，其与肠道本身的解剖特点、肠道运动神经功能紊乱、肠内细菌过度繁殖、激素水平紊乱、饮食习惯等诸多因素相关。

发生机制有以下几方面。

1. 肠壁局部的薄弱：十二指肠憩室最常见于降部的壶腹部，是由于这个地方有胰管、胆管、血管通过，肠壁又比较薄弱；另外，长期高脂饮食会导致肠壁脂肪沉积，也会造成肠壁薄弱，容易形成憩室。

2. 肠管内压力升高：长期低纤维素饮食会导致粪便干结，增加肠腔内压，挤压肠壁使其突出。

3. 肠外牵拉：肠外病变如炎症粘连、瘢痕的牵拉也会导致肠壁向外膨出，从而形成憩室。

二、肠道憩室病的症状

绝大部分肠道憩室病人可终身无症状，偶尔因为肠道X线钡剂检查、胃肠镜检查或尸体解剖才被发现。肠道憩室可以出现腹部不适、嗳气、腹部隐痛、恶心、呕吐等症状。

大多数就医的肠道憩室患者是由于出现了并发症，如憩室出血、憩室炎、穿孔、梗阻等，表现为黑便、便血、腹痛、发烧等症状。而这些并发症的出现是因为肠腔压力过高，将肠内容物挤压至憩室滞留其中，长期刺激黏膜，就会导致炎症，并伴发出血、穿孔、梗阻。

三、肠道憩室病的诊断

由于肠道憩室的症状并没有特异性，因此需要依靠检查来明确诊断，主要是通过X线钡剂灌肠造影和内镜检查。需要观察憩室整体情况时，X线钡剂灌肠造影是最适合的方法；但如果存在出血，内镜检查就是首选，因为不光可以寻找出血部位，还能进行止血治疗。

四、肠道憩室病的治疗

1. 没有症状的憩室：如果自己没有察觉到症状，对日常生活没有影响，可以不治疗。

2. 憩室炎：抗生素是治疗憩室炎症的主要手段；如果炎症严重，需要停止摄入食物几天，采取静脉输液补充营养。

3. 憩室出血：部分患者的出血可以自行停止；如不能自行停止，可以内镜下止血；但如果出血情况严重，需要紧急手术治疗。

4. 手术治疗：对于合并有穿孔、梗阻、非手术治疗无效等情况的肠道憩室需要手术治疗，通常采取的是切除病变肠段、保持肠道连续性的手术方法。

五、肠道憩室病的自我防护

1. 肠道憩室病是一种良性病变，一般不会恶变。但由于长期慢性炎症刺激，肠癌的发病率比普通人高，因此需要定期做结肠镜检查，了解憩室的大小、数目，以及有无新生物出现。

2. 日常食用高纤维素食物，可以帮助排便，缓解便秘、腹泻等消化道问题；避免摄入高脂饮食，保持肠道自身健康。

3. 多运动增强身体免疫力。

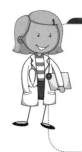

敲黑板，划重点！

　　肠道憩室病是藏在我们腹部的一种疾病，它或许一辈子都不会引起你的注意，只有发炎后才会出现腹痛、发烧、恶心、呕吐的症状。虽然它不会恶变，但会增加肠癌的发病率，因此要定期检查。

一位肠道憩室病患者的故事

55 岁陈某突然腹痛，持续了几天也没有缓解，还伴有发烧。经医院检查发现，陈某的腹部有积液，白细胞升高，为了进一步确诊，医生为陈某进行了肠镜检查，发现结肠靠近盲肠的地方，有个结肠憩室发炎了。原来是因为陈某长期便秘，但在日常饮食中重油重盐，也没有加强锻炼，这才诱发肠道憩室的发生，肠道的内容物长期堆积在憩室内，就导致了憩室炎症。医生让他这几天暂时不进食，使用抗生素

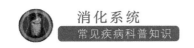
抗感染治疗后，陈某的腹痛症状就逐渐消失了。

第五节　炎症性肠病

生活中有一群年轻人，长期被肚子痛、拉肚子困扰、折磨，以至于不得不休学、辞职。有人认为他们是"矫情"或无病呻吟，实际上他们是患上了炎症性肠病。由于炎症性肠病对患者的身体和生活造成了巨大的影响，也有人称之为"绿色癌症"。

炎症性肠病是一种病因未明的慢性非特异性肠道炎症性疾病，主要包括溃疡性结肠炎和克罗恩病两种类型，可以分为活动期和缓解期。我国炎症性肠病的发病率呈不断上升的趋势，近5年的病例数是20世纪90年代同期的8倍。此病男女发病率近似，通常在30岁之前发病，14～24岁人群最常见。

一、炎症性肠病的病因

其病因和发病机制尚未完全明确，目前认为由环境、遗传、感染和免疫因素相互作用所致。

1. 环境因素：炎症性肠病的发病率变化提示与环境因素密切相关，但具体是哪些环境因素发挥关键作用还不明确。

2. 遗传因素：炎症性肠病在犹太人群中高发，家族聚集病例表明其具有遗传性。

3. 肠道感染：多种微生物参与了炎症性肠病的发生发展，但它们之间的具体关系目前尚不清楚。

4. 免疫因素：肠道黏膜免疫系统在炎症性肠病肠道炎症发生、发展、转归过程中始终发挥重要作用（图7-9）。

二、炎症性肠病的症状

1. 消化道症状。

①腹泻：大便带有黏液、脓血多见于溃疡性结肠炎；克罗恩病患者的大便多呈糊状，可有血便。

②腹痛：腹痛是炎症性肠病常见的症状之一，溃疡性结肠炎的腹痛为左下腹隐痛，而克罗恩病患者腹痛位于右下腹或脐周。

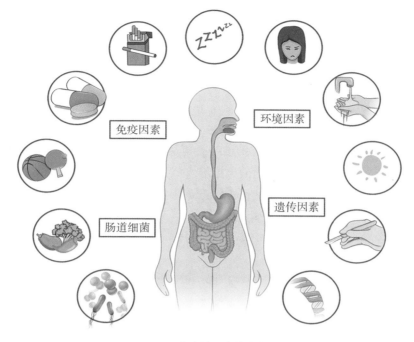

图 7-9 炎症性肠病的致病因素

③其他症状：可有上腹部不适、腹胀、食欲缺乏、恶心、呕吐等。10%~20%克罗恩病患者有腹部包块，部分克罗恩病患者还会有瘘管形成及肛周病变。

2. 全身表现：①发热。②营养不良。体重下降、贫血、低蛋白血症等都是营养不良的表现。

3. 肠外表现：即出现一些非胃肠道症状的表现，包括外周关节炎、结节性红斑、坏疽性脓皮病、巩膜外层炎、前葡萄膜炎、口腔复发性溃疡等，这些症状在肠道炎症控制后可以缓解或恢复；其他的肠外表现还有骶髂关节炎、强直性脊柱炎、原发性硬化性胆管炎及少见的淀粉样变性、急性发热性嗜中性皮肤病等。

4. 并发症：溃疡性结肠炎和克罗恩病的并发症略有不同。

（1）溃疡性结肠炎：①中毒性巨结肠。约有5%的重症患者可出现，症状表现为病情急剧恶化、毒血症明显，预后差；②癌变。病程 >20 年的患者癌变风险较正常人增高 10~15 倍；③肠出血发生率约 3%；④肠梗阻少见。

（2）克罗恩病：肠梗阻最常见，其次是腹腔脓肿，穿孔、出血少见（图 7-10）。

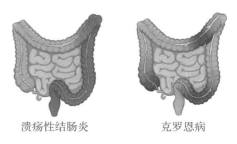

溃疡性结肠炎　　　克罗恩病

图 7-10　炎症性肠病的常见病变分布

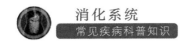
三、炎症性肠病的检查

1. 血液检查：一般包括血常规、肝肾功能、电解质、C反应蛋白、血沉、甲状腺功能、炎症免疫指标、肿瘤指标、病毒抗原抗体和其他生物学指标等。

2. 粪便检查：肉眼观察有黏液脓血，显微镜下可见红细胞和脓细胞，同时需要明确是否存在病原菌和寄生虫等。

3. 纤维结肠镜和活组织检查：纤维结肠镜是检查炎症性肠病较为可靠的方法，而病理检查结果是诊断炎症性肠病的金标准。

4. X线钡剂灌肠：常作为不能完成结肠镜检查的补充。

5. 其他：包括超声、CT、磁共振、骨密度、骶髂关节X线检查等检查，可以明确肠外病变的存在。

四、炎症性肠病的治疗

目前没有根治炎症性肠病的手段，许多患者都经历着"发作—缓解—复发"的阶段。

1. 药物治疗：药物治疗的目的是控制炎症反应，目前有以下药物可供选择。

①氨基水杨酸制剂：能够减轻肠道炎症，包括5－氨基水杨酸和柳氮磺胺吡啶。用于轻—中度溃疡性结肠炎及病变局限的轻症克罗恩病人。

②糖皮质激素：能够抑制免疫系统的过度反应，减轻炎症，包括泼尼松龙、泼尼松龙、甲泼尼龙等，是目前控制病情活动最有效的药物，适用于重度溃疡性结肠炎及活动期克罗恩病。

③免疫抑制剂：顾名思义，这类药物能够降低免疫系统的活性，包括硫唑嘌呤、硫嘌呤、甲氨蝶呤、环孢素和他克莫司等。用于激素治疗不佳或激素依赖时的维持治疗，由于起效作用慢，不单独用于活动期的治疗。

④生物制剂：主要通过抑制肿瘤坏死因子，缓解症状。包括英夫利昔单抗、阿达木单抗、戈利木单抗等。

2. 手术治疗：手术治疗通常是针对于出现并发症和内科保守治疗无效的情况，如大出血、穿孔、梗阻、癌变。

五、炎症性肠病怎么吃？

饮食在炎症性肠病的发病中起着重要作用，并且该病的患者常常存在营养吸收障碍，因此制定合理的饮食方案，对降低IBD的发病率和复发率尤为重要。

1. 避免高脂肪、高蛋白质和高糖饮食，难消化的粗纤维食物，生海鲜和生牛奶，刺激性食物，生、冷及油腻食物。这些饮食可能加重炎症性肠病的病情，甚至诱导疾病复发。

2. 摄入低脂肪、低糖、适量蛋白质饮食，适量膳食纤维饮食，适量维生素饮食，必要时补充维生素 D，以及清淡易消化饮食。

3. 除了自己摄入饮食外，也可以选用配比恰当的肠内营养液。

六、炎症性肠病和肠癌

炎症性肠病被称为"绿色癌症"，那它与肠道恶性肿瘤的关系是什么样的呢？目前认为克罗恩病的癌变概率很小。然而，溃疡性结肠炎会增加肠道癌变的危险性是非常明确的。有研究表明，左半结肠炎患者的癌变率是正常人的 2.8 倍，全结肠炎患者的癌变率是正常人的 15 倍，而幼年起病的全结肠炎患者的癌变率甚至是非患者的 162 倍！因此，定期进行肠镜检查是早期发现癌变的重要手段。

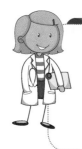

敲黑板，划重点！

炎症性肠病的病程漫长，大部分患者会反复发作，迁延不愈，甚至不断进展，出现各种并发症。虽然没有办法根治，但通过规律用药、定期随访，病情在一定程度上也能够得到控制。对于炎症性肠病病人，我们应给予更多的理解和关爱。

第六节 急性阑尾炎

一、什么是急性阑尾炎？

说起急性阑尾炎，很多人并不陌生，甚至很多人曾经患过这种疾病。急性阑尾炎其实就是阑尾由于多种因素而形成的急性炎性改变，它具有较高的发病率，是腹部外科常见病，也是导致急性腹痛最常见的原因之一（图 7 - 11）。

急性阑尾炎一般分为 4 种类型：急性单纯性阑尾炎、急性化脓性阑尾炎、坏疽及穿孔性阑尾炎和

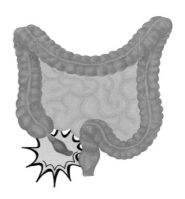

图 7 - 11 急性阑尾炎

阑尾周围脓肿。单纯的意思是只有阑尾发炎而已，病情比较轻。化脓性就是时间稍微有点久了，阑尾开始化脓了，开始影响到旁边的组织器官了。坏疽就是阑尾化脓比较严重了，快要破孔了，一旦破孔阑尾里的炎性脏东西就会流出。穿孔就是阑尾里的东西流出来了，但是好在人体还有保护机制，周围的组织会把穿孔的阑尾及流出来的脏东西包裹起来，这就叫阑尾周围脓肿（图7-12）。

但因为有时患者并没有对急性阑尾炎引起足够的重视或处理不当，一旦阑尾里的脏东西流到腹腔里就会形成腹膜炎、盆腔炎等并发症，这时候处理起来就比较棘手了。

急性阑尾炎的发病年龄没有

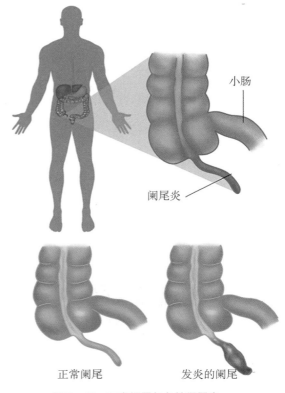

小肠

阑尾炎

正常阑尾　　　　　　发炎的阑尾

图7-12　正常阑尾与急性阑尾炎

明显的分布特征，各年龄段均可发病，以男性为多，男女比例为（2～3）:1。到目前为止，急性阑尾炎因难以预防，发病率一直维持在0.1%左右，约占急腹症的25%，且仍有0.1%~0.5%的死亡率。

二、急性阑尾炎是什么原因引起的?

1. 阑尾管腔阻塞：是急性阑尾炎最常见的病因，而阻塞的原因可能为淋巴滤泡明显增生、肠石、异物、炎性狭窄、食物残渣、蛔虫、肿瘤等。由于阑尾是一条细长的盲管，一旦梗塞就四面不通，使管腔内分泌物积存、内压增高，压迫阑尾壁并阻碍远侧血运，引起血液循环障碍，造成阑尾炎的发生。

2. 细菌感染：阑尾腔内细菌侵入并大量增殖，不仅分泌毒素损伤黏膜，给细菌的侵入打开门户，引起不同程度的感染，还可经血液循环侵入人体相应部位，引起血源性感染。

3. 其他：阑尾先天畸形，如阑尾过长、过度扭曲、管腔细小、血运不佳等，其他因腹泻、便秘等胃肠道功能障碍引起阑尾肌肉和血管痉挛，影响阑尾的排空甚至影响血供障碍等也是急性阑尾炎的发病原因。

三、急性阑尾炎会出现哪些症状？

急性阑尾炎的主要症状是腹痛，典型的急性阑尾炎初期有中上腹或脐周疼痛，有时还可能有恶心呕吐、腹胀、腹泻、食欲不振的症状，并伴有低热，数小时后腹痛转移并固定于右下腹。转移性右下腹阑尾区（麦氏点）压痛，是该病的重要体征。但是急性阑尾炎的病情变化多端，并非所有病人都具有该典型腹痛表现，比如老人和小孩疼痛常常不明显。

单纯性阑尾炎常呈阵发性或持续性胀痛和钝痛，持续性剧痛往往提示为化脓性或坏疽性阑尾炎。当疼痛波及中下腹或两侧下腹，就需要警惕阑尾是否发生坏疽穿孔。有时当阑尾炎刺激到腰大肌时，患者还常会有腿痛的症状；亦或是发生阑尾脓肿时，患者右下腹可摸到一压痛性包块（图7-13）。

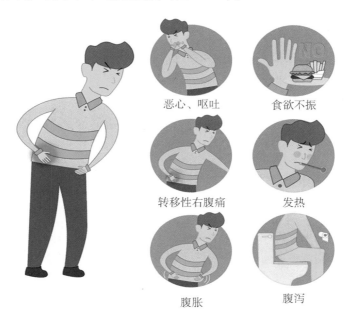

恶心、呕吐　　　食欲不振

转移性右腹痛　　　发热

腹胀　　　腹泻

图7-13　急性阑尾炎常见症状

四、急性阑尾炎有哪些并发症？

1. 腹腔脓肿：是阑尾炎未经及时治疗的后果，以阑尾周围脓肿最常见。主要表现为腹胀、压痛性肿块和全身感染中毒症状等。B超可协助定位诊断，并且一经诊断，即可在B超引导下穿刺抽脓冲洗或置管引流，必要时手术切开引流。阑尾脓肿非手术疗法治愈后复发率很高，因此应在治愈后3个月左右择期手术切除阑尾。

2. 内、外瘘形成：阑尾周围脓肿如未及时引流，少数病例脓肿可向小肠或大肠内穿破，也可向膀胱、阴道或腹壁穿破，形成各种内瘘或外瘘，此时脓液可经瘘管排出。X 线钡剂检查或者经外瘘置管造影可协助了解瘘管走向，有助于选择相应的治疗方法。

3. 化脓性门静脉炎：急性阑尾炎时阑尾静脉中的感染性血栓，可沿肠系膜上静脉至门静脉，导致化脓性门静脉炎症。临床表现为寒战、高热、肝肿大、剑突下压痛、轻度黄疸等。虽属少见，但病情加重时会产生感染性休克和脓毒症，治疗延误可发展为细菌性肝脓肿。治疗则应行阑尾切除并使用大剂量抗生素治疗。

五、急性阑尾炎该怎样诊断？

1. 典型的症状及体征：急性转移性右下腹压痛、反跳痛及肌紧张，并有恶心、呕吐、发热等症状。

2. 抽血检查：多数病人白细胞、中性粒细胞计数、C 反应蛋白等炎性指标常增高，提示有感染存在。

3. 影像学检查：腹部超声常作为首选，阑尾壁增厚和阑尾周围组织高回声是阑尾炎最重要的征象。对于疑似急性阑尾炎且超声检查结果为阴性的患者，可进一步行 CT 等影像学检查作为补充。

综上，结合患者的病史、典型症状、体征及相应的检查结果即可诊断急性阑尾炎。

六、急性阑尾炎该怎样治疗？

1. 非手术治疗：患者应卧床休息，主要治疗措施为选择有效抗生素抗感染治疗，但常常适用于无并发症的单纯性阑尾炎，或者急性阑尾炎的早期阶段。

有时当急性阑尾炎诊断明确，有手术指征，但因患者周身情况或客观条件不允许，可先采取非手术治疗，延缓手术。若急性阑尾炎已合并局限性腹膜炎，形成炎性肿块，这时也可先采用非手术治疗，使炎性肿块吸收，再考虑择期切除阑尾。

另外，结合适当的中医治疗，可减少抗生素治疗后的反复发作，也可减少手术治疗引起的肠粘连等并发症。

2. 手术治疗：绝大多数急性阑尾炎一经确诊，原则上应早期施行阑尾切除手术，通过手术可以达到治愈急性阑尾炎的效果。早期手术指阑尾炎症还处于管腔阻塞或仅有充血水肿时就手术切除，此时手术操作较简易，术后并发症少。如化脓坏疽或穿孔后再手术，不但操作困难且术后并发症会明显增加。术前应用抗生素，有助于防止术后感染的发生。

随着近年来微创手术的发展，腹腔镜阑尾切除术是阑尾手术的重大突破，且已成为非常成熟的一项技术。该方法是在腹部打 2～3 个 0.5～1.0 厘米的小孔，置入腹腔镜器械，切除阑尾。该手术方法可使患者快速恢复，缩短住院时间，减少并发症，且显著改善全身炎症反应程度，临床疗效和安全性俱佳（图 7－14）。

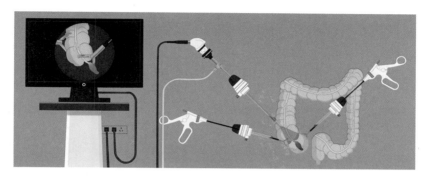

图 7－14　腹腔镜阑尾切除术（LC）

七、如何预防急性阑尾炎的发生呢？

急性阑尾炎的预防重点在于养成良好的饮食、排便习惯，增强自身抵抗力，保持良好的肠胃功能。

1. 进行体育锻炼：增强体质，提高身体免疫力。细菌感染是急性阑尾炎发病过程中很重要的一部分，如果体质较弱细菌侵袭的时候无法抵御，就会导致急性阑尾炎，症状也会比较严重。

2. 养成良好的排便习惯：预防和治疗便秘可以保证良好的肠胃功能，减少阑尾管腔阻塞的风险。

3. 良好的饮食习惯：养成定时进餐的习惯，定时定量进餐会保证肠道蠕动正常，避免出现肠道功能紊乱。

4. 保持健康的心态，防止过度疲劳：健康的心态可以帮助患者提高免疫力，减少急性阑尾炎的发生；过劳会使人体免疫能力下降，且易加重病情。

5. 保持胃肠道健康：积极治疗胃肠基础疾病，维持胃肠道正常的功能状态。

6. 慎用药物：特别是一些解热镇痛药和消炎药，对胃肠刺激较大，严重时还会引起消化道出血甚至穿孔，最好不用或少用。

八、急性阑尾炎患者该如何进行饮食管理？

1. 避免暴饮暴食，饮食规律，三餐定时定量，并做到少食多餐，禁止饮酒。

2. 调节进食结构，多吃素、少吃荤；多吃软、少吃硬。

3. 少食辛辣油腻及生冷食物，多食蔬菜、水果，适当补充营养；少食油炸及不易消化食物。一般来说，对高脂食物如肥肉、蛋黄等也应该节制，而葱、姜、蒜、辣椒等刺激性调味品也不宜多吃。

4. 对于那些具有清热解毒利湿作用的食物，如绿豆、豆芽、苦瓜等可以择而食之。

5. 在阑尾炎急性发作期间或手术前后，不能吃任何东西，但是在缓解期间，可以适当进食流质饮食，清淡为主，如奶、豆浆、米汤、肉汤等；或半流质饮食，如粥、稀软面条及鸡蛋羹等。

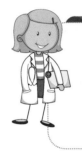

敲黑板，划重点！

急性阑尾炎是常见的外科疾病，常由阑尾管腔堵塞和细菌入侵感染所致。急性阑尾炎最主要症状为典型的转移性右下腹疼痛，主要治疗方法为手术切除阑尾。急性阑尾炎的预防重点在于养成良好的饮食、排便习惯，增强自身抵抗力，保持良好的肠胃功能。

一位急性阑尾炎患者的故事

28 岁的小吴万万想不到他堂堂八尺男儿，常年健身，肌肉结实，坐拥八块腹肌，居然有一天会被阑尾炎给撂倒了……

这天一大早，还在睡梦中的小吴就被肚子痛痛醒，连忙起来上了个厕所后疼痛似乎有所缓解，于是他以为自己是闹肚子就忍着痛去上班了。到了公司后，小吴的肚子又开始痛了起来，到午饭后，小吴实在是忍不住了，尤其是右下腹痛得更加明显。于是，小吴连忙在同事的陪伴下来到医院检查，抽血检查发现白细胞等炎性指标明显升高，腹部 B 超及 CT 提示：急性阑尾炎并粪石形成，医生建议小吴赶紧住院行阑尾切除手术。

小吴当天赶紧办理了住院手续，完善了相关的术前检查并输了一天的消炎药后，小吴的腹痛总算得到缓解。肚子不痛的小吴这时开始优哉游哉地上网查着急性阑尾炎的相关治疗，看到有保守治疗的选择，便盘算着自己是否也可以采取保守治疗。于是他询问了医生，医生好言相劝建议他一次性割掉，不然粪石堵塞阑尾的问题不解决，反反复复遭罪的还是他自己；小吴这才打消了保守治疗的念头，安心地准备第二天的手术。

第二天上午 10 点，小吴在家人的陪同下进了手术室，由于阑尾切除术为腹腔镜微创手术，因此只花了 3 个小时。术中取出了瓜子大的两块粪石，然后割掉了大概 6 厘米的阑尾。手术结束后，小吴被推回病房，又在医院住了 5 天。

到了出院的日子，医生看小吴恢复得很好，叮嘱他术后第 9 天就可以来医院拆线。同时，医生还要求小吴术后两周摄入清淡流质饮食，长期养成良好的饮食、排便习惯，保持良好的肠胃功能。小吴也表示以前自己只顾健身，以为一身肌肉就代表健康，却忽略了其他影响健康的因素，今后一定全面注重自己的健康！

第七节　大肠息肉

一、什么是大肠息肉？

有超过 90% 的大肠癌是由肠息肉演变而来的，很多人查出肠息肉后感到恐慌不安，那么什么是肠息肉呢？肠息肉通俗地说，就像是长在肠管内的一个"肉疙瘩"，是临床常见疾病。凡从肠黏膜表面突出到肠腔内的隆起状异常生长的组织，在未确定病理性质前都通称为息肉。人体的整个消化道都可以有息肉生长，其中以结肠和直肠息肉最多，小肠息肉比较少（图 7-15）。

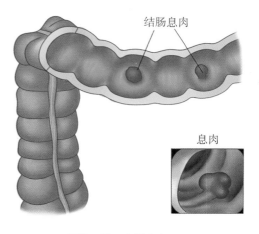

图 7-15　大肠息肉

肠息肉的大小不一，小的仅几毫米，像小米粒一样，也有大到直径 3～4 厘米的，甚至可以阻塞肠道，导致肠梗阻。息肉有单发，多发更常见，在一些少见的情况下，息肉可有上千个。有时息肉根部，就是与黏膜相连的地方有长短不一的蒂，称为有蒂息肉；有的息肉弥漫生长，称为扁平息肉，或者无蒂息肉。

肠息肉发生率随年龄增加而上升，男性较女性多见。以前，肠息肉的病人发病年龄基本上在 45 岁以上，但现在 20 多岁的也不少见。

二、肠息肉与肠癌的关系？

息肉作为身体不经意间长出的一两颗甚至一撮"小肉疙瘩"，它们或与人体和

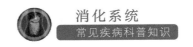

平相处，或伺机而动变身为癌细胞。直、结肠息肉癌变率约为60%。早期诊断、早期治疗和观察追访，是防止其恶变的重要手段。

肠息肉与肠癌关系密切，肠息肉比肠癌要早发生10～20年。这一段不短的时间，很有可能是息肉逐渐演变成癌的过程。息肉刚开始时很小，可能没有症状，所以消化内科的医师和内镜科的医师都很重视内镜检查。一般40岁以后肠息肉和肠癌都有高发的趋势。因此，将内镜检查纳入体检项目是非常有必要的（图7－16）。

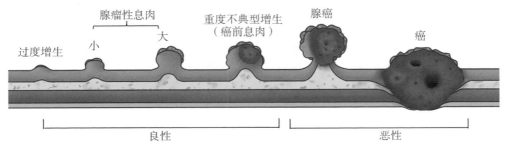

图7－16　大肠息肉

三、大肠息肉是什么原因引起的？

大肠息肉的发生与许多因素有关，具体如下。

1. 长期腹泻：很多病人肠道黏膜容易过敏，例如饮酒、吃辣椒或油腻食物或海鲜后出现腹泻，有些病人会无原因地出现腹泻，长此以往，肠道黏膜会出现慢性炎症，就易导致肠道息肉生长。

2. 长期便秘：便秘的病人经常是几天排便1次，粪便长期在肠道内储存会产生各种毒素，导致肠黏膜出现慢性炎症，从而生长息肉。

3. 遗传：结肠息肉的发病与遗传密切相关，例如家族性息肉病具有明显的家族遗传性。

4. 肠道炎性疾病：肠道的各种慢性炎症病变是导致炎症性息肉的最主要原因，多见于溃疡性结肠炎、克罗恩病及阿米巴痢疾、肠结核等，也见于结肠手术后吻合口部分。

四、息肉类型有哪些？

从病理学的角度，息肉的种类繁多，归纳起来，主要有下面几种。

1. 腺瘤性息肉：是最为常见的息肉之一，也是临床上最受重视的息肉，结直肠腺瘤不及时治疗，可能发展为结直肠癌。腺瘤性息肉大小不一，大部分巨大息肉都是腺瘤性的，也有部分腺瘤性息肉比较小。需要说明的是，有些结肠腺瘤并不表现为隆起的息肉，而是平坦甚至凹陷性生长。

2. 炎性息肉：又叫假息肉，是由于黏膜在炎性刺激下增生形成的息肉样肉芽肿，这种息肉多见于慢性结肠炎的病人，比如溃疡性结肠炎、肠结核、肠道慢性感染等。炎性息肉常多发，直径多数在 1 厘米以下。有时慢性炎症刺激可以使息肉成桥状，两端附着，中间游离。炎性息肉一般不会发生癌变。

3. 增生性息肉：增生性息肉也是最常见的类型，又称为化生性息肉。多分布于远侧结肠，尤其是在直肠和乙状结肠多见。这种息肉一般很小，直径很少超过 1 厘米，其外形表现为黏膜表面的一个小滴状凸起，表面光滑，基底较宽。增生性息肉不发生癌变。

4. 错构瘤性：这类息肉非常少见，比如幼年性息肉及黑斑息肉综合征（Peutz - Jeghers 综合征）。有些错构瘤性息肉可以癌变，但是癌变率一般非常低。

5. 其他：以息肉为表现的肠道疾病还有很多，比如一些除腺瘤以外的肠道肿瘤可以表现为肠道息肉，比如有些淋巴瘤、肠道类癌等。

在有些非常罕见的病例中，患者的息肉数目非常多，成百甚至上千，遗传因素在其发病中起到重要的作用，临床医学称这种情况为息肉病。最典型的是家族性结肠腺瘤样息肉病，这是一种常染色体显性遗传疾病，家族中常常多个成员患病，表现为结肠多发大量腺瘤，癌变率非常高，患者常常中年就罹患结直肠癌。

五、大肠息肉会出现哪些症状？

大多数肠息肉的病人没有明显的不适症状，常常是因为腹泻、便秘，或者少量无痛便血等原因行结肠镜检查偶然发现的。根据息肉生长的部位、大小、数量多少，临床表现往往不同。少部分患者可以出现以下一种或者几种表现，其中排便习惯改变和粪便性状改变是最早出现的症状。大便习惯改变主要包括大便时间、次数的改变，以及便秘或不明原因的腹泻，特别是便秘与腹泻反复交替出现。大便性状的改变主要是由于息肉在结肠腔内，压迫粪便，使粪便排出时变细，或呈扁形，有时还附着有血痕。除此以外，肠息肉最常见的症状还有间断性便血或大便表面带血，多呈鲜红色，出血量较大时还会出现贫血甚至休克状态。少数患者可有腹部闷胀不适，隐痛或腹痛症状，有时还会出现发热、贫血、消瘦等全身慢性炎性表现。继发炎症感染可伴多量黏液或黏液血便，甚至出现里急后重。长蒂息肉较大时还可引致肠套叠；息肉巨大或多发者可发生肠梗阻；长蒂且位置近肛门者息肉可脱出肛门。

六、大肠息肉该如何诊断？

由于肠息肉一般没有临床症状，即使有症状也没有特异性，因此普通人群可行粪便隐血试验筛查，高危人群或体检者可通过内镜检查确诊及治疗。当医生怀疑是大肠息肉时，通常通过直肠指检、大便隐血试验及肠镜检查等来确诊。

1. 直肠指检：通过直肠指检可确定离直肠 7~8 厘米范围内肠段是否存在肿块，并明确肿块大小、位置、活动度等。

2. 电子肠镜：这是对结肠息肉最主要的检查方法，事实上大部分结肠息肉是在结肠镜检查过程中偶然发现的。

结肠镜从肛门置入，可以检查全部结肠及终末端的小肠（末端回肠）。在结肠镜下，可以清晰地观察肠道的黏膜面，对隆起的息肉非常敏感，小到几毫米的息肉都能够发现，而且能够对息肉的类型进行初步判断；而结合光学色素内镜、高分辨率内镜等可行进一步筛查及定性诊断。此外，在结肠镜下，还可以通过活检而确诊息肉的病理性质。结肠镜检查不仅可以诊断息肉，而且还是治疗息肉的重要手段。

3. 钡灌肠：钡灌肠是指从肛门灌入钡剂再通过 X 线检查，可发现多少不一充盈缺损，但仅仅能够发现一部分比较大的息肉。有肠镜禁忌症或肠镜不能耐受的患者可选择此方法（图 7 - 17）。

4. 其他：随着临床诊断技术的不断进步，现在还出现了 CT 仿真结肠镜，正电子发射断层扫描（PET）等技术也可以发现比较大的肠息肉，并对息肉的性质做出不同程度的判断。

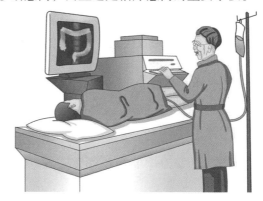

图 7 - 17　钡灌肠

七、大肠息肉该怎样治疗？

肠息肉的治疗方法主要为通过内镜或者手术的方法予以切除，而其治疗原则为：对于有症状的息肉，应该及时治疗；对于无症状的息肉，也是绝大部分息肉，主要根据是否有癌变倾向决定治疗方法，一般有癌变倾向的腺瘤型息肉原则上应该切除，而增生性息肉、炎性息肉等则无需特殊治疗，观察随访即可。

1. 一般治疗：主要是生活习惯的改善。包括增加纤维素的摄取，减少油脂食物摄取；清肠通便以保持大便通畅；饮食宜清淡，禁辛辣；增加体育锻炼，肥胖者适当减重等。

2. 对症治疗：对于腹泻病人，可给予缓泻药物，口服复方地芬诺酯、洛哌丁胺、蒙脱石散等。腹痛者予以解痉镇痛药物治疗，肌内注射阿托品等药物治疗。便血者可用止血药物，如酚磺乙胺（止血敏）、氨甲苯酸（止血芳酸）、维生素 K、巴曲酶（立止血）等。

3. 内镜治疗：内镜治疗是指微创切除肠息肉，是治疗结肠息肉最常用的方法。内镜息肉切除的方法很多，应根据息肉的部位、大小、形态、有蒂或无蒂等，选用不同的治疗方法。

（1）套扎治疗：一般来说，对于较大的有蒂息肉，直径 2 厘米的可直接用接高频电的圈套器套入息肉根部，一次性切除。大于 2 厘米的宽基底息肉可分次摘除或用尼龙圈套扎（图 7 - 18）。

（2）内镜下黏膜切除术（EMR）：扁平无蒂息肉可以采用 EMR 方法切除，即在基底部黏膜下层分点注射肾上腺素盐水形成水垫，待病变隆起后，用圈套切除，既可预防出血和穿孔，又达到了治疗的目的。

（3）内镜黏膜下剥离（ESD）技术：近年来，越来越多的临床医师采用 ESD 技术，甚至可以完整切除 5 ~ 10 厘米的扁平息肉。对于小于 0.5 厘米的息肉，直接用活检钳钳取切除，有时候也用氩离子喷凝、激光电凝等办法治疗，安全快速。内镜切下的息肉组织一般要收回，并送病理检查。

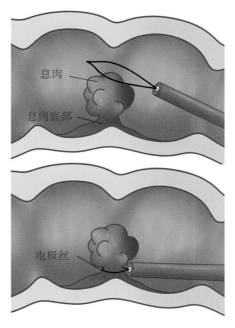

图 7 - 18　肠息肉套扎治疗

（4）氩离子凝固术（APC）：借助于氩离子束的电传导将高频电能量传递至目标组织，对其进行高频电凝固治疗。

内镜手术后注意事项：①术后休息 1 ~ 3 天，一周内避免过度体力活动。②术后 3 天内进流质—少渣半流质饮食，如米糊、粥、粉、软面条等，以后逐步恢复正常饮食。③术后两周内保持大便通畅，可用适量番泻叶冲泡代茶饮，避免大便干结或便秘，影响创口愈合。④术后密切观察便血、腹痛、有无发热、血压、脉搏等情况，有异常及时与医师沟通。

4. 手术治疗：对于息肉较大甚至引起肠梗阻、息肉癌变伴有浸润及内镜治疗效果不佳者，经医生评估后可行手术治疗。息肉及息肉病的手术治疗一般包括局部切除肠段、结肠次全切除、全结肠切除、全结肠及直肠切除。具体手术方法根据息肉的多少、基底的宽窄及所在的部位而定。

八、如何预防大肠息肉的发生呢？

良好的饮食及生活方式是预防肠息肉的最佳措施，主要包括以下内容。

1. 有高危因素的人群即便无明显症状，也定期行肠镜检查。

2. 养成良好的生活习惯，戒烟限酒。吸烟、过量饮酒都会增加结肠息肉和结肠癌的风险。

3. 饮食清淡，调整饮食结构，减少高脂饮食，增加富含纤维素的食物摄入，如蔬菜和水果等，这些食物富含纤维素，可以降低结肠息肉的风险。

4. 保持良好的精神状态，以良好的心态应对压力，劳逸结合，保持乐观。当人的神经过度紧张，胃肠蠕动速度减慢，从而导致便秘，便秘会增加肠息肉的发生。

5. 坚持体育锻炼，避免久坐，保持健康体重，增强体质。多在阳光下运动，多出汗可将体内酸性物质随汗液排出体外，避免形成酸性体质。另外，适度锻炼使肠蠕动加强，粪便在结肠内停留时间少，粪便中的毒素物质对肠黏膜的作用减少，息肉发生率、复发率减少。

6. 生活要规律，生活习惯不规律的人，如熬夜等，都会加重体质酸化，容易患肠息肉。应当养成良好的生活习惯，从而保持弱碱性体质，使细胞增生、突变疾病远离自己。

7. 养成定时排大便的习惯，排便时不要看报纸、听广播、玩手机，排便时间不宜过长。保持大便通畅且有规律可以促进机体新陈代谢，避免因低纤维素导致的便秘习惯，便秘越久，越容易刺激息肉增大或息肉复发。

8. 有肠道疾病者，应积极治疗原发病，避免肠道长期处于炎症状态。

九、大肠息肉患者该如何进行饮食管理？

1. 戒烟戒酒，合理安排每日饮食，饮食清淡，食物以温热、细软、易消化的为宜。

2. 适宜吃的食物有酸奶、藕粉和各种新鲜水果、蔬菜；还要多摄入低脂肪低胆固醇食品，如香菇、木耳、芹菜、豆芽、海带、藕、鱼肉、兔肉、鲜豆及粗粮、谷类等。

3. 不适宜多吃的食物：油腻、高糖和辛辣刺激性食物和油炸、生冷、高脂肪、高能量食物。不吃过热、过冷、过期及变质的食物。不要食用被污染的食物，如被污染的水、农作物、家禽鱼蛋，发霉的食品等。

4. 多吃碱性食品：要治疗肠息肉还得从改善自身的体质开始，从源头上根治肠息肉。改善自身的酸性体质，同时补充人体必需的有机营养物质，这样才能恢复自身的免疫力。

常见食物的酸碱性：①强酸性食品，蛋黄、奶酪、白糖做的西点或柿子、乌鱼子等；②中酸性食品，火腿、培根、鸡肉、猪肉、鳗鱼、牛肉、面包、小麦、奶油等；③弱酸性食品，白米、落花生、酒、油炸豆腐、海苔、文蛤、章鱼、泥鳅；④弱碱性食品，红豆、萝卜、苹果、橄榄菜、洋葱、豆腐等；⑤中碱性食品，萝卜干、大豆、胡萝卜、番茄、香蕉、橘子、草莓、蛋白、柠檬、菠菜等；⑥强碱性食品，蔓菁（大头菜）、葡萄、茶叶、海带芽、海带、柠檬等（图7-19）。

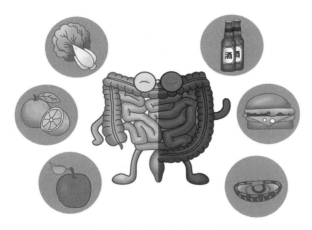

图7-19 大肠息肉饮食

敲黑板，划重点！

大肠息肉是指大肠管壁长出的赘生物，多发于结直肠。患者通常无明显症状，少数患者可出现腹胀、腹泻、便秘、便血等情况。绝大多数息肉是良性病变，但仍有癌变的风险。肠镜检查是诊断大肠息肉最直观的检查方法。对于肠息肉患者而言，内镜下切除息肉为首选治疗方式，但肠息肉治疗后仍有较大的复发风险，因此需密切随访。

一位大肠息肉患者的故事

何大爷最近老是觉得自己肠胃不好，经常性腹痛，并且非常容易拉肚子。老伴和儿女多次劝他去医院检查，但犟脾气的何大爷坚决不去，其实家里人都知道何大

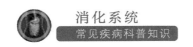
爷不去检查的原因，一是怕检查出什么大问题，二就是怕花钱。好在一个月后，何大爷学医的孙女放暑假回来看望老人，在得知自己爷爷的情况后，变着花样地劝爷爷去医院做个胃肠镜检查。没办法，何大爷最疼自己的孙女，并且孙女也是学医的，有孙女的陪同他心里也算有个底，这才同意去做检查。

一大早，孙女陪何大爷挂了健康体检号，医生开了缓泻药后交代了服用方法，并让何大爷第二天空腹再来做胃肠镜检查，何大爷便拿着药回家了。由于何大爷预约的是第二天早上的胃肠镜检查，所以第二天凌晨4点服用缓泻药过后，何大爷可以说是再也没有睡好，一直在不停地跑厕所，到早上八九点，拉出的大便已呈几乎不含杂质的清亮稀水状。接着，何大爷来到医院后顺利做了全麻的胃肠镜检查，检查结果显示何大爷胃没什么大毛病，就是横结肠存在0.8厘米×1.0厘米的带蒂息肉，医生建议住院行息肉切除术。孙女本来就怕爷爷得的是什么胃肠道的恶性疾病，结果检查出来是结肠息肉，这才松了一口气，也给何大爷简单介绍了息肉，并告诉他这个息肉治疗术不用开刀，安全性很高，通过人体自然腔道就能达到治疗效果，这才又给何大爷吃下一颗定心丸，好让他安心住院做这个微创小手术。

有孙女的陪同，何大爷放心地住进医院，当天完善了术前检查，均没有什么特殊异常结果。住院第二天，何大爷便行了内镜下黏膜切除术（EMR），并做了病理活检。手术结束后，何大爷没觉得哪里疼痛，就只是觉得肠子里面有气，只能蜷缩着，慢慢排气，实在不行就坐在坐便器上慢慢排气，气都排出来就好了。何大爷康复起来也快，基本没特殊情况，第三天医生就安排他出院了。

一周后，医生电话告知何大爷病理结果出来了，为管状腺瘤并低级别上皮内瘤变，是有恶变可能性的，好在已经切干净了，但仍有复发的可能，因此建议何大爷注意饮食的同时，也要每半年至一年复查肠镜，以便尽早发现病变并治疗。现在的何大爷已经完全恢复了，在自己孙女的监督下，密切随访中。

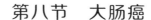

第八节　大肠癌

一、什么是大肠癌？

大肠黏膜在环境、遗传及诸多致癌因素的作用下发生恶性肿瘤病变称之为大肠癌。大肠癌是一种慢性病，它有个缓慢发生的过程，但其预后不良，死亡率较高，是我国最常见的恶性肿瘤之一。大肠是由结肠和直肠所组成的，因此大肠癌主要包括结肠癌、直肠癌。

近年来，随着生活水平的提高，高蛋白质、高脂肪、高热量饮食的大量摄入，导致大肠癌的发病率逐渐升高。据 2018 年全球癌症年报统计，在全球新发癌症中大肠癌发病率居第 3 位，死亡率居第 2 位。在我国，结肠癌、直肠癌目前发病率和患病率分别居消化系统恶性肿瘤的第 2 位和第 1 位，每年新发的患者约 51.7 万，死于大肠癌的患者超过 20 万。从大肠癌的发病率来看，其有着年轻化趋势，40 岁以上的人群中患结直肠癌的比例约占结直肠癌总人数的 20%，且男性比女性多；城市比农村多；大城市比小城市多；经济发达地区比经济欠发达地区多。

二、大肠癌是什么原因引起的？

大肠癌的发病原因复杂多样，至今尚未明了。目前认为是环境、饮食、生活习惯、遗传等多种因素长期共同作用的结果，主要与以下几个方面相关。

1. 遗传因素：约 1/3 的患者有遗传背景，5% ~6% 的患者可确诊为遗传性结直肠癌，因此遗传因素起着重要作用，典型的如家族性腺瘤性息肉病、遗传性非息肉病性大肠癌。

2. 癌前病变：如腺瘤、大肠慢性炎症、血吸虫性结肠炎与溃疡性结肠炎等病人容易患大肠癌。

3. 饮食因素：一般认为高动物蛋白质、高脂肪和低纤维饮食是大肠癌的高发因素。

4. 环境及生活方式：如吸烟、缺乏体力活动、久坐、超重和肥胖，以及缺钼地区居民、从事石棉工作的工人等。

5. 精神因素：现代人工作紧张，生活压力大，精神长期处于压抑、紧张、悲观、焦虑状态，身体的正常调节就会紊乱，就可能导致癌细胞的生长。

6. 肠道微生态：研究表明，与健康者相比，大肠癌患者的癌组织或粪便中的菌群总数及种类均有很大的改变，可见大肠癌的发生发展与肠道微生物群的改变相关。

7. 既往病史：如患有慢性溃疡性结肠炎、腺瘤、息肉病、克罗恩病、胆囊切除史、盆腔放疗史等。

三、哪些人易患大肠癌？

1. 长期嗜好烟酒、肥胖、缺乏运动、久坐、熬夜，特别是男性和年龄大于 50 岁者。

2. 饮食习惯不良，过多摄入脂肪及蛋白质，缺乏纤维素饮食者。

3. 曾经检查有肠息肉或肠道炎症的患者。

4. 有大肠腺瘤或大肠癌病史或家族史、炎症性肠病史、家族性腺瘤性息肉病、遗传性非息肉病性大肠癌家族史的人群。

5. 符合下列 6 项中任 2 项者：慢性腹泻、慢性便秘、黏液血便、慢性阑尾炎或阑尾切除史、慢性胆囊炎或胆囊切除史、长期精神压抑。

6. 有腹部或盆腔放疗史者（图 7-20）。

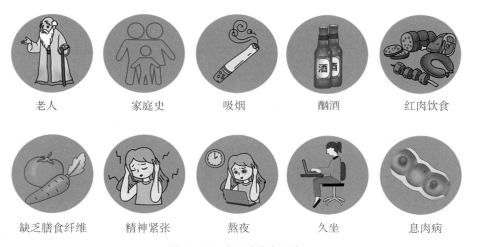

| 老人 | 家庭史 | 吸烟 | 酗酒 | 红肉饮食 |

| 缺乏膳食纤维 | 精神紧张 | 熬夜 | 久坐 | 息肉病 |

图 7-20　大肠癌高危因素

四、大肠癌会出现哪些症状？

大肠癌早期无症状，或症状不明显，仅感腹部不适、消化不良、无痛便血等。随着癌肿发展，症状逐渐出现，表现为大便习惯改变（腹泻、便秘或腹泻与便秘交替，大便变细等外观改变）、腹痛、便血、腹部包块、肠梗阻及里急后重（表现为腹痛，很想解大便，但无法将大便排出或排干净）等。晚期大肠癌病人，由于疾病长期慢性消耗，会出现一些全身衰竭情况，比如出现不明原因的贫血、发热、消瘦、乏力、食欲减退等全身症状。肿瘤因转移、浸润可引起受累器官的改变（图7-21）。

大肠癌因其发部位不同而表现出不同的临床症状及体征。

1. 右半结肠癌：右半结肠的主要临床症状为食欲不振、恶心、呕吐、贫血、疲劳、腹痛。右半结肠癌导致缺铁性贫血，表现疲劳、乏力、气短等症状。右半结肠因肠腔宽大，肿瘤生长至一定体积才会出现腹部症状。

2. 左半结肠癌：左半结肠肠腔较右半结肠肠腔窄，左半结肠癌更容易引起完全或部分性肠梗阻。肠阻塞导致大便习惯改变，出现便秘、便血、腹泻、腹痛、腹部痉挛、腹胀等。带有新鲜出血的大便表明肿瘤位于左半结肠末端或直肠。

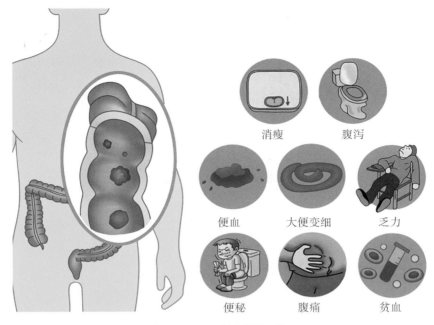

图 7－21 大肠癌常见症状

3. 直肠癌：直肠癌的主要临床症状为便血、排便习惯的改变及梗阻。癌肿部位较低、粪块较硬者，易受粪块摩擦引起出血，多为鲜红或暗红色，不与成形粪便混合或附于粪柱表面，误诊为"痔"出血。病灶刺激和肿块溃疡的继发性感染，不断引起排便反射，易被误诊为"肠炎"或"菌痢"。癌肿环状生长者，导致肠腔缩窄，早期表现为粪柱变形、变细，晚期表现为不全性梗阻。

4. 肿瘤浸润及转移症：大肠癌最常见的浸润形式是局部侵犯，肿瘤侵及周围组织或器官，造成相应的临床症状。肛门失禁、下腹及腰骶部持续疼痛是直肠癌侵及骶神经丛所致。肿瘤细胞种植转移到腹盆腔，形成相应的症状和体征，直肠指检可在膀胱直肠窝或子宫直肠窝内扪及块物，肿瘤在腹盆腔内广泛种植转移，形成腹腔积液。大肠癌的远处转移主要有两种方式：淋巴转移和血行转移。肿瘤细胞通过淋巴管转移至淋巴结，也可通过血行转移至肝脏、肺部、骨等部位。

五、大肠癌该如何诊断？

1. 直肠指诊：中国 70% 的直肠癌患者为低位直肠癌，所以大多数患者可以通过直肠指诊进行初步筛查，具有简便直观的特点，当然指诊只能检查到直肠 10 厘米以内的部分，无法检查更高位置的病变。

2. 大便潜血试验：可以作为直肠癌筛查的检查之一。此种检查无创、便宜，但是容易发生漏诊的情况，所以不能仅凭粪便隐血试验筛查。但如果试验结果为阳性，就要进行进一步的检查，找出出血的确切原因。必要时还可行免疫法粪便潜血试验—粪便 DNA 检测。

3. 抽血检查：血肿瘤标记物癌胚抗原（CEA）检测，有助于肿瘤的诊断，约70% 的大肠癌患者血清 CEA 水平常升高，但特异性并不强，在一些非消化道肿瘤和吸烟者血清 CEA 水平也可升高。

4. 肠镜检查：肠镜检查是确诊大肠癌的金标准，价格也比较便宜，肠镜下微创手术也发展成熟。在肠镜检查过程中还能进行活检和治疗，良性息肉摘除可预防其转变为结直肠癌，癌性息肉有助于明确诊断和治疗。担心疼痛的患者还可以选择无痛肠镜。

5. X 线钡剂灌肠：可作为大肠癌诊断的辅助检查，目前仅用于不愿意行肠镜检查、肠镜检查有禁忌或肠腔狭窄肠镜难以通过者。X 线气钡双重对比造影可显示癌的部位与范围，可见有钡剂充盈缺损及肠腔狭窄、肠壁僵硬、黏膜皱襞破坏等征象（图 7 - 22）。

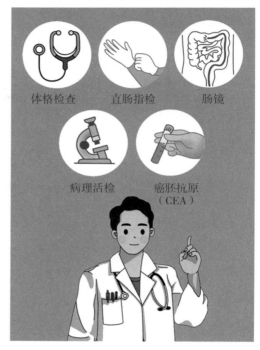

体格检查　　直肠指检　　肠镜

病理活检　　癌胚抗原（CEA）

图 7 - 22　大肠癌诊断方法

综上，有高危因素的个体出现排便习惯与粪便性状改变、腹痛、便血等症状时，应及早行肠镜检查，诊断主要依赖肠镜检查和黏膜活检病理检查。

六、大肠癌该怎样治疗？

有人将大肠癌分 4 期，第 1 期即为早期，这一期的癌变适合内镜治疗，其 5 年生存率可达 99%。其余几期的生存率如下：2 期，87%；3 期，67%；4 期，10%（图 7 - 23）。可见，大肠癌的治疗关键在于早期发现和早期诊断，只有这样才有机会获得根治。治疗方法主要如下（图 7 - 24）。

1. 外科治疗：大肠癌的唯一根治方法是癌肿的早期切除。对于广泛癌转移者，如病变肠段已不能切除，可进行姑息手术缓解肠梗阻。

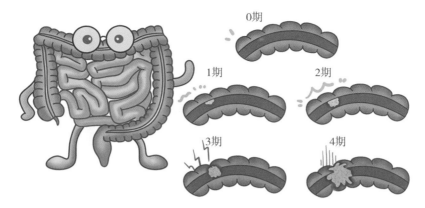

图 7-23　大肠癌分期

①结肠癌：1、2 和 3 期结肠癌患者常采用根治性的切除＋区域淋巴结清扫，根据癌肿所在部位确定根治切除范围及其手术方式。4 期患者若出现肠梗阻、严重肠出血时，暂不做根治手术，可行姑息性切除，缓解症状，改善患者生活质量。

②直肠癌：由于解剖结构关系，直肠癌的手术较结肠难度大、并发症发生率高、局部复发率高，同时对生活质量影响较大。常见手术方式有：经肛门切除术（极早期近肛缘）、直肠全系膜切除手术、低位前切术、经腹肛门括约肌腹会阴联合切除。对于 2、3 期直肠癌，建议术前行放射、化学治疗，缩小肿瘤，降低局部肿瘤分期，再行根治性手术治疗。

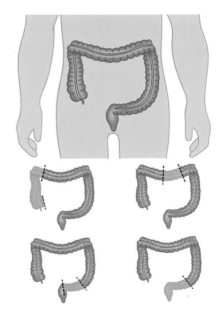

图 7-24　大肠癌治疗方法

所有大肠癌术后患者均建议密切随访：术后 1~2 年，每 3 个月复查一次；术后 3~5 年，每 6 个月复查一次；建议行化验血液肿瘤标记物，胸腹盆腔 CT、术后 1 年和 3 年分别复查肠镜，然后每 5 年进行肠镜复查。

2. 结肠镜治疗：结直肠腺瘤癌变和黏膜内的早期癌可经结肠镜用高频电凝切除、黏膜切除术（EMR）或内镜黏膜下剥离术（ESD），切除后的病变组织做病理检查，如癌未累及基底部则可认为治疗完成；如累及根部，则需追加手术，彻底切除有癌组织的部分。

对左半结肠癌形成肠梗阻者，可在内镜下安置支架，解除梗阻，一方面缓解症

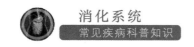

状，更重要的是有利于减少术中污染，增加 1 期吻合的概率（图 7 - 25）。

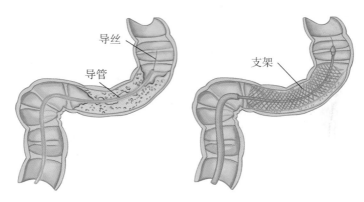

导丝

导管

支架

图 7 - 25 癌性梗阻内镜下安置支架

3. 化疗：结肠癌对化疗一般不敏感，早期癌根治后一般不需化疗。中晚期癌术后常将化疗作为辅助治疗。新辅助化疗可降低肿瘤临床分期，有助于手术切除肿瘤。5 - 氟尿嘧啶、亚叶酸、奥沙利铂是常用的化疗药物。化疗对不能手术者也能起姑息疗法作用。

4. 放疗：术前放疗可使肿瘤缩小，提高手术切除率和降低术后复发率；术后放疗仅用于手术未能根治或术后局部复发者。术前与术后放疗相结合的"三明治疗法"可降低部分病人局部复发风险，提高肿瘤切除率。对晚期直肠癌患者、局部肿瘤浸润者、有外科禁忌证者，应用姑息性放疗，以缓解症状，减轻痛苦。

5. 免疫靶向治疗：用于晚期结直肠癌治疗的靶向药物主要有贝伐单抗、西妥昔单抗，均可调控肿瘤生长的关键环节。

6. 对症及支持治疗：包括镇痛、止血、抗炎与补充营养等。

七、如何预防大肠癌的发生呢？

结直肠癌具有明确的癌前疾病，且其发展到中晚期癌有相对较长的时间，这为有效预防提供了机会。

1. 针对高危人群进行筛查以及早发现病变。通过问卷调查和粪便隐血试验等筛出高危者再行进一步检查，包括粪便 DNA 分子检测、肛门指诊、乙状结肠镜和全结肠镜检查等。

2. 针对腺瘤一级预防和腺瘤内镜下摘除后的二级预防，可采取下列措施。

①生活方式调整：加强体育锻炼，改善饮食结构，增加膳食纤维摄入，戒烟。

②化学预防：高危人群可考虑用阿司匹林或 COX - 2 抑制剂（如塞来昔布）进行预防，但长期使用需注意药物不良反应。对于低血浆叶酸者，补充叶酸可预防腺

瘤初次发生（而非腺瘤摘除后再发）；钙剂和维生素 D 则可预防腺瘤摘除后再发。

③定期结肠镜检查：结肠镜下摘除结直肠腺瘤可预防结直肠癌发生，内镜术后仍需视病人情况定期复查肠镜，以便及时切除再发腺瘤。

④积极治疗炎症性肠病：控制病变范围和程度，促进黏膜愈合，有利于减少癌变。

3. 针对普通人群预防大肠癌主要有以下几点。

①建立健康的饮食习惯：合理安排膳食，多食新鲜蔬菜水果、粗粮、大豆、菌类等食物，摄取适量的钙、钼、硒等微量元素。科学研究表明，高膳食纤维和微量元素等在预防恶性肿瘤方面都有潜在的作用；避免高脂、高蛋白质饮食，减少红肉（牛肉、羊肉等）的摄入，特别是肥肉。

②积极治疗溃疡性结肠炎、腺瘤、克罗恩病、息肉病等肠道疾病，定期复查。

③加强普查和筛查：在人群中进行普查和筛查，对于大肠病变的早期诊断和治疗，降低大肠癌死亡率有非常重要的意义。

④养成良好的生活方式：不吸烟、不饮酒，避免烟酒对消化道的长期毒性和炎性刺激；积极运动，控制体重，防止肥胖，保持良好平和的心态（图 7-26）。

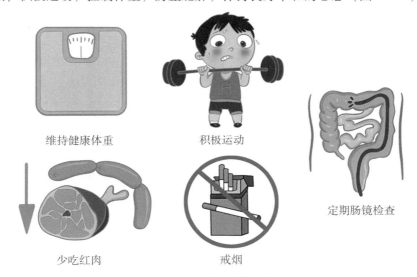

维持健康体重　　　　积极运动

少吃红肉　　　　戒烟　　　　定期肠镜检查

图 7-26　大肠癌的预防

八、大肠癌患者该如何进行饮食管理？

1. 大肠癌术后饮食。

（1）结直肠术后早期需禁食 3～4 天，待肠道功能恢复，开始先饮水，随后逐渐过渡至流质饮食。选择的食物应易消化、富有营养，如菜水、米汤、藕粉、米

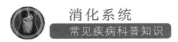

糊、要素型肠内营养素及清淡的肉汤等。最好是少食多餐，每2～3小时进食1次，一日6～7餐。

（2）1周后可进半流质饮食，选择少渣、富含蛋白质、低纤维素的食物，如大米粥、面条、疙瘩汤、面片、馄饨、土豆泥、鸡蛋羹、酸奶、豆腐脑、瘦肉泥丸子及瓜果类蔬菜（西红柿、冬瓜、南瓜、西葫芦、茄子去皮）、果泥等，也应少量多餐，每日5～6餐。

（3）2周后可进食易消化的少渣食物，如面条、面包、软饭、瘦肉丸子、水煮蛋、少渣蔬菜（菜花、生菜等嫩绿叶菜）、水果。禁食粗粮及纤维多的蔬菜，如芹菜等，以减轻肠道负担。

（4）以下食物在结直肠癌术后最好不要食用：①对肠道刺激性强的食物，如冷饮、生的或未完全煮熟的食物；含酒精的饮料最好别喝。②易产气的食物，如洋葱、地瓜、豆类、萝卜等。易产生臭味的食物，如洋葱、鸡蛋、朱古力、葱、虾等。③难消化并易造成阻塞的食物，如柿子、葡萄干、干果、核桃及油煎食物等。④易引起稀便的食物，如咖喱、咖啡、蒜头及香精等。

2. 大肠癌日常饮食。

（1）宜进食易消化营养丰富的均衡饮食，饮食规律并注意饮食卫生，不吃生、冷、坚硬、煎炸、腌制食物，忌烟酒，养成定时排便的良好习惯。

（2）多吃些膳食纤维丰富的蔬菜，如芹菜、韭菜、白菜、萝卜等绿叶蔬菜，膳食纤维丰富的蔬菜可刺激肠蠕动，增加排便次数，从粪便当中带走致癌及有毒物质。

（3）少吃或不吃富含饱和脂肪和胆固醇的食物，包括：猪油、牛油、鸡油、羊油、肥肉、动物内脏、鱿鱼及油炸食品。

（4）合理搭配糖、脂肪、蛋白质、矿物质、维生素等食物，每天都要有谷类、瘦肉、鱼、蛋、乳、各类蔬菜及豆制品，每一种的量不要过多，并用部分粗粮替代细粮。

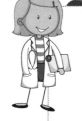

敲黑板，划重点！

大肠癌是指结、直肠黏膜在环境、遗传及诸多因素的作用下，发生的恶性病变，预后不良，死亡率较高。大肠癌的临床表现主要有便血，消瘦，排便习惯改变，肠道梗阻等。肠镜检查及活检是确诊大肠癌的金标准。早发现，早诊断并进行癌肿的早期切除是大肠癌唯一的根治方法。对待本病，可以说是"防"大于"治"，因此，建议具有大肠癌高危因素的人群应长期随访，定期做肠镜检查。

一位大肠癌患者的故事

50 多岁的孟女士，在 2020 年春节期间开始出现便血，肚子有间歇性疼痛的症状，但因为她长期有痔疮，所以对于自己便血的症状也没有太当回事，再加上彼时疫情严重，便没有第一时间去医院。

终于，在 3 月中旬，孟女士忍不住担心自己是阑尾炎或者妇科炎症，于是来到医院检查，先做了腹部 B 超和阴道 B 超，检查结果都无大碍。这时，医生根据她存在便血症状，建议她去做个结肠镜检查。于是，孟女士开始了一系列确诊之旅：先是便检隐血检测阳性，抽血检查发现血肿瘤标记物癌胚抗原（CEA）明显升高，接着肠镜检查发现乙状结肠有 3 厘米新生物，怀疑是乙状结肠癌，最后取到的病理活检确诊为乙状结肠黏液腺癌，病理分期已为 3B 期，局部分期算比较晚了，但好在胸、腹部等其他部位影像学未见远端转移，还是可以做手术的。因此，医生建议孟女士行手术治疗＋新辅助化疗。

得知自己患有癌症的孟女士，心理防线一瞬间崩塌了，原来以为简单的腹痛和便血背后，竟然隐藏着乙状结肠癌这样的恶魔；再者，当时医院只允许留一位亲属陪伴，这都让孟女士整日整夜地焦虑不安。医生了解到她的消极情绪，对于她每次的检查结果，都尽量详尽地解释给她听，这样的做法让孟女士宽心不少，终于放心地准备接受治疗。

在等待手术的日子里，孟女士先是接受了一个疗程的化疗，幸运的是孟女士没有表现出什么化疗副作用。化疗疗程结束后，孟女士先是休息了一小段时间，再到外科接受癌肿切除手术。

最后，孟女士的手术也取得了成功。出院后休息了一个月，在 4 月底，孟女士开始了术后第一次化疗。经过 4 个周期奥沙利铂＋卡培他滨及 2 个周期卡培他滨，化疗终于在 9 月份结束了，虽然后期的化疗过程伴有呕吐、脱发、消瘦等一系列化疗副作用，心理上也备受煎熬，但好在有亲人的陪伴、无微不至的照顾和医生专业的指导及治疗，孟女士还是坚强地挺了过来。

出院后，孟女士通过自己查阅治疗指南和一些科普书籍了解到大肠癌有着较高的复发率和转移率。因此，2020 年 11 月孟女士做了手术后半年的大复查，虽然胸部 CT 及全腹 CT 结果均无碍，但她并未因此而放松。她不仅更加坚持良好的饮食习惯、注重营养，还尤其关注自己的复查随访，一旦感到长时间的排便不顺畅等异常情况，便会主动预约肠镜检查。抗癌路艰险而又漫长，相信孟女士一路升级打怪一定会取得抗癌胜利的！

第九节 痔 疮

一、什么是痔疮？

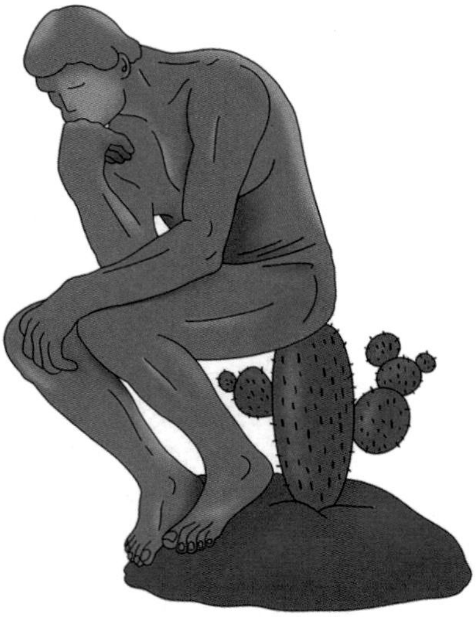

痔疮，或者称痔，是临床上一种最常见的良性肛门慢性疾病，常言道"十男九痔""十女十痔"，可见痔疮发病患者群之广。此外，只有人才会有痔疮，主要原因就在于只有人类是直立行走的高等脊椎类动物，其他皆为爬行动物（图7-27）。

痔疮到底是什么呢？痔疮其实是人体直肠末端黏膜下和肛管皮肤下静脉丛发生扩张和屈曲所形成的柔软静脉团。它多是由于在排便的时候，粪便过于干硬或者用力过度而造成直肠肛管皮肤、黏膜下静脉回流受阻、扩张或淤血形成的。

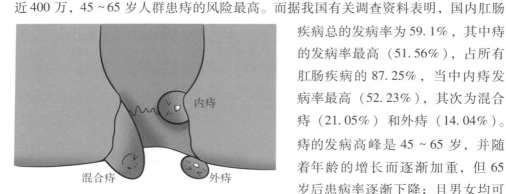

图7-27 痔疮

痔疮以齿状线为界分为内痔和外痔，在齿状线向直肠方向的，叫内痔；而在齿状线向菊花方向的，叫外痔；也有的内痔与外痔形成一个整体，则称为混合痔（图7-28）。

美国的流行病学调查结果显示，痔的患病率介于4%～55%，每年就诊人数接近400万，45～65岁人群患痔的风险最高。而据我国有关调查资料表明，国内肛肠疾病总的发病率为59.1%，其中痔的发病率最高（51.56%），占所有肛肠疾病的87.25%，当中内痔发病率最高（52.23%），其次为混合痔（21.05%）和外痔（14.04%）。痔的发病高峰是45～65岁，并随着年龄的增长而逐渐加重，但65岁后患病率逐渐下降；且男女均可得病，女性的发病率为67%，男性

图7-28 痔疮分类

内痔

混合痔

外痔

的发病率为53.9%。

二、痔疮是什么原因引起的？

1. 肛垫问题：肛垫是指肛管和直肠中的环装血管垫，一般是松垮地附在肌肉壁上，起着闭合肛管、控制排便的作用。排便时，肛垫受到向下的压力被推向下，排便后再收缩回肛管。当肛垫的弹性收缩作用减弱后，则发生充血、下移并增生肥大，久而久之形成了痔。

2. 血管问题：肛肠内的血管增生和血管病变都有可能导致痔疮，因为血管问题更有可能导致静脉的回流受阻及静脉扩张，从而使肛管黏膜下组织充血扩张，形成痔。如果再有长期坐立、便秘、怀孕、前列腺肥大、肝硬化、盆腔肿瘤等因素，导致静脉曲张，就更容易发生痔。

三、哪些人易患痔疮？

1. 女性比男性易患痔，且成人居多。

2. 不良排便习惯人群：便无定时，便秘、腹泻、排便用力、长时间排便等均能诱发痔疮。

3. 不健康饮食起居人群：嗜食辛辣刺激食物，如饮酒，食辣椒、胡椒等，另外高脂肪、高胆固醇、低纤维素饮食人群及不运动人群也易发生痔。

4. 肠道感染和肛门疾病人群：如痢疾、肠道感染、肛周炎症、肛瘘等均可使痔静脉因扩张形成痔疮。

5. 特殊工作性质人群：久坐办公室者、久站者、妊娠妇女、重体力劳动者都是痔疮的高发人群。

6. 其他疾病：如长期的心脏及肝脏疾病，使血管壁弹性变差，从而引起血管扩张，易形成痔。

7. 有肛交史人群（图7-29）。

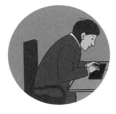 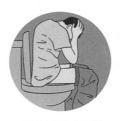 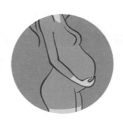 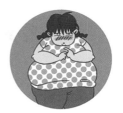

久坐　　　　　慢性便秘或腹泻　　　　　孕妇　　　　　肥胖

图7-29　痔疮高危因素

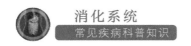

四、痔疮会出现哪些症状?

由于痔疮分为内痔、外痔和混合痔,因此症状也有所不同。

内痔一般长于肛门里侧,主要表现为出血和脱出,早期症状不明显,仅会有便血症状,以间歇性便后出鲜血多见,一般无痛。随着痔核逐渐增大,后期突出肛门外便会出现坠痛,并伴有分泌物,受其刺激,还容易引起皮肤湿疹等,造成瘙痒不适。部分患者可伴发排便困难。

内痔分度标准:

Ⅰ度,排便时带血、滴血,便后出血自行停止,痔不脱出肛门。

Ⅱ度,常有便血,便时有痔脱出,便后可自行还纳。

Ⅲ度,偶有便血,排便或久站、负重时痔脱出,需手辅助还纳。

Ⅳ度,偶有便血,痔脱出后不能还纳或还纳后再次脱出。均可伴有齿状线区黏膜糜烂,小血管裸露,肛裂等(图7-30)。

外痔一般位于肛门外侧,一般不会引起出血,但会有坠痛感,尤其是活动或排便时疼痛会加剧,也会造成瘙痒不适。常见的外痔主要为结缔组织外痔(皮垂、皮赘)和炎性外痔。

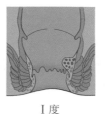
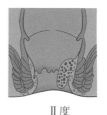

Ⅰ度　　　　　　　Ⅱ度

Ⅲ度　　　　　　　Ⅳ度

图7-30　痔疮分度示意图

混合痔是临床上最主要的发病形式,内痔和外痔的症状可同时存在,主要表现为便血、肛门疼痛及坠胀、肛门瘙痒等(图7-31)。

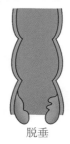
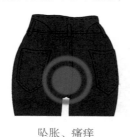
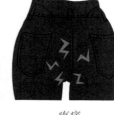
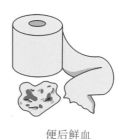

脱垂　　　　　　坠胀、瘙痒　　　　　　疼痛　　　　　　便后鲜血

图7-31　痔疮常见症状

五、痔疮该如何诊断?

1. 病史及典型临床症状:针对性的病史特点及排便末肛门滴血或粪便表面附

着有鲜血，伴有或不伴有痔脱出的典型症状。

2. 肛门视诊和指诊：肛门视诊是医生用肉眼观察肛门的检查方式。视诊主要观察静息状态下肛外皮肤是否有红肿、瘘口、湿疹等，有无外痔突起或内痔外翻及肛管形态异常。

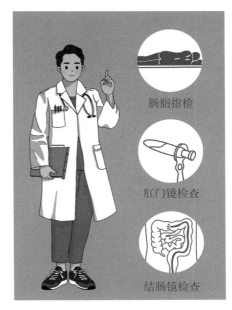

肠脂指检

肛门镜检查

结肠镜检查

图 7-32 痔疮诊断方法

肛门指诊是指医生将食指伸进患者肛门内进行触摸检查，是肛肠科常用的检查方法。所有就诊患者应常规行直肠指诊，肛门狭窄或是剧烈疼痛者除外。痔疮患者可见指套上有血迹，但需排除直肠内癌瘤出血。

3. 结肠镜或肛门镜检查：该检查是用来直接观察肛门直肠内部情况的办法，并可用于排出其他结直肠疾病，痔疮患者可观察到痔核及出血点等典型镜下表现（图 7-32）。

综上，根据患者病史、症状，肛门视诊，肛门指诊和结肠镜检，即可做出明确诊断。

六、痔疮该怎样治疗？

痔疮就像一个引火线，可以引发多种肛肠疾病，如肛裂、肛瘘等。如果痔疮引发了其他肛肠疾病，数病共存，这会给治疗带来非常大的难度，恢复时间也会加长，最影响工作和学习。因此，对于痔疮的治疗不容忽视！

痔的临床治疗有三个原则：①无症状的痔无需治疗；②有症状的痔主要减轻或消除症状，而非根治；②以非手术治疗为主。

1. 一般治疗。

（1）饮食干预：如增加纤维摄入量、多喝水等。

（2）改变生活方式：养成良好排便习惯，保持肛门处清洁，增加运动，避免久站久坐，可加快痔疮的恢复。

（3）早期的痔或痔急性发作期可选择温水坐浴（图 7-33），一天进行 2~3 次，能够减轻炎症和水肿，缓解肛周不适和瘙痒。水温不

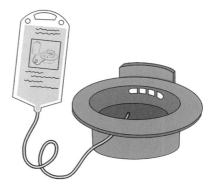

图 7-33 坐浴治疗痔疮

宜过热，以免烫伤。

（4）痔块脱出肛门时，需要进行手法复位，最好在睡前进行痔块复位，休息一夜可见明显好转。如果大便时痔块脱出，应洗净自行复位。

2. 药物治疗：由于个体差异大，不存在绝对的最好、最快、最有效的药物，应充分结合个人情况选择最合适的药物。痔的药物治疗以局部外用药为主，辅以口服药物。

（1）局部外用药：含局麻药的药膏（如利多卡因乳膏）可一定程度改善疼痛；含糖皮质激素的药膏（如氢化可的松乳膏）可一定程度改善瘙痒；硝酸甘油软膏等解痉药物能改善出血、疼痛、瘙痒、刺激和排便困难。须注意的是含有局麻药或糖皮质激素的药膏可能引起接触性皮炎或皮肤黏膜变薄和萎缩，应避免长期使用。另外还可选择中成药，

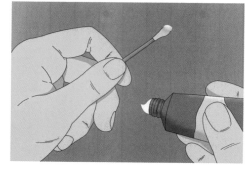

图 7 - 34　涂抹痔疮膏治疗痔疮

如涂抹马应龙痔疮膏或用肛泰软膏塞肛（图 7 - 34）。

（2）口服药物：口服一些中成药如痔速宁片、槐角丸等，促进痔静脉回流，减少痔块出血，使痔块水肿消退，利于恢复；对乙酰氨基酚和布洛芬等非甾体抗炎药能缓解相关疼痛；另外，还可以考虑口服纤维素类缓泻剂缓解症状和减少出血；而痔疮继发感染时，应使用抗感染药物（如红霉素软膏等）控制感染。

3. 传统门诊手术。

（1）注射硬化治疗：此方法是通过注射硬化剂使痔和痔块周围产生无菌性炎症反应，黏膜下组织纤维化，从而达到痔块萎缩，用于治疗Ⅰ、Ⅱ度出血性内痔的效果较好。如果一次注射效果不理想，可在一个月后重复注射。

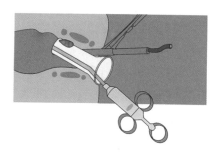

（2）胶圈套扎疗法：此方法可用于Ⅰ、Ⅱ、Ⅲ度内痔，主要通过特制胶圈套扎到内痔根部，利用胶圈的弹性阻断痔的血运，使痔缺血、坏死，然后脱落而愈合（图 7 - 35）。

胶圈套扎法比硬化治疗或红外线凝结法更有效，安全性高且治疗次数更少。外痔不适合

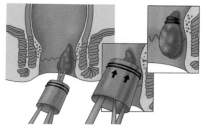

图 7 - 35　胶圈套扎治疗痔疮

使用胶圈套扎疗法，因为这种方法会引起外痔剧烈疼痛。

（3）红外线凝结疗法：与注射硬化方法原理相似，是通过红外光线让内痔变硬或萎缩，治疗Ⅰ、Ⅱ度内痔的效果较好，Ⅲ、Ⅳ度内痔复发率较高。

（4）超声引导下痔动脉结扎术：采用一种特制的带有多普勒超声探头的直肠镜，当探测到痔上方的动脉时，予以准确的缝合结扎，通过阻断痔的血液供应来缓解症状，主要用于Ⅱ～Ⅳ度内痔。

4. 手术治疗。

（1）痔切除术：是治疗严重痔最有效的方法，适用于Ⅲ～Ⅳ度内痔、外痔或合并有脱垂的混合痔患者。

（2）吻合器痔切除术：主要用于环状脱垂的Ⅲ～Ⅳ度内痔和非手术治疗无效的Ⅱ度内痔和环状痔。与传统手术相比，吻合器痔切除术具有疼痛轻微、手术时间短、病人恢复快的优点。

（3）血栓外痔剥离术：用于治疗血栓性外痔。

总之，目前痔的治疗方法很多，在健康教育、饮食管理、排便习惯训练基础上，以非手术治疗为主，其中注射疗法对大部分患者具有良好的治疗效果。非手术治疗失败或者不适宜非手术治疗的患者可以选择手术治疗。

七、如何预防痔疮的发生呢？

预防痔疮最有效的方式就是保持大便柔软，使其容易通过肛门。具体预防方法如下。

1. 均衡饮食，避免便秘。

①多吃富含纤维的食物，如水果、蔬菜、豆类和全谷类食物等。

②戒酒，少吃辛辣等刺激性食物。

③多喝水。

2. 养成健康的排便习惯。

①一旦感觉有便意，尽快去厕所。

②排便时避免过度用力。放松心情，给自己足够的时间，自然排便。

③排便时不要屏住呼吸。

④不要在排便时阅读和玩手机，一旦排便结束即刻起身。

3. 改善日常生活习惯。

①避免久坐或长时间站立。避免熬夜、过度劳累。

②尽可能避免频繁抬举重物。如果必须抬举重物，记得在抬举时，一定要呼气。不要在抬举时屏住呼吸。

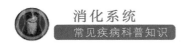

③若处于妊娠期，睡觉时可以选择侧睡。

④每天坚持锻炼身体。每周至少做 2 小时的中等强度运动。或者每周至少做 1 小时的剧烈运动。每天固定做 10 分钟或更长时间的运动，可以经常散步。每周坚持运动可以使患者临床获益。

4. 基础疾病的治疗。

①保持肛门部清洁干燥，及时治疗肛门和大肠炎症。

②积极治疗与痔有关的肝硬化、严重心脏病及引起腹内压增高的疾病。

八、痔疮患者该如何进行饮食管理？

1. 忌饮酒和吃辛辣刺激的食物，如辣椒、胡椒、生葱、生蒜、芥末、生姜等食物，因其能刺激直肠肛门黏膜，引起血管充血和扩张，加重痔疮，造成排便时的刺痛和坠胀感，还可加剧或诱发细菌感染。

2. 忌暴饮暴食，并尽量少吃一些精致的碳水化合物。因其可影响胃肠功能，常常造成大便秘结、发生痔疮。尤其是暴饮暴食后，腹腔内压力增大，使直肠肛门静脉血液回流受到影响，而加重病情。

3. 忌坚硬不易消化的食物，如开花豆、麻花等坚硬食物，因其在胃肠中难以消化，排便时易损伤黏膜、皮肤，造成便血或疼痛加重。

4. 宜饮食清淡，饮食清淡的定义为少油、少糖、少盐、不辛辣。并多吃一些富含纤维素的水果和蔬菜，还有麦片、粗粮和全谷类等食物。

5. 增加饮水量，特别是每天清晨醒来可以喝一大杯水，对清洁结肠、预防便秘可起到较好作用。

6. 宜多吃具有清热利湿、凉血消肿、润肠通便作用的食物，如赤小豆、黑芝麻、蜂蜜、竹笋、柿饼、香蕉、无花果、黑木耳等。

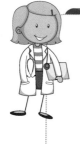

敲黑板，划重点！

痔疮是最常见的肛肠疾病。痔疮的发病因素与久坐、久立、少活动、便秘、腹泻、排便时间过长、饮酒、嗜好辛辣饮食有关。根据痔疮不同类型，症状也有所不同，排便时出血、肛门周围瘙痒和疼痛是最常见的症状。面对痔疮，既不必过度担忧，更不应置之不理，其治疗以非手术治疗为主，但非手术治疗失败或者不适宜非手术治疗的患者可以选择手术治疗。保持大便柔软通畅为预防痔疮最有效的方式！

一位痔疮患者的故事

小张，90后，是典型的久坐党——银行柜员，有快10年的痔疮史了。她高中时偶尔便秘并且总是长时间地蹲厕所，高中毕业后偶然发现肛门周围多了一颗肉肉的小包块，不痛不痒，隐约觉得可能是个痔疮，但是没啥感觉，所以也就没在意。大学毕业工作了之后，小张每天久坐，不过仍然没啥感觉，该吃吃该喝喝，火锅、烧烤、啤酒一样不落，根本没想到痔疮这个妖孽已经发育好准备猖狂了。

就在前段时间，小张觉得自己大便时偶尔会有火辣辣的感觉，有时肛门还会有异物感，甚至大便完纸上会有斑斑血迹。于是，小张在随后一次的单位体检时，顺便挂了个肛肠科的号，医生简单地询问了病史后后开始对她进行肛门指检。检查结束后，小张被诊断为混合痔，医生开了些吃的药和普济痔疮栓。小张回家塞了一次栓剂，觉得很难受，加上自己年轻不懂事自认为没啥严重的，于是那些药就被丢在了小角落里，依然该吃吃该喝喝。

可是半年之后，小张在某次大便时发现，原来一点点的血迹，突然变成了喷射状出血，甚至喷到了马桶边缘……这可把小张吓坏了，连忙去医院挂了肛肠科的号。这次检查不仅做了指检，还做了肛门镜检，检查后医生告诉她现在痔疮严重了，必须要做手术了，建议她立即住院治疗。

小张这回总算是听了医生的话，回到家告诉家人，并报告领导后，住进了医院，等待接受手术。手术医生告诉小张，她的痔疮不是最严重的一类，有两种方案，一种是传统手术，就是把内痔外痔都切除，这种刀口相对较大；另一种是自动痔疮套扎微创术，就是用一个套扎枪把内痔套住，等它过几天掉落，外面的外痔再修剪一下，基本上创口不是很大，疼痛感也轻。小张怕痛，于是就选择了后一种疼痛感轻一点的手术方案。

于是，手术当天，小张灌完肠后，便正式进入手术间接受了痔疮手术，大概半个小时后，手术便顺利完成了。术后又进行了7天的间断换药、温药水坐浴和一些消炎的输液治疗后，小张便带着一些药出院了。出院时，医生嘱咐她可再也不能延续以前的饮食习惯了，并且一定要按疗程服药及温水坐浴，务必保持大便通畅。

出院一周后，小张来到医院复查时，不仅伤口逐步恢复，并且大便也没有明显的血迹。小张说自己每天还在认真地做提肛运动，认真喝水和吃蔬菜水果，目前基本可以恢复正常工作了，感觉整个人重获新生！

主要参考文献

[1] 徐小元，丁惠国，贾继东，等. 肝硬化门静脉高压食管胃静脉曲张出血的防治指南 [J]. 临床肝胆病杂志，2016（2）：203 - 219.

[2] 汪忠镐，吴继敏，胡志伟，等. 中国胃食管反流病多学科诊疗共识 [J]. 中华胃食管反流病电子杂志，2020，7（1）：1 - 28.

[3] 狄佳，张军，程妍，等. Barrett 食管诊断与治疗的研究现状和进展 [J]. 胃肠病学，2020（5）：301 - 304.

[4] 刘富伟. 急诊内科急性腹痛的临床研究 [J]. 中外医疗，2021，40（15）：42 - 44.

[5] 李凯，徐惠绵.《胃癌诊治难点中国专家共识（2020 版）》解读与介绍 [J]. 中华医学信息导报，2021，36（14）：23 - 23.

[6] 林金欢，方军，王东. 中国上消化道异物内镜处理专家共识意见（2015 年，上海）[J]. 中华消化内镜杂志，2016，33（1）：19 - 28.

[7] 尤红，王福生，李太生，等. 慢性乙型肝炎防治指南（2022 年版）[J]. 实用肝脏病杂志，2023，26（3）：457 - 478.

[8] 庞永丽，方蘅英，罗媛容，等. 肝硬化患者营养评估与管理的最佳证据总结 [J]. 中华护理杂志，2020，55（9）：1420 - 1425.

[9] 南月敏，高沿航，王荣琦，等. 原发性肝癌二级预防共识（2021 年版）[J]. 实用肝脏病杂志，2021，24（2）：305 - 318.

[10] 刘厚宝，倪小健，沈盛，等. 胆囊良性疾病的治疗现状与思考 [J]. 中华消化外科杂志，2020，19（8）：813 - 819.

[11] 李茂岚，刘颖斌. 胆囊癌诊治进展 [J]. 肝胆外科杂志，2019，27（5）：326 - 328.

[12] 杜奕奇，陈其奎，李宏宇，等. 中国急性胰腺炎诊治指南（2019 年，沈阳）[J]. 临床肝胆病杂志，2019，35（12）：2706 - 2711.

[13] 赵玉沛，张太平，吴文铭，等. 中国胰腺癌新辅助治疗指南（2020 版）[J]. 协和医学杂志，2020，11（5）：547 - 558.

[14] 吴开春，梁洁，冉志华，等. 炎症性肠病诊断与治疗的共识意见（2018 年·北京）[J]. 中国实用内科杂志，2018，38（9）：796 - 813.